増刊 レジデントノート

Vol.15-No.14

意外と知らない！？
日常治療薬の基本と新常識

仲里信彦／編

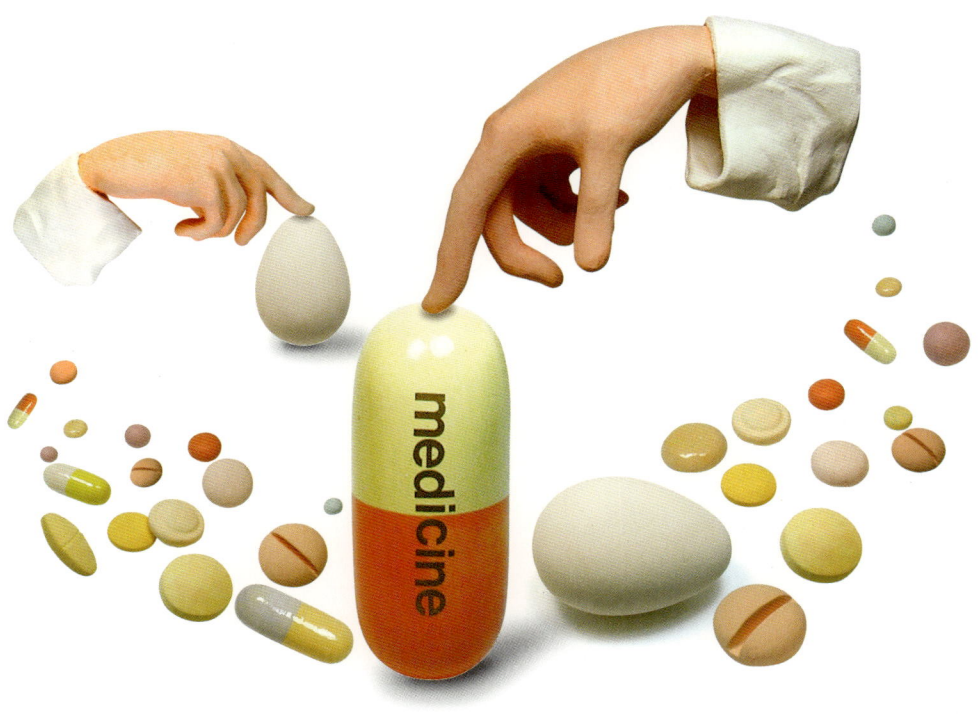

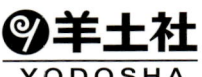
羊土社
YODOSHA

謹告

　本書に記載されている診断法・治療法に関しては，発行時点における最新の情報に基づき，正確を期するよう，著者ならびに出版社はそれぞれ最善の努力を払っております．しかし，医学，医療の進歩により，記載された内容が正確かつ完全ではなくなる場合もございます．

　したがって，実際の診断法・治療法で，熟知していない，あるいは汎用されていない新薬をはじめとする医薬品の使用，検査の実施および判読にあたっては，まず医薬品添付文書や機器および試薬の説明書で確認され，また診療技術に関しては十分考慮されたうえで，常に細心の注意を払われるようお願いいたします．

　本書記載の診断法・治療法・医薬品・検査法・疾患への適応などが，その後の医学研究ならびに医療の進歩により本書発行後に変更された場合，その診断法・治療法・医薬品・検査法・疾患への適応などによる不測の事故に対して，著者ならびに出版社はその責を負いかねますのでご了承ください．

序

　初期研修医，後期研修医が外来診療や病棟診療の場面において，患者を治療する際に投薬治療は大きなウェートを占める．内科医のみならず，各専門科にとっても投薬治療による医療介入は避けて通れない必要不可欠なことであり，自身が得意とする分野以外の疾患や症状に対しても対応していかなければならない状況もある．これまでもレジデントノートで投薬治療に関しての特集が複数回組まれており，研修医にとっても実際の患者治療に直結しているのだと考える．研修医が経験する必要のあるコモンディジーズの治療ほど，頻用される薬剤の種類は多く，新薬の登場も矢継ぎ早である．一昔前までなら上級医や指導医から得られた治療的経験，医学雑誌に掲載される臨床研究の結果・レビュー記事からの薬剤情報を吟味して使用をしていた．しかしながら，最近では容易にインターネットの臨床医学情報ツールから情報が得られ，電子メールにいったん登録すれば製薬会社の医療情報担当者から受動的に情報が提供される環境に身を置くことができる．それは一歩間違うと情報の渦に巻き込まれてしまいがちになる．実際の医療現場で，必要かつ現時点で患者にとって最も有益であるような薬剤処方を常に考えていきたいものである．

　レジデントノート月刊2012年10月号「薬の処方の新常識」でも，コモンディジーズにおいて選択される薬剤について特集した．特に注意した点は，以前から疾患の基本的な投薬治療に使用されてはいるが，①これまでと使い方や用量が変わったりした薬剤（新しい常識，常識の変化），②コモンディジーズへの新薬として登場し話題になっている薬剤，また，新たな副作用も指摘された薬剤，③上級医にとっては常識でも研修医にとっては"非常識（？）"をしてしまいがちなこと，に対する注意喚起であった．本書では，月刊で特集された内容を踏襲しながら，さらに日頃の診療でやや専門的な処方内容に対して研修医や非専門医が知っていると診療の幅が広がるような内容も加えた．

　WHOの"Guide to Good Prescribing"※にのっとり，投薬治療を試みる前に，患者の問題と情報の正確な把握を行って，治療の目的を明確にし，そのうえで投薬治療の方法が適切であるかを検討することが重要である．そこで投薬を含めた治療を行い，その効果をモニターすることを忘れてはならない．さらに，医師としてわれわれは，重要かつ大切な薬剤を選択し，その情報を更新していくことが大切である．

　患者に最大限の効果が出るように処方し，かつ薬剤有害作用が最小となるようにするためには，先述した投薬治療の基本的事項に加え，患者のアドヒアランスを不良にしないように注意しなければならない．医療者として，①基本的な薬剤の使い方をおさえる，しかし，②その基本事項ですら変化することがあり得ることを認識する，③新薬ということですぐに飛びつかない，④高齢者医療においては，エビデンスやガイドライン

的治療に依存するのではなく，患者の状況や状態に合わせてそれらを参考にする，という姿勢が大切だろう．本書が，日常治療薬の"単なる現時点での常識"かどうかの豆知識ではなく，投薬治療を行うときに"ふと立ち止まり，その内容について吟味する"姿勢をもつきっかけとなれば幸いである．

最後に製薬会社の医薬情報担当者とのつきあい方，高齢者医療におけるpolypharmacyの問題，P-drugについても解説した．

専門分野の特集と比較すると物足りなさもあるとは思われるが，成人診療において，よく経験する分野の薬の処方の基本的な考え方，最近の知識としての一助になればと考える．

※WHO Guide to Good Prescribing：http://apps.who.int/medicinedocs/pdf/whozip23e/whozip23e.pdf

2013年11月

沖縄県立南部医療センター・こども医療センター　総合内科

仲里信彦

増刊 レジデントノート
Vol.15-No.14

意外と知らない!?
日常治療薬の基本と新常識

序 .... 仲里信彦　3（2535）

第1章　循環器治療薬の基本と新常識

1. うっ血性心不全の体液貯留の薬物治療 .... 澤村匡史　10（2544）
　　1. うっ血性心不全の治療での利尿薬の位置づけ　2. ループ利尿薬　3. その他の利尿薬　4. トルバプタン　5. 塩分制限と水分制限

2. 降圧治療における配合剤の使い方 .... 北川　泉，梶波康二　19（2553）
　　1. 降圧療法の進め方　2. どの薬剤を選ぶか（病態に合わせた選択）　3. どの薬剤を選ぶか（薬剤からの選択）　4. 配合剤の特徴

3. 抗血小板薬の使い分け .... 仲井　盛　26（2560）
　　1. 各抗血小板薬の特徴　2. 抗血小板薬の休止　3. 疾患別抗血小板薬の使い方　4. ワルファリンと抗血小板薬の併用　● Advanced Lecture

第2章　呼吸器治療薬の基本と新常識

1. 喘息 .... 知花なおみ　34（2568）
　　1. 外来での喘息治療：評価と治療ステップ　2. 喘息治療薬　● Advanced Lecture：SMART療法：single inhaler maintenance and reliever therapy

2. 慢性閉塞性肺疾患の薬物療法
　　〜安定期COPDの吸入薬および内服治療を中心に .... 喜舎場朝雄　42（2576）
　　1. 抗コリン薬について　2. 吸入ステロイドについて　3. ICS/LABA配合剤について　4. 去痰薬について　5. マクロライド系抗菌薬について　6. COPDの急性増悪の治療について　● Advanced Lecture

第3章　肝臓疾患における治療の基本と新常識

1. B型・C型慢性肝炎の治療
誰をいつどのように治療するのか ……………………………山崎　大　50 (2584)
1. B型慢性肝炎：1. 自然経過　2. 治療対象　3. 治療目標　4. 抗ウイルス療法　●Advanced Lecture　2. C型慢性肝炎：1. 治療対象　2. 治療目標　3. 抗ウイルス療法　4. 肝庇護療法

2. 肝硬変合併症に対する薬物治療の基本 ……………………………加藤　新　61 (2595)
1. 肝硬変症の臨床症状　2. 肝硬変症の薬物療法の目標　3. 肝硬変合併症に対する薬物療法　●Advanced Lecture

第4章　糖尿病薬・インスリンの基本と新常識

1. 2型糖尿病における経口糖尿病薬の使い方 ……………………………星　哲哉　68 (2602)
概論：経口糖尿病薬選択のポイント　各論：1. ビグアナイド薬（BG薬）　2. スルホニル尿素薬（SU薬）　3. DPP-4阻害薬　4. チアゾリジン薬（TZD薬）　5. 速効型インスリン分泌促進薬（グリニド薬）　6. α-グルコシダーゼ阻害薬（αGI薬）

2. インスリン療法 ……………………………有村愛子，出口尚寿　79 (2613)
1. インスリン治療の適応　2. インスリン療法を理解するための基礎知識　3. インスリン製剤　4. 強化インスリン療法　5. 経静脈栄養管理時のインスリン療法　6. インスリンと経口血糖降下薬の併用　7. GLP-1製剤

第5章　脂質代謝異常・高尿酸血症治療薬の基本と新常識

1. 脂質代謝異常治療薬 ……………………………平良　剛　88 (2622)
1. どう検査を進めるか　2. 各薬剤の特徴　3. どの薬剤を選択するか？　4. 薬物治療開始のタイミングと治療目標

2. 高尿酸血症治療薬 ……………………………篠原直哉　96 (2630)
1. 薬の種類　2. 適応　3. 処方の際の注意点　4. 高尿酸血症治療薬以外の薬　5. 新薬

第6章　分子標的薬・生物学的製剤の非専門医のための基本

1. 血液疾患における分子標的薬の基本 ……………………………中野伸亮　103 (2637)
1. 抗体薬　2. 小分子薬

2. 関節リウマチ治療における生物学的製剤の基本 …尾崎貴士，山下裕之　111 (2645)
1. 生物学的製剤の種類　2. 日常診療における関節リウマチの治療指針　3. 投与禁忌と慎重投与　4. 副作用とその対策　5. 生物学的製剤の選択（初回投与時）　■症例　●Advanced Lecture

第7章　その他の薬の基本と新常識

1. 末期腎不全や透析時の治療薬 …………………………………… 宮良　忠　123 (2657)
1. 貧血管理　2. 高カリウム血症　3. 代謝性アシドーシス　4. CKD-MBD　5. 尿毒症性物質
■ 球形吸着炭 クレメジン®

2. 排尿障害の治療薬 ……………………………………………… 西垂水和隆　135 (2669)
1. 排出障害治療薬　2. 蓄尿障害治療薬　● Advanced Lecture：1. コリン作動性クリーゼ
2. 残尿測定法

3. 疼痛治療薬 ……………………………………………………… 仲谷　憲　141 (2675)
1. がんの痛みからの解放（WHO）〔がん疼痛治療ガイドライン　1986年〕　2. 痛み（疼痛）の定義〔国際疼痛学会（IASP）1979年〕　3. 痛みの分類　4. NSAIDsとアセトアミノフェン　5. オピオイド　6. 鎮痛補助薬　● Column：オピオイドと麻薬

4. 抗不安薬と睡眠薬の使い方
ベンゾのべからず7カ条 …………………………………………… 井上幸代　149 (2683)
1. ベンゾジアゼピン系薬剤とは　2. ベンゾのべからず7カ条　3. じゃあ，何を処方するの？〜なるべくベンゾ以外を使おう〜　● Advanced Lecture：ベンゾのやめ方

5. 海外旅行のときに気をつける感染症の予防 …………………… 加藤康幸　158 (2692)
1. マラリア予防内服（Malaria chemoprophylaxis）　2. 海外渡航者のための予防接種（Travelers' vaccine）　3. 狂犬病曝露後発症予防（Post-exposure prophylaxis for rabies）　● Advanced Lecture：ドラッグ・ラグ

6. 抗HIV療法（ART）…………………………………………… 今村顕史　166 (2700)
1. 抗HIV療法の難しさ　2. 抗HIV療法の基本　3. バックボーンとキードラッグ　4. 効果増強剤と合剤について　5. 現在の治療ガイドラインを再確認　6. 抗HIV薬の副作用　7. 相互作用には注意が必要　8. 薬剤耐性と服薬アドヒアランス　9. 長期合併症と治療開始時期　● Advanced Lecture

7. パーキンソン病治療薬の新しい展開 …………………………… 神里尚美　173 (2707)
1. 病態と治療の既要　2. L-Dopa（L-ドパ）　3. ドパミン作動薬　4. その他のパーキンソン病治療薬　● Advanced Lecture

第8章　薬を使うときの基本的な心構え

1. 新薬が出てきたら…
─使う前に考えること─ ……………………………………………… 尾原晴雄　183 (2717)
1. 新薬について，まず考える　2. 新薬の処方に際して　3. 新薬を処方した後　4. 新薬に関する情報収集　─医師と製薬会社の関係を中心に─

2. polypharmacy（特に高齢者医療）………………………… 仲里信彦　190 (2724)
1. polypharmacyの原因　2. polypharmacyによる有害事象（特に高齢者）　3. polypharmacyを回避するために

3. P-Drug（パーソナルドラッグ）……………………………… 小西竜太　195 (2729)
1. P-Drugの考え方　2. P-Drugの選択

- ●索引 …………………………………………………………………… 201（2735）
- ●執筆者一覧 …………………………………………………………… 204（2738）

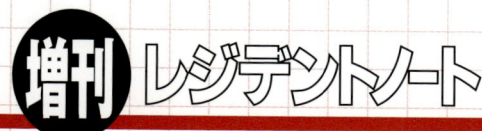

意外と知らない!?
日常治療薬の基本と新常識

第1章 循環器治療薬の基本と新常識

1. うっ血性心不全の体液貯留の薬物治療

澤村匡史

●Point

- 利尿薬が心不全の予後を改善したとするエビデンスはなく，あくまでもうっ血による症状を改善させることが使用の目的である
- ループ利尿薬をはじめから持続投与する意義は少ない．しかし，間欠投与していて利尿薬耐性が生じた場合には考慮してもよい
- 過度な利尿薬の使用はcardio-renal syndrome（心腎症候群）の発生と関連する可能性がある
- 心不全治療での塩分制限と水分制限の効果には，実は強固なエビデンスがあるわけではなく，今後の研究が注目される

はじめに

　心不全と診断されれば，すぐに利尿薬の使用を思い浮かべる人も多い．しかし，心不全の病態にはいわゆる前方障害と後方障害とがあって，後方障害にも体循環のうっ血と肺循環のうっ血の両方がある．これらのうち，どれに対する治療なのかを意識して薬剤を選ぶ必要がある．さらに，利尿薬が予後を悪化させるとする報告もあり，その使用の根拠をはっきりさせる必要がある．

1. うっ血性心不全の治療での利尿薬の位置づけ

1 利尿薬の使用が予後を悪化させるか

　心不全治療での利尿薬の使用が，プラセボと比較して生命予後を改善したとするランダム化比較試験があるわけではない．特にループ利尿薬の代表であるフロセミドは，うっ血性心不全の体液貯留の治療で中心的役割を占めているが，一方で用量依存的に腎機能を障害し，死亡率を上昇させる可能性も報告されている[1,2]．しかしながら，利尿薬が心不全でのうっ血による症状や徴候を軽快させることは古くから知られている事実であり，うっ血による症状を軽減させることに対しては現在でも第一選択薬剤であることに変わりはない．

　予後を悪化させたとする報告は後ろ向きの研究であり，利尿薬の使用量と予後悪化との相関関係はいえても，因果関係を証明したことにはならない．また，これらの報告でのフロセミドの使用量は，80 mg/日から多いものでは1,400 mg/日にまで至り，わが国の通常使用量と比べてか

表1 急性非代償性心不全のクリニカルシナリオ (CS) と治療薬

Clinical Scenario (CS)	収縮期血圧	臨床像	薬物治療の選択薬	
CS1	>140 mmHg	突然発症する（後負荷の増大，vascular failure）	血管拡張薬（硝酸薬）	
CS2	100〜140 mmHg	徐々に進行（体循環のうっ血が主体）	血管拡張薬，利尿薬	
CS3	<100 mmHg	急速にまたは徐々に進行（低心拍出症候群）	ショックの徴候あれば血管収縮薬（ノルアドレナリン）	うっ血なければ輸液（前負荷の適正化）
			ショックの徴候なければ強心薬（ドブタミン，ミルリノン）	
CS4	急性冠症候群（ACS）に伴う心不全	ACSの臨床像	ACSの治療，血管拡張薬，場合によっては大動脈内バルーンパンピング	
CS5	右心不全	右室不全 急速または徐々に進行	収縮期血圧<90 mmHg，強心薬で血圧上昇なければ血管収縮薬	
			収縮期血圧>90 mmHg，利尿薬	

血管拡張薬は主として硝酸薬を指し，カルシウム拮抗薬は急性期には用いない
利尿薬の使用方法については，本文参照
ドブタミン，ミルリノンは末梢血管拡張作用を有するので，ショックの徴候があれば用いない
血圧低下に注意
文献4を参考に作成

なり多いので，そのまま当てはめるわけにはいかない．

2013年のAmerican Collage of Cardiology Foundation (ACCF) /American Heart Association (AHA) ガイドライン[3]では，利尿薬はうっ血による症状を軽減させることに対してclass Iの推奨（利益＞＞＞リスク，実施するべきである）となっている．とはいえ，これは予後の改善に対してではなくうっ血による症状の軽減に対する推奨であり，「心不全＝利尿薬治療」という単純な図式は見直されてきている．

以下に述べるように**心不全治療では，病態に応じて使用薬剤を使い分けることが推奨されている．**

2 急性非代償性心不全のクリニカルシナリオと利尿薬

Mebezaaらは，救急外来での血圧と病態に応じて急性非代償性心不全をクリニカルシナリオ (clinical scenario：CS，表1) と呼ぶ5つのタイプに分け，おのおのについて治療方針の概略を示した[4]．

1）クリニカルシナリオ

CS1は血圧が高いタイプで急速に進行し，いわゆる電撃性肺水腫 (flash pulmonary edema) の様相を呈することもある．病態は末梢血管抵抗増大と心収縮力の不均衡によるものが主体で，浮腫など体液量過多の所見は顕著ではないことが多い．第1選択薬は血管拡張薬である．CS2は正常血圧を呈する心不全で，ゆっくりとした進行と体循環のうっ血を特徴とする．体浮腫もみられることが多い．CS3は血圧が低く組織低灌流状態が特徴的で，低心拍出症候群と呼ばれる病態が主である．CS4は急性冠症候群 (acute coronary syndrome：ACS) に伴う心不全，CS5は右心不全で体循環のうっ血を伴う．

2）利尿薬の位置づけ

このなかでの利尿薬の位置づけであるが，心不全でルーチンに単独で用いようとするのではな

表2　cardio-renal syndrome の分類

心臓→腎臓：心機能の低下に引き続いて，腎機能が悪化する	
－急性変化：class 1	非代償性急性心不全，急性冠症候群などに伴う．
－慢性変化：class 2	慢性心不全（高血圧性心疾患，虚血性心臓病）などに伴う．
腎臓→心臓：腎機能低下に引き続いて，心機能が悪化する	
－急性変化：class 3	急性腎障害時の肺うっ血，不整脈などが相当する．
－慢性変化：class 4	慢性腎障害に伴う心肥大，心イベントなどが相当する．
心臓←全身疾患→腎臓：全身疾患が心臓と腎臓の両方に障害をもたらす	
－急性・慢性変化とも：class 5	敗血症，糖尿病など．

class 1 と 2 は心機能の悪化が腎機能の悪化をもたらすもので，各々急性変化と慢性変化である．class 3 と 4 は逆に腎機能の悪化が心機能に影響するもので，各々急性変化と慢性変化である．これは reno-cardiac syndrome とも呼ばれる．class 5 は全身疾患が心臓と腎臓の両方に影響する場合である．cardio-renal syndrome では，貧血を伴うことも多い
文献5を参考に作成

く，体液量の過多がみられる場合に用いられるべきとされている．特に，CS1 に分類される場合には利尿薬単独では無効であり，利尿薬が第1選択になるのは，体循環のうっ血が主体の CS2 と CS5 であるとしている．この分類は来院時もしくは救急隊接触時の血圧で分類でき，各シナリオの治療方針を示していることから簡便ではあるが，実際には CS2 のように徐々にうっ血が進行してきて，いよいよ呼吸困難が顕著になるころには血圧も上昇し，救急外来受診時には CS1 の様相を呈しているという症例も少なくない．したがって，血圧のみではなく，頸静脈怒張，四肢の浮腫等々の体液量過多の所見の有無をもって利尿薬の使用を検討すべきである．

2. ループ利尿薬（表2）

■ ループ利尿薬耐性と cardio-renal syndrome

1）ループ利尿薬耐性

ループ利尿薬を長期に使っていると，遠位尿細管の上皮が肥大してナトリウムの再吸収を促し，結果的にナトリウムの排泄量と尿量の減少をきたすことが知られている（post diuretic sodium retention）．こうなると，ループ利尿薬を静脈内にボーラス注射した直後にはある程度の尿量が得られてもすぐに尿量は減少してしまうため，あたかも利尿薬に耐性を示しているかのようにみえる．また，NSAIDs の多くは利尿薬の作用を減弱するし，低アルブミン血症もフロセミドの効果を減弱する．ループ利尿薬の効果が乏しい場合には，これらに注意が必要である．

一方，フロセミドに比べてブメタニドやトラセミドは経口投与した際の吸収がよいとされており，経口フロセミドの効果が乏しい場合にはこれらへの変更も考慮される．

2）cardio-renal syndrome の原因

また，ループ利尿薬を使用していると，腎機能が悪化してくることがある．この機序については，体液量減少によって，あるいは利尿薬の直接作用により腎臓の緻密斑での塩素の取り込みが阻害されることで，レニン-アンジオテンシン-アルドステロン系が亢進するのに加え，交感神経系が亢進することが関与していると考えられている．これらの結果，体液量は多いにもかかわらず利尿薬耐性を示し，腎機能も悪化してきて cardio-renal syndrome（心腎症候群，表2）と

呼ばれる病態を引き起こすことになる．

3）cardio-renal syndromeの予防

　ループ利尿薬の投与量と投与方法について研究したDOSE study[6]では，低用量のフロセミド（入院前から経口投与されているのと同量のフロセミド）と，高用量のフロセミド（入院前から経口投与されている量の2.5倍のフロセミド）の効果と安全性を比較している．高用量で投与した場合，低用量に比べて体液量の減少は大きかったが，クレアチニンが0.3 mg/dL以上上昇した者も多かった．cardio-renal syndromeを予防するには，過度の体液量減少を避け，利尿薬の量を必要最小限にとどめることが重要であると考えられている．

　一方で，クレアチニンが高値である場合でも腎静脈のうっ血による場合，すなわち体液量過多が原因であることもあり，その場合には利尿薬の使用により尿量が増えてうっ血が改善すれば，クレアチニン値が低下することもしばしばである．

　以上より，クレアチニン値が高値である場合にはこのように相反する状態が考えられるので，バイタルサイン・尿量・体重・身体所見を経時的，総合的にみることで，患者の体液量を適切に評価することが重要である．

●**ここがピットフォール**

クレアチニン値が高値である場合，容量過多による腎静脈のうっ血による場合と容量減少・心拍出量減少による腎血流量低下が原因の場合の両方があり得る．

---

2 フロセミドの間欠投与と持続投与

　従来フロセミドを静脈内投与する場合，間欠投与するよりも持続投与する方が心不全において多くの尿量が得られると考えられ，腎機能障害も少ないのではないかと考えられてきた．しかし，尿量や腎機能障害の予防に対する持続投与の効果についての研究は，相反する結果がおのおの示されている．

　DOSE study[6]では，間欠投与と持続投与の比較も行っているが，結果は患者の自覚症状，腎機能障害，尿量に有意な差はないということであった．2013年のACCF/AHAガイドライン[3]でも，ループ利尿薬の静脈内投与はどちらかを推奨するということではなく，「間欠的または持続的に」と記載されている．

　しかし，これは筆者の私見であるが，ループ利尿薬を間欠投与していて，それに続いて「2．**1**」のpost diuretic sodium retentionが起こったと思われる場合，すなわちボーラス注射に反応が乏しくなったときに持続投与に切り替えると，再び利尿が得られることはめずらしくない．これは，ループ利尿薬の血中濃度の低下がpost diuretic sodium retentionをもたらしているので，血中濃度を一定に保つことでナトリウムの再吸収の増加を避けられるからと考えられる．

3. その他の利尿薬（表3）

1 サイアザイド系利尿薬

　サイアザイド系利尿薬は，体液量減少を期待するよりも高血圧治療薬として用いられることが多い．しかし，ループ利尿薬耐性が起こった場合，ループ利尿薬を間欠投与から持続投与へ切り

表3　主な利尿薬と使用量

	一般名（商品名）	経口投与	静脈内投与
ループ利尿薬	フロセミド（ラシックス®）	20〜160 mg/日	20 mg/日〜1,000 mg/日，1回投与量は500 mgまで，6〜24時間ごと
			持続投与は2〜5 mg/時程度
	トラセミド（ルプラック®）	4〜8 mg/日	なし
	ブメタニド（ルネトロン®）	1〜2 mg/日	0.5〜1 mg/日
サイアザイド系利尿薬	ベンチルハイドロクロロサイアザイド（ベハイド®）	4〜16 mg/日	なし
	トリクロロメチアジド（フルイトラン®）	2〜8 mg/日	なし
抗アルドステロン薬（カリウム保持性利尿薬）	スピロノラクトン（アルダクトン®A）	12.5〜100 mg/日（ACE-IまたはARBと併用する場合高カリウム血症に注意）	なし
	カンレノ酸カリウム（ソルダクトン®）	なし	100〜200 mg/回　1〜2回/日
	エプレレノン（セララ®）	12.5〜100 mg/日（ACE-IまたはARBと併用する場合高カリウム血症に注意）	なし
バソプレシン受容体（V2）拮抗薬	トルバプタン（サムスカ®）	15 mg/日　1回投与	なし

商品名は先発薬を記載．実際の投与に際しては，各薬剤の添付文書参照のこと

替えることと併せてサイアザイド系利尿薬を加えると，さらに尿量が多くなることもよく経験する．ただし，この場合は血清ナトリウムが低下することが多いので，注意が必要である．持続投与との併用でなくても，ループ利尿薬の効果に乏しい場合は，異なる作用機序のサイアザイド系利尿薬を加えるというのは1つの方法である．

2 いわゆるドパミンのrenal dose

ドパミンを低用量（1〜3 μg/kg/分）で静脈内投与すると，腎機能が保護され尿量も増加するとして，"ドパミンのrenal dose"と呼ばれてきた．最近はこのドパミンのrenal doseの効果について，否定する報告も多い．しかし，効果があるとする研究もあり，特に前述のフロセミドの持続投与と合わせると尿量が増え，腎機能の悪化が少ないとする報告もある[7]．ACCF/AHAのガイドライン[3]ではclass IIb（利益≧リスク，考慮してもよい，さらなる研究が待たれる）と記載されている．心不全に用いる場合には，頻脈や不整脈に注意が必要である．

●ここがポイント

フロセミドの静脈内投与ははじめから持続投与する意義は少ない．間欠投与していて，耐性が生じた場合に持続投与に切り替えながら，サイアザイド系利尿薬を加え，場合によってはドパミンの少量投与も考慮する．

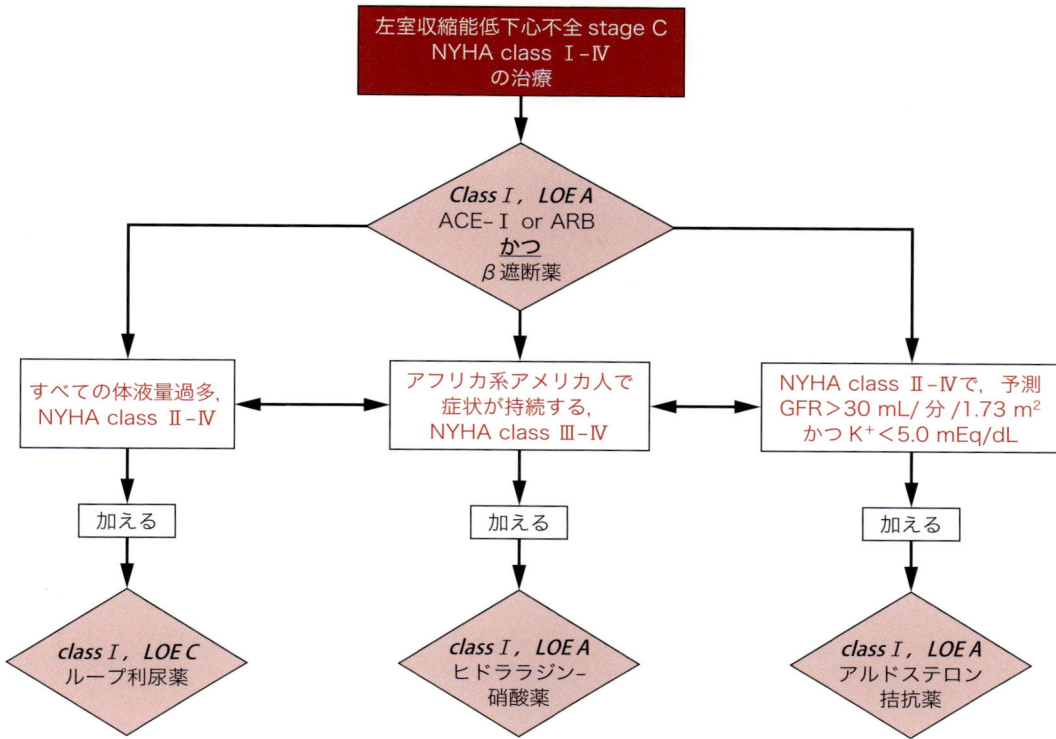

図1 低左心収縮能でstage C心不全：エビデンスに基づいた，ガイドライン志向の薬物療法
ACE：angiotensin converting enzyme（アンジオテンシン変換酵素），ARB：angiotensin receptor blocker（アンジオテンシン受容体拮抗薬）
LOE：Level of Evidence, 複数のランダム化比較試験かメタ解析がある場合A，ひとつのランダム化比較試験か，非ランダム化比較試験があればB，エキスパートの意見や，ケースレポートなどはC
心不全のstage, NYHAのclassについては，表4参照
文献3より引用

③ カリウム保持性利尿薬から抗アルドステロン薬へ

　スピロノラクトンはカリウム保持性利尿薬として古くから用いられてきた．ループ利尿薬やサイアザイド系利尿薬を使用していると，低カリウム血症をきたすことがあるが，スピロノラクトンを併用することでカリウムの低下を防ぐことができる．さらに，現在では，この効果以上に抗アルドステロン薬としての地位が確立されてきている．

　心不全の進行には，レニン-アンジオテンシン-アルドステロン系（renin-angiotensin-aldosterone system：RAAS）の亢進が大きな役割を果たしていると考えられることから，アンジオテンシン変換酵素阻害薬（angiotensin converting enzyme inhibitor：ACE-I）やアンジオテンシン受容体拮抗薬（angiotensin receptor blocker：ARB）と並んで，アルドステロン拮抗薬の使用が心不全治療の柱になってきている（図1）．ただし，心不全をきたす患者では腎機能が低下していることも多いので，さらなる腎機能低下や高カリウム血症を起こさないように注意することが必要である．また，ACE-I，ARBとともにアルドステロン拮抗薬の3剤を併用することは，特に高齢者では高カリウム血症を招くリスクが高くなるので，一般には勧められない．

4. トルバプタン

　心不全患者において利尿薬を用いる際には，低ナトリウム血症は少なくない現象であるが，低ナトリウム血症がある患者では，ない場合に比べて予後が悪いといわれる．トルバプタンはバソプレシンのV2受容体に選択的に結合することで，バソプレシンの抗利尿作用を阻害する．バソプレシンの抗利尿作用は水の再吸収によるもので，これが阻害されることで電解質の流出を伴わずに自由水のみが排出される．したがって低ナトリウム血症はきたさず，血清ナトリウム濃度を上げる方へ働く．このため，トルバプタンは心不全患者の低ナトリウム血症を是正して，ひいては予後を改善することも期待された．しかし，EVEREST study[8]によると従来の治療（従来の利尿薬の使用も含まれる）に加えてトルバプタンを使用した場合，プラセボに比べて呼吸困難などの症状が改善される例がみられたが，予後を改善するには至らなかった．現在のところ，トルバプタンのclass Ⅰ（利益＞＞リスク，実施するべきである）の推奨はなく，ACCF/AHAのガイドライン[3]では低ナトリウム血症を呈する場合にclass Ⅱb（利益≧リスク，考慮してもよい，さらなる研究が待たれる）の推奨となっている．トルバプタンの使用に際しては，ほかの利尿薬と併用し，15 mgを1日1回投与する．急激なナトリウム値の上昇は中心橋髄鞘融解をきたす恐れがあるほか，高カリウム血症をきたすこともあるため，投与後4〜6時間，および8〜12時間後にナトリウム・カリウム値のチェックが必要である．また，長期投与の効果は定まっていないので，通常は2週間以内の使用にとどめる．

5. 塩分制限と水分制限

　最後に薬剤ではないが，心不全患者の塩分制限と水分制限について触れておく．

1 塩分制限

　これまで，心不全患者では当然塩分制限が推奨されてきたが，ナトリウム制限が，特にstage C, D（表4）の心不全に対して予後を改善したとするエビデンスはない．それどころか，塩分制限が予後を悪くしている可能性すら示唆されている[9]．この機序にもやはりRAASの関与が示唆されている[10]．

　塩分制限は，高血圧など心不全の原疾患のコントロールという意味でstage A, Bについては有効だと考えられており，stage C, Dについてもこれまで塩分制限が心不全のうっ血による症状を改善するのに有効であると考えてきたし，多くの臨床家は現在でも塩分は制限されるべきであると思っている．ACCF/AHAのガイドライン[3]でも1.5 g/日以下のナトリウム制限（実際にはかなり難しい）がclass Ⅱa（利益＞＞リスク，実施することは合理的である）の推奨である．したがって現状では確固たる証拠がない限りすぐに方針を変える必要はないが，今後塩分制限の心不全に対する効果の研究が待たれる．

2 水分制限

　水分制限についても同様にエビデンスはないが，ガイドラインではstage D（機械的循環補助や，強心薬の持続投与が必要であったり，移植などの外科的治療が必要となったりする重症心不全の状態）の患者について1.5 L/日〜2 L/日の水分制限がclass Ⅱaの推奨となっており，特に

表4　ACCF/AHA の心不全のステージと NYHA 心機能分類の比較

ACCF/AHA 心不全のステージ		NYHA 心機能分類	
A	心不全の高リスクだが，器質的心疾患も心不全の症状も認めない	なし	
B	器質的心疾患があるが，心不全の症状も徴候も認めない	I	身体活動は制限されない．日常生活では心不全の症状はない
C	器質的心疾患があって，以前にまたは現在心不全の症状がある	II	身体活動は軽度に制限される．安静にしていれば無症状だが，日常生活で心不全の症状が出る
C		III	身体活動は著しく制限される．安静にしていれば無症状だが，日常生活以下の活動で心不全の症状が出る
D	特別な治療が必要な治療抵抗性の心不全	IV	いかなる身体活動でも心不全の症状が出る．または安静にしていても心不全の症状が出る

NYHA：New York Heart Association
stage C のうち，過去に心不全の症状があるが現在はないものは NYHA class I で，現在も症状があるものは NYHA class II になる
stage D の特別な治療には，機械的循環補助，除水手技（CHDF：持続的血液透析濾過，など），持続的強心薬の使用，心移植や他の革新的な外科的治療が含まれ，終末期の患者も stage D に分類される
文献3より引用

低ナトリウム血症が存在する場合には有効と考えられる．難しいのは，気温や湿度などで必要水分量が変わることであり，腎機能が悪い場合には水分制限によってさらに悪化させる可能性があり，夏期には熱中症の危険性が高くなるということもある．最近の研究では，急性非代償性心不全患者で厳密な塩分制限（ナトリウム 800 mg/日 v.s. 3〜5 g/日）と水分制限（水 800 mL/日 v.s. 2.5 L/日以上）を行っても，口渇が増すだけで症状の改善には結びつかないとするものもある[11]．

おわりに

利尿薬の使用を中心に心不全のうっ血の治療について述べた．利尿薬が予後を改善するわけではなく，過度の使用は悪影響を及ぼす可能性があることを念頭において使用することが重要である．塩分と水分制限の効果については今後の研究を待ちたい．

文献・参考文献

1) Ahmed, A., et al.：Heart failure, chronic diuretic use, and increase in mortality and hospitalization: an observational study using propensity score methods. Eur Heart J, 27：1431-1439, 2006
2) Hasselblad, V., et al.：Relation between dose of loop diuretics and outcomes in a heart failure population: results of the ESCAPE trial. Eur J Heart Fail, 9：1064-1069, 2007
3) Yancy, C.W., et al.：2013 ACCF/AHA Guideline for the Management of Heart Failure: A Report of the American College of Cardiology Foundation/American Heart Association Task Force on Practice Guidelines. J Am Coll Cardiol, 2013
4) Mebazaa, A., et al.：Practical recommendations for prehospital and early in-hospital management of patients presenting with acute heart failure syndromes. Crit Care Med, 36（1 Suppl）：S129-S139, 2008
5) Cole, R. T., et al.：Renal Dysfunction in Heart Failure. Med Clin North Am, 96：955-974, 2012
6) Felker, G. M., et al.：Diuretic strategies in patients with acute decompensated heart failure. N Engl J Med,

364：797-805, 2011
7) Aziz, E. F., et al.：Continuous infusion of furosemide combined with low-dose dopamine compared to intermittent boluses in acutely decompensated heart failure is less nephrotoxic and carries a lower readmission at thirty days. Hellenic J Cardiol, 52：227-235, 2011
8) Konstam, M. A., et al.：Effects of oral tolvaptan in patients hospitalized for worsening heart failure: the EVEREST Outcome Trial. JAMA, 297：1319-1331, 2007
9) Taylor, R. S., et al.：Reduced dietary salt for the prevention of cardiovascular disease. Cochrane Database Syst Rev, 2011
10) Gupta, D., et al.：Dietary sodium intake in heart failure. Circulation, 126：479-485, 2012
11) Aliti, G. B., et al.：Aggressive fluid and sodium restriction in acute decompensated heart failure: a randomized clinical trial. JAMA Intern Med, 173：1058-1064, 2013

プロフィール

澤村匡史（Tadashi Sawamura）
東京ベイ浦安市川医療センター集中治療科

第1章 循環器治療薬の基本と新常識

2. 降圧治療における配合剤の使い方

北川　泉，梶波康二

● Point ●

- 配合剤には，アンジオテンシンⅡ受容体拮抗薬（ARB）と利尿薬の合剤と，ARBとCa拮抗薬（CCB）の合剤の2種類がある
- 配合剤の導入により服薬アドヒアランスの改善が期待できる
- その結果，より厳格な血圧コントロールが可能となり，リスク管理における有用性が期待できる
- 配合剤の使い分けは，体液過剰例ではARB＋利尿薬の組み合わせを，心血管疾患ハイリスク例ではARB＋CCBの組み合わせを考慮する

はじめに

　高血圧治療ガイドライン（JSH2009）では，降圧薬の第一選択薬はCa拮抗薬（CCB），アンジオテンシンⅡ受容体拮抗薬（ARB），アンジオテンシン変換酵素阻害薬（ACE阻害薬），利尿薬，β遮断薬となっている[1]．しかし生活習慣の是正と降圧薬単剤投与のみでは血圧コントロールが不十分なことが多く，多くは併用療法が必要となる（図1参照）．併用療法を行った場合，服薬のアドヒアランス低下が問題であり，この点を改善するには配合剤の導入が望ましい．ただし，心血管イベント予防における配合剤の有用性に関するエビデンスは乏しく，これからの知見集積が期待される．また，わが国における降圧治療における配合剤の一覧を表1に示す．

　なお，表1にあげたもののほかに，アムロジピンとアトルバスタチンの配合剤であるカデュエット®が市販されているが，降圧薬同士ではないため，ここでは割愛した．

症例

　54歳，男性．慢性糸球体腎炎による高血圧にて通院中であり，1日蛋白尿1.5 gを認めていたため，ARBであるオルメサルタン20 mgを投与していた．降圧薬投与により蛋白尿は0.4 gになったものの，最近血圧コントロールが不良となったため，降圧薬の追加を検討した．体重増加なく，下腿浮腫は認めていない．家族歴に父が心筋梗塞，喫煙あり．外来での血圧は160/95 mmHg，糖尿病はないが，BMIは27と肥満あり．eGFRは29.2と横ばいである．以前薬の飲み忘れがあり指導を行った経緯あり．

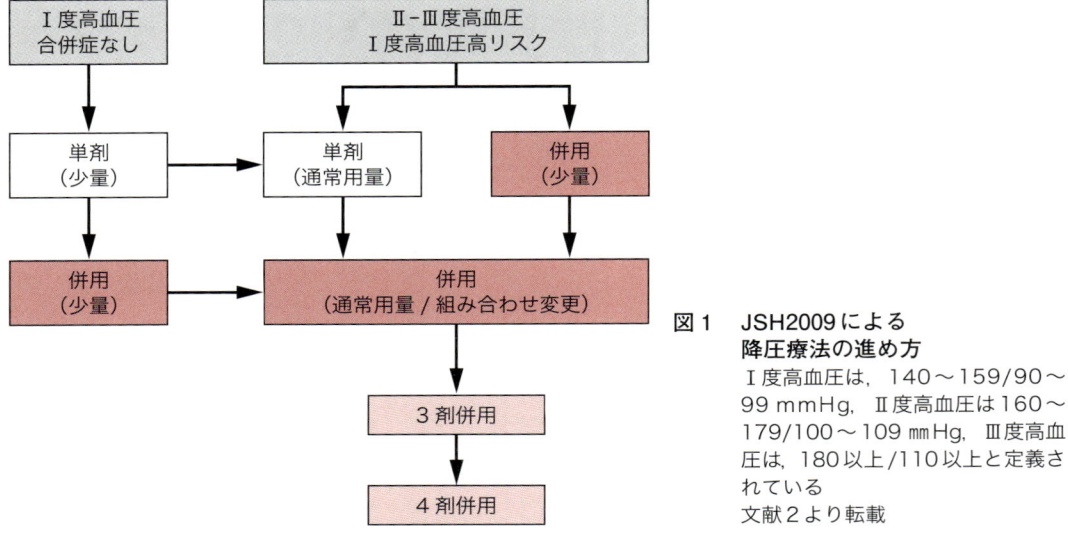

図1 JSH2009による降圧療法の進め方

Ⅰ度高血圧は，140〜159/90〜99 mmHg，Ⅱ度高血圧は160〜179/100〜109 mmHg，Ⅲ度高血圧は，180以上/110以上と定義されている
文献2より転載

表1 わが国における降圧治療における配合剤の一覧

ARB		利尿薬		CCB				
		ヒドロクロロチアジド		アムロジピン			アゼルニジピン	
		6.25 mg	12.5 mg	2.5 mg	5 mg	10 mg	8 mg	16 mg
ロサルタン	50 mg	プレミネント®配合錠	—	—	—	—	—	—
カンデサルタン	4 mg	エカード®配合錠LD	—	—	—	—	—	—
	8 mg	エカード®配合錠HD	—	ユニシア®配合錠LD	ユニシア®配合錠HD	—	—	—
バルサルタン	80 mg	コディオ®配合錠MD	コディオ®配合錠EX	—	エックスフォージ®配合錠	—	—	—
テルミサルタン	40 mg	—	ミコンビ®配合錠AP	—	ミカムロ®配合錠AP	—	—	—
	80 mg	—	ミコンビ®配合錠BP	—	ミカムロ®配合錠BP	—	—	—
イルベサルタン	100 mg	—	—	アイミクス®配合錠LD	アイミクス®配合錠HD	—	—	—
オルメサルタン	10 mg	—	—	—	—	—	レザルタス®配合錠LD	—
	20 mg	—	—	—	—	—	—	レザルタス®配合錠HD

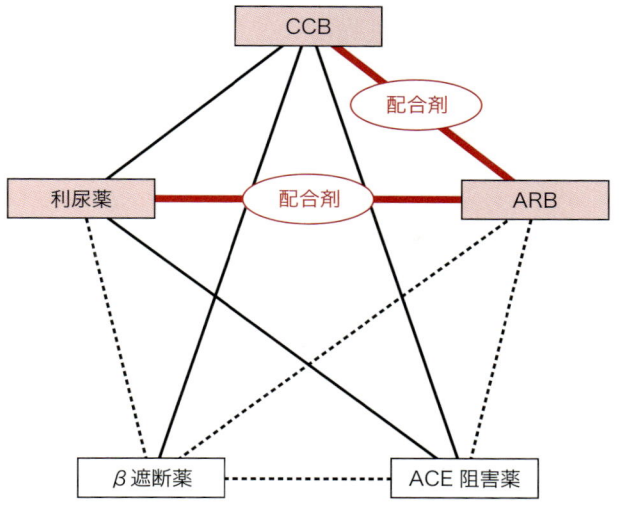

図2　JSH2009年による推奨される併用療法
推奨される併用を実線で示す
配合剤として処方可能なものは，ARBと利尿薬の合剤と
ARBとCCBの合剤の2種類である
文献2より一部改変して転載

症例ではこう考える

1. 降圧療法の進め方

　JSH2009では単剤の少量で効果がない場合は，単剤の通常用量もしくは併用療法（図1）を行うとしている[2]．また，推奨される降圧薬の併用療法は，RA系阻害薬（ACE阻害薬，ARB）＋利尿薬，RA系阻害薬（ACE阻害薬，ARB）＋CCB，CCB＋β遮断薬，CCB＋利尿薬である（図2）．併用療法は単剤増量より降圧効果が期待でき，副作用発現率を抑えることが可能であるため（図3）併用療法を選択，また服薬アドヒアランスが悪かった既往があることから配合剤を選択した．

■配合剤における薬理学的メリット（図3）
　降圧薬併用には薬理学的利点がある．それぞれの合剤について説明する

1）ARBと利尿薬
・薬理学的な利点：ARBが利尿薬による低カリウム血症を低減．
・効果面の利点：利尿薬の塩分体外排泄によりRA系阻害薬（ACE阻害薬，ARB）の降圧効果の増強．

2）ARBとCCB
・薬理学的利点：ARBがCCBによる末梢浮腫を軽減．
・効果面の利点：CCBの血管拡張作用に対して代償的なレニン活性化によるRA系亢進に対してARBが効果を示す．

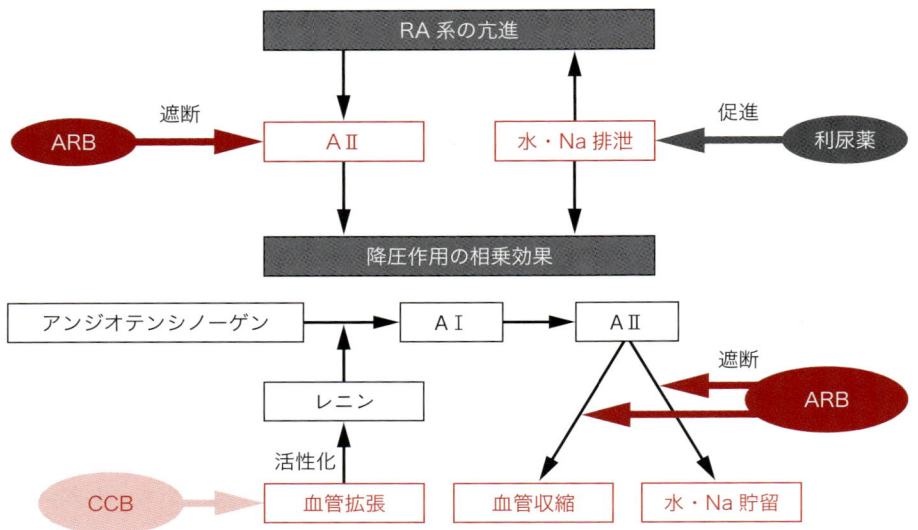

図3 降圧薬併用による薬理学的効果
ARB：アンジオテンシンⅡ受容体拮抗薬，RAA：レニン-アンジオテンシン-アルドステロン，AⅡ：アンジオテンシンⅡ，AⅠ：アンジオテンシンⅠ，CCB：Ca拮抗薬
文献3 図1，2より一部改変して転載

表2 ARBと利尿薬の配合剤およびARBとCCBの配合剤が適する病態

合併症	ARBと利尿薬の合剤	ARBとCCBの合剤
心不全を有する高血圧	●	
虚血性心疾患を有する高血圧		●
脳血管障害を有する高血圧	●	●
腎障害を有する高血圧	●	●
末梢循環不全を有する高血圧		●
糖尿病を有する高血圧	▲	●
高齢者の高血圧	●	●

2. どの薬剤を選ぶか（病態に合わせた選択）

　配合剤を選ぶ際に重要なのが，それぞれの病態に合わせた選択である．腎障害を有する高血圧の場合は，JSH2009ではRA系阻害薬（ACE阻害薬，ARB）の投与が第一選択薬となっており，降圧不十分なら利尿薬，CCBの併用が推奨されている．利尿薬併用は，蛋白尿を減少させる効果はすぐれているものの，GFRが低下する可能性がある．CCB併用は降圧効果にすぐれ，虚血性心疾患抑制効果とGFR維持にすぐれている．

■配合剤の使い分けについて（表2）

　CKD診療ガイド2012では，CKD（chronic kidney disease：慢性腎臓病）例における降圧薬の使い分けについて，利尿薬は体液過剰（浮腫）例に考慮，CCBはすべてのCKDステージにお

いて投与可能，心血管疾患（cardiovascular disease：CVD）ハイリスクならびにⅢ度高血圧症例に考慮となっている．今回の症例では，浮腫がなくCVDのリスクが高いため，より降圧効果が期待されるCCBを選択した．

3. どの薬剤を選ぶか（薬剤からの選択）

ARBには，オルメサルタンを使用しており，アドヒアランスの面から配合剤を検討していたため，またアムロジピンと比較して腎保護作用効果があることが報告されていることも参考として，下記薬剤を選択した．

●処方例
- 第一選択　オルメサルタン・アゼルニジピン（レザルタス®HD）1回1錠　1日1回（朝）
- 第二選択　バルサルタン・アムロジピン（エックスフォージ®）1回1錠　1日1回（朝）
　　　　　　カンデサルタン・アムロジピン（ユニシア®HD）1回1錠　1日1回（朝）
　　　　　　テルミサルタン・アムロジピン（ミカムロ®AP）1回1錠　1日1回（朝）

●ここがピットフォール
- 配合剤の使い分けには，病態に合わせ，十分な降圧を得られることを前提に選択すべきである！

4. 配合剤の特徴

配合剤には同系統に何種類か選択肢があるが，各配合剤固有のエビデンスは十分とはいえず，どれを選択するか難しいのが実情である．以下に選択のポイントとして私案を提示する．

1 ARB＋利尿薬の使い分け

1）利尿薬の量から考える

現在，日本で販売されている4種類の合剤で用いられている利尿薬はすべて，ヒドロクロロチアジド（HCTZ）であり，その配合は6.25〜12.5 mgと通常量の1/4〜1/2に設定されている．HCTZが12.5 mgであれば降圧効果が増強されるが，低カリウム血症，高尿酸血症などの副作用が顕生化する．日本において高血圧治療に対する利尿薬の使用頻度は10％未満と諸外国に比し際立って低く，特に高齢者では，頻尿や脱水などの懸念から敬遠されることが多い．安全性を考慮すれば低用量の配合剤が勧められ，6.25 mgから選択するのがよいと思われる．この用量（6.25 mg）が採用されているのはプレミネント®，エカード®，コディオ®である．

2）ARBから考える

ARBの量では，カンデサルタン，テルミサルタンが用量調節ができる．ロサルタンは尿酸排泄を促進させるので，高尿酸血症を伴うものに選択となりえる．

それぞれのARBで使い分けを考えるとき，組織移行性，AT1（アンジオテンシンⅡタイプ1

受容体選択性，PPARγアゴニスト作用の有無など基礎的実験での差異はあることが示されているが，薬理学的効果としての臨床的差異は明らかとなっていないのが現状であろう．どのARBを選択するかについては今後の検討課題としたい．

❷ ARB＋CCBの使い分け

配合剤同士の比較では，ARB＋利尿薬よりこちらの使用が多くなっている．その理由としてCCBはわが国において頻用されている降圧薬であることが要因の1つと考える．

1）CCBの違い（アムロジピンかアゼルニピン）で考える

CCBの違いは，世界シェアのアムロジピンと純国産の降圧薬であるアゼルニピンである．アムロジピンは降圧効果が良好で，持続時間が長い特徴をもち比較的早めに降圧させたい場合に選択される．アゼルニピンは，降圧効果が良好であっても心拍数を増加させることがなく，腎保護作用をもつことが報告[4]されており，CCB間に差異が存在する可能性がある．このことは配合剤選択根拠の1つと考えてもよいであろう．

2）CCBの量で考える

CCBによる著明な降圧効果を懸念する場合は，低用量の選択ができるユニシア®LDとレザルタス®LDを考慮する．アムロジピンで10 mgの最大量が使用できるのはアイミクス®HDのみであり，強い降圧効果に期待したい場合には考慮されよう．

● ここがポイント
- ARBと利尿薬の配合剤の使用に際し，利尿薬による副作用を懸念する場合は，低用量のものを選択する．
- ARBと利尿薬の配合剤は，心不全などNa・水貯留をきたしている病態に適している．
- ARBとCCBの配合剤は，副作用の心配が少なく幅広い疾患に使用しやすい．虚血性心疾患を有するときや降圧効果に期待したいときに選択する．

おわりに

これまでの大規模試験から一概にどちらかの配合剤が有効かを論じることと，さらにそれぞれを使い分けるのが困難であるのが現状である．配合剤使用には，対象患者の病態に合わせ選択することが重要であるが，降圧薬の心血管抑制効果の大部分は降圧度によって規定されるため，十分な降圧がなされることが大前提である．使い分けには，CKD診療ガイド2012で述べている体液過剰例では利尿薬併用を，心血管疾患のハイリスク例ではCCB併用を，という使い分けがわかりやすい．配合剤は用量調節がしづらく，またジェネリック薬推進への障害となる可能性が指摘されるなど未解決の課題はあるが，より強い降圧効果を合剤1剤で得られるだけでなく，服薬アドヒアランスが改善することは，臨床的には大きなメリットである．今後心血管イベント予防におけるエビデンスのさらなる構築とともに，使用頻度増加が予想される薬剤といえよう．

● **研修医の先生へのちょっとしたアドバイス**

用量調節，副作用が気になる場合は，単剤の組み合わせで，効果や副作用を確認し，配合剤に切り換える方法もある．

追記

わが国での高血圧治療におけるガイドラインは，2014年に改訂4版が発行される予定となっている．2014年には2009年と比較して，さらにわが国独自のエビデンスが多数盛り込まれることが期待される．人種差，環境差の違いが問題となる欧米のエビデンスだけでなく，わが国における多数のエビデンスが組み合わさることで，よりすぐれたガイドラインができ上がるものと期待される．

文献・参考文献

1) 「高血圧治療ガイドライン2009」（日本高血圧学会高血圧治療ガイドライン作成委員会/編），ライフサイエンス出版，2009
2) 「高血圧治療ガイドライン2009ダイジェスト版」（日本高血圧学会高血圧治療ガイドライン作成委員会/編），ライフサイエンス出版，2009
3) 蓑島暁帆，長谷部直幸：配合剤の使い方．診断と治療，101：421-427，2013
4) Nakamura, T., et al.：Azelnidipine reduces urinary protein excretion and urinary liver-type fatty acid binding protein in patients with hypertensive chronic kidney disease. Am J Med Sci, 333：321-326, 2007

プロフィール

北川　泉（Izumi Kitagawa）
湘南鎌倉総合病院総合内科
総合内科専門医，内科学会指導医，循環器学会専門医，高血圧学会専門医
患者さん中心の医療を心がけ，きわめて高い臨床能力をもつgeneralistを育成し，同じ考えを共有できる強い総合内科チームをつくり上げることに興味をもっています．最終的には日本の総合診療を変える大きなうねりを自分たちの手でつくり上げたいと考えています．

梶波康二（Kouji Kajinami）
金沢医科大学循環器内科学
総合内科専門医，内科学会指導医，循環器学会専門医，動脈硬化学会専門医
Generalな内科を基盤として循環器病学，動脈硬化学の発展にかかわりたいと考えている．

第1章　循環器治療薬の基本と新常識

3. 抗血小板薬の使い分け

仲井　盛

> ● Point ●
> ・抗血小板薬は動脈血栓症の特に二次予防に有効である
> ・抗血小板薬の投与は常に出血合併症とのリスク・ベネフィットを考慮する
> ・抗血小板療法はアスピリンを軸に薬剤を選択する

はじめに

　アスピリンをはじめとする抗血小板薬は，動脈血栓症の治療および予防に重要な役割を担っている．特に心筋梗塞，脳梗塞は生命予後および機能予後に大きな影響を及ぼしうるため，早期治療や予防の意義は大きい．いずれの疾患も動脈硬化を有した血管壁における血小板凝集が血栓形成の引き金となっており，抗血小板薬は血栓形成の第一段階である血小板凝集を阻害することで抗血栓効果を発揮する（図1）．

　血栓形成は細胞成分である血小板とフィブリン形成に至る凝固カスケードがかかわる．静脈血栓には凝固カスケードの果たす役割が大きいと考えられ，治療や予防にはワルファリンやヘパリンをはじめとした抗凝固薬が用いられる．

> ●ここがピットフォール
> 静脈血栓症では抗血小板薬の適応は乏しい．

　一方で抗血栓療法は出血性合併症と表裏一体であり，投与に際してはリスク・ベネフィットを勘案する必要がある．本稿では日常診療で最も用いられることの多い抗血小板薬であるアスピリン，クロピドグレル，シロスタゾールに焦点を当て，疾患とその適応を概説していく．

1. 各抗血小板薬の特徴

1 アスピリン

　アスピリンは，臨床にて使用される抗血小板薬のなかで薬効に関するエビデンスが豊富であり，最も多く使用されている．そのうえきわめて薬価が安い（表1）．その作用はシクロオキシゲナーゼ-1（cycloxygenase-1：COX-1）の酵素活性を不可逆的に阻害することで，血小板活性化物質

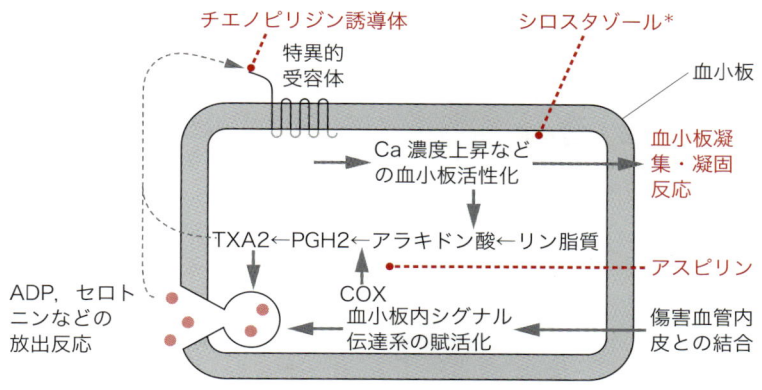

図1 血小板の活性化と抗血小板薬の作用
ADP：アデノシンニリン酸
TXA₂：トロンボキサンA₂
PGH₂：プロスタグランジンH₂
COX：シクロオキシゲナーゼ
＊シロスタゾールは結果として血小板不活化のシグナルを増強する

表1 各抗血小板薬の特徴

薬名	最高血中濃度到達時間	半減期（時間）	薬価（円）	大手術前の休薬期間[9]
アスピリン（バイアスピリン®）100 mg	4[*2]	0.44	5.6	7日間
チクロピジン（パナルジン®）100 mg[*1]	2.03 ± 0.14	1.61 ± 0.04	57.7	14日間
クロピドグレル（プラビックス®）75 mg	1.9 ± 0.8	6.9 ± 0.9	275	14日間
シロスタゾール（プレタール®OD）100 mg[*1]	3.5 ± 1.04	13.46 ± 6.9	173.4	3日間

＊1 それぞれジェネリックがあり，薬価は1/2～1/7まで低下する
＊2 アスピリンの素錠は内服後30分程で血中濃度はピークとなる
添付文書を参考にして作成（平均値±標準偏差）

であるトロンボキサンA₂（thromboxane A₂：TXA₂）の血小板内での産生を阻害する．アスピリン自体の血中濃度半減期は約20分であるが，**抗血小板効果は血小板の寿命である1週間程度持続**する．また，内服後30～40分で血中濃度がピークとなることから血栓症の急性期に用いられる．

1）アスピリンの副作用

アスピリン特有の副作用はアスピリン喘息をはじめとする過敏症と消化性潰瘍を含む消化管合併症があげられる．特に，高齢や消化性潰瘍の既往，ステロイドや抗凝固薬の併用は消化管出血の高リスクとなり，投与に際して慎重な姿勢が求められる．アスピリンは直接的に胃粘膜傷害をきたしうるため，慢性期には腸溶剤が好んで使用される．低用量アスピリン内服にて重篤な消化管出血が年0.12％増加すると報告されている[1]．また，日本人ではラクナ梗塞患者がアスピリン内服にて年間1％程度の脳出血を発症する[2]．

> ● ここがポイント
> 日本人では脳出血が起こりやすい．

2）アスピリンジレンマ

高用量のアスピリンは血管内皮細胞でのCOX-2の活性を阻害し，血管拡張作用および血小板凝集抑制作用をもつプロスタサイクリン（prostaglandin I_2：PGI_2）産生を抑制する．このようにアスピリンが血小板と血管内皮においてそれぞれ血小板凝集の抑制と促進という正反対の作用をもつことをアスピリンジレンマと呼ぶ．アスピリンは75～150 mgで血管イベントの低減率が最も高く，高用量では消化管合併症が増す[3]ことから，低用量アスピリン（75～150 mg）が抗血小板薬として用いられる．

2 クロピドグレルなど（チエノピリジン誘導体）

クロピドグレルおよびチクロピジンはチエノピリジン系の抗血小板薬であり，血小板活性化物質のADP受容体の1つである$P2Y_{12}$の作用を不可逆的に抑制する．すなわち，チエノピリジン誘導体の効果は不可逆的であり，その作用は血小板寿命まで持続する．

チクロピジンと比較して，クロピドグレルは副作用が少なく，抗血小板効果発現の時間を通常の2～3日から初回大量内服（ローディング）にて6～15時間へ短縮できることから，臨床の場で主に用いられている．クロピドグレルは**血管イベント危険因子の多い患者でのすぐれた抗血栓効果**が期待される[4]が，薬価が高いことは薬剤選択のうえで十分に考慮すべきである（**表1**）．

1）クロピドグレル抵抗性

クロピドグレルは肝臓にて代謝され，その代謝産物が抗血小板効果を示す．この代謝にはチトクロームP450（chytochrome P450：CYP）がかかわる．通常量の投与でクロピドグレルの薬効が十分に得られない，いわゆるクロピドグレル抵抗性とCYP2C19の遺伝子多型の関連性が示されており[5]，日本人の約20％に血小板抑制効果の低いとされる遺伝子多型が認められる．また，CYPに影響するような薬剤，特にプロトンポンプ阻害薬との併用にて虚血性心疾患の治療効果が減弱する可能性[6]も指摘されている．

> ● ここがピットフォール
> クロピドグレルの効果には個人差が出る可能性があり，今後も注意する必要がある．

2）クロピドグレル，チクロピジンの副作用

特有の副作用としては，肝障害，血栓性血小板減少性紫斑病，白血球減少などの重篤な副作用がみられることがある．クロピドグレルは副作用頻度がチクロピジンより少ない．なお，クロピドグレルは，通常75 mg/日投与であるが，50 kg未満の低体重患者や75歳以上の高齢者では50 mg/日とする．

3）プラスグレル（新薬）

チエノピリジン誘導体の新規抗血小板薬であるプラスグレルがわが国での第Ⅲ相臨床試験を終了し，2013年6月に販売申請が行われた．プラスグレルはクロピドグレルと同様に不可逆的に$P2Y_{12}$の機能を抑制するが，CYPの依存度が低く，クロピドグレルと比較してすみやかで強力な血小板凝集抑制効果が期待されている．

3 シロスタゾール

シロスタゾールは，血小板内のホスホジエステラーゼ-3A選択的阻害作用により細胞内cAMPの分解を阻害し血中濃度を高め，抗血小板効果を発揮する．また，血管平滑筋へも血管拡張作用や平滑筋増殖抑制作用を及ぼし，**出血を助長することなく抗血栓効果を発揮**する．薬の作用は可逆的であるため，抗血小板効果が短いことも特徴的である．

シロスタゾールの副作用

副作用は，頭痛や頻脈が報告されている．時に自覚症状が強くみられるため，少量からの投与開始も勧められる．また，添付文書上ではうっ血性心不全の患者での投与は禁忌となっている．冠動脈狭窄を有する患者では狭心症や心室頻拍をきたす可能性があり，慎重投与となっている．

2. 抗血小板薬の休止

2012年7月に日本消化器内視鏡学会より「抗血栓薬服用者に対する消化器内視鏡診療ガイドライン」[7]が発表された．従来は出血予防に主眼がおかれ，内視鏡検査時も大手術と同様に十分な休薬期間が取られていたが，本ガイドラインでは休薬による患者の血栓症発症リスクが考慮されており，抗血小板単剤内服の場合は血栓症リスクの高い患者や出血危険度の低い内視鏡処置は内服を継続したまま試行可能とされた（表2）．

3. 疾患別抗血小板薬の使い方

1 動脈血栓症の一次予防

脳梗塞や心筋梗塞の既往はないが心血管危険因子を有する患者で抗血小板薬が心血管イベントの予防に有効とのエビデンスは限定的であり，リスク・ベネフィットを考慮すると単なる一次予防目的での抗血小板薬の一律的な投与は避け，患者自身の状態と将来予想される疾患に対するリスク・ベネフィットを考慮すべきだと思われる．

表2 抗血小板薬の休薬：単独投与の場合

単独投与＼内視鏡検査	観察	生検	出血低危険度	出血高危険度
アスピリン	◎	○	○	○／3～5日休薬
チエノピリジン	◎	○	○	ASA，CLZ置換／5～7日休薬
チエノピリジン以外の抗血小板薬	◎	○	○	1日休薬

◎：休薬不要
○：休薬不要で可能
／：または
ASA：アスピリン
CLZ：シロスタゾール
投薬の変更は内視鏡に伴う一時的なものにとどめる
文献6を一部改変して転載

表3 各疾患のガイドラインで推奨される抗血小板薬

疾患名	推奨される抗血小板薬
急性冠症候群[8]	・アスピリン162〜325 mgをすみやかに咀嚼服用させ、その後81〜162 mgを長期投与 ・ステント留置が計画されている場合：アスピリンに加えクロピドグレル300〜600 mgを加えたのち、75 mgを継続
心筋梗塞（非急性期）[9]	・禁忌がない場合：アスピリン81〜162 mg/日の永続投与 ・アスピリンが禁忌の場合：トラピジル300 mg/日の投与
脳梗塞急性期 （心原性脳梗塞を除く血栓症）[10]	・発症5日以内：オザグレル160 mg/日の点滴投与 ・発症48時間以内：アスピリン160〜300 mg/日の経口投与
脳梗塞慢性期 （非心原性脳梗塞）[10]	・アスピリン81〜162 mg/日 ・クロピドグレル75 mg/日 ・ついでシロスタゾール200 mg/日、チクロピジン200 mg/日
慢性末梢動脈疾患[11]	・心不全のない間欠性跛行：シロスタゾール ・全身性血管イベントの予防：低用量アスピリン

2 急性冠症候群（acute coronary syndrome：ACS）

　ACSは、冠動脈のアテローム性動脈硬化に伴う不安定プラークの破綻に引き続く血栓形成が主病態であるため、すみやかな抗血栓療法が不可欠である。そのため、ACSと診断された患者に対しては、出血性合併症などの禁忌がない限り、**アスピリン162〜325 mgを咀嚼内服**させ、ヘパリンの静脈内投与を併用する。冠動脈インターベンション（percutaneous coronary intervention：PCI）が予定される患者では、アスピリンに加えクロピドグレルをローディングする（**表3**）。

●処方例
・アスピリン（バイアスピリン®）1回200 mg　咀嚼して内服
・PCI予定ならクロピドグレル（プラビックス®）1回300 mg（ローディング）を併用
バイアスピリン®もプラビックス®もどちらも以降は1回1錠1日1回

---

3 虚血性心疾患の二次予防

　確立された虚血性心疾患の既往をもつ患者での再発予防の抗血小板療法は、安定狭心症の場合とほぼ同義である。アスピリンによる虚血性心疾患再発のリスク軽減は約30％と報告[3]されており、**禁忌がない限り全例アスピリン内服の適応**となる（**表3**）。

　わが国では、急性心筋梗塞に対しPCIが広く試行されることから、冠動脈ステント留置後の重大な合併症であるステント血栓症の予防が重要である。予防方法としては、アスピリンにチエノピリジン系抗血小板薬を加える抗血小板薬2剤併用療法（dual antiplatelet therapy：DAPT）が、アスピリン単剤と比較してステント血栓症が有意に少ないことが示され[12]、標準的な治療となっている。

●処方例
・アスピリン（バイアスピリン®）1回100 mg　1日1回
・冠動脈ステント留置後：クロピドグレル（プラビックス®）1回75 mg　1日1回　を併用

抗血小板薬2剤併用療法（DAPT）

　DAPTは出血性合併症のリスクが高くなる[13]ことから，その絶対適応はACSや冠動脈ステント留置後などに限られる．また，ステント血栓症予防とのリスク・ベネフィットを考慮してDAPTをいつまで継続するか常に検討する必要がある．

　冠動脈ステントは金属ステント（bare metal stent：BMS）と薬物溶出性ステント（drug-eluting stent：DES）の2種類あるが，アスピリンは永続内服とし，BMSでは留置後最低1カ月間，DESでは最低1年間のクロピドグレル継続が推奨されている[8]．しかし，この期間を支持するエビデンスは弱く，ステントの改良にて併用期間を短くする傾向もある．

4 脳梗塞急性期および一過性脳虚血発作（transient ischemic attack：TIA）

　脳梗塞急性期の治療として血栓溶解療法の適応範囲の拡大や血管内治療の選択肢の多様化に伴い，今後も治療指針の変化が見込まれる．現時点で，**抗血小板薬は非心原性脳梗塞で血栓溶解療法の適応とならない症例で適応**となる．わが国では，アスピリン内服のほか，選択的TXA₂合成阻害薬であるオザグレルナトリウム静注も利用可能である（表3）．

　TIAは，20〜30％の割合で脳梗塞に移行するとされており，早期の介入が望ましい．治療の選択は脳梗塞の病型診断に準じる．

●処方例
・アスピリン（バイアスピリン®）1回200 mg　1日1回内服　7〜14日間
・オザグレルナトリウム（カタクロット®）1回80 mg　1日2回静注　14日間

---

5 脳梗塞慢性期（表3）

　アスピリンの脳梗塞再発予防効果は25％と見積もられている[3]．クロピドグレルも脳梗塞の二次予防に有効であり，血管イベントリスクの高い患者ではアスピリンよりも予防効果が若干上回るとの報告[4]もある．また，シロスタゾールは日本人での脳梗塞再発抑制効果を検討したプラセボとの二重盲検比較対象試験[14]で，特にラクナ梗塞にて有意な再発リスク減少が認められた．なお，脳梗塞再発抑制効果はアスピリンに非劣性で，出血性合併症はアスピリンよりも少ないと報告[2]されている．

●処方例
・アスピリン（バイアスピリン®）1回100 mg　1日1回
・アスピリン禁忌例や高リスク症例：クロピドグレル（プラビックス®）1回75 mg　1日1回
・微小脳出血を認める症例：シロスタゾール（プレタール®OD）1回100 mg　1日2回

---

6 閉塞性動脈硬化症（arteriosclerosis obliterans：ASO）

　ASOはその重症度において間欠性跛行と重症下肢虚血に分類される．安静時疼痛や下肢潰瘍を呈するASOは重症下肢虚血とみなされ，生命予後不良で，血行再建術が治療の第一選択である．一方，**間欠性跛行を生じるASO患者は保存的に治療され**，運動療法と薬物療法がその2本柱である．

シロスタゾールは欧米で行われた無作為比較試験のメタアナリシス[15]で有効性が示されており，心不全のない間欠性跛行患者で第一選択となる（表3）．保存的治療が無効の場合には血行再建術の適応となる．また，薬物治療の主な目的は，症状および下肢虚血の改善，血行再建術後の開存率の向上，全身の血管イベントの抑制であり，その点ではアスピリンおよびチエノピリジン誘導体がより適していると考えられる．なお，クロピドグレルは2012年9月より末梢動脈疾患に保険適用となったが，アスピリンにはASO単独での保険適用がない．

●処方例
・間欠性跛行：シロスタゾール（プレタール®OD）1回100 mg　1日2回
・心血管イベント後：アスピリン（バイアスピリン®）1回100 mg　1日1回
・心血管障害の合併予防：クロピドグレル（プラビックス®）1回75 mg　1日1回

4. ワルファリンと抗血小板薬の併用

ワルファリンはビタミンKの変換周期を阻害することで，ビタミンK依存性の凝固因子の蛋白合成を阻害する．ワルファリンは心筋梗塞や脳梗塞の二次予防に抗血小板薬と同等以上の効果を有する[16, 17]が，管理の複雑さと出血性合併症が問題となり，第一選択とはなっていない．では，ワルファリン内服中の患者が心筋梗塞を患いステント留置を受けた場合，遠隔期の抗血栓療法と出血性合併症とのリスク・ベネフィットをどのように考えるべきだろうか．この問題に対する確たる解答はないが，PCIに際してワルファリンにクロピドグレルのみを加えた2剤併用群とアスピリンとクロピドグレルを加えた3剤併用群の出血リスクと血栓症を評価したランダム化比較試験[18]では，ワルファリンとクロピドグレルの併用は3剤併用群と比較して出血リスクは明らかに低く，血栓症発症の増加は認めなかった．これは，抗血栓薬併用のリスク・ベネフィットの考え方の1つの方向性となる可能性がある．

Advanced Lecture

■ 抗リン脂質抗体症候群の抗血栓療法

抗リン脂質抗体症候群は，血液中に抗リン脂質抗体を有する自己免疫疾患で，易血栓性が特徴的な病態である．習慣性流産も易血栓性の合併症とみなされ，合併妊娠では流産予防のため低用量アスピリンとヘパリン自己注射の有効性も報告されている[19]．

最後に

抗血小板薬の適応に関しては必ずリスク・ベネフィットを勘案しながら決定する必要がある．また，動脈血栓症の予防に関しては抗血小板薬を含めた最適な薬物療法だけでなく，**ほかの危険因子の管理や生活習慣の改善が重要であること**を強調しておく．

文献・参考文献

1) McQuaid, K. R. & Laine, L.: Systematic review and meta-analysis of adverse events of low-dose aspirin and clopidogrel in randomized controlled trials. Am J Med, 119: 624-638, 2006
2) Shinohara, Y., et al.: Cilostazol for prevention of secondary stroke (CSPS 2): an aspirin-controlled, double-blind, randomised non-inferiority trial. Lancet Neurol, 9: 959-968, 2010
3) Antithrombotic Trialists' Collaboration: Collaborative meta-analysis of randomised trials of antiplatelet therapy for prevention of death, myocardial infarction, and stroke in high risk patients. BMJ, 324: 71-86, 2002
4) CAPRIE Steering Committee: A randomised, blinded, trial of clopidogrel versus aspirin in patients at risk of ischaemic events (CAPRIE). CAPRIE Steering Committee. Lancet, 348: 1329-1339, 1996
5) Shuldiner, A.R., et al.: Association of cytochrome P450 2C19 genotype with the antiplatelet effect and clinical efficacy of clopidogrel therapy. JAMA, 302: 849-857, 2009
6) Ho, P. M., et al.: Risk of adverse outcomes associated with concomitant use of clopidogrel and proton pump inhibitors following acute coronary syndrome. JAMA, 301: 937-944, 2009
7) 藤本一眞 ほか：抗血栓薬服用者に対する消化器内視鏡診療ガイドライン．日本消化器内視鏡学会雑誌，54：2075-2102, 2012
8) 非ST上昇型急性冠症候群の診療に関するガイドライン（2012年改訂版）．循環器病の診断と治療に関するガイドライン（2011年度合同研究班報告）：http://www.j-circ.or.jp/guideline/pdf/JCS2012_kimura_h.pdf（2013年7月閲覧）
9) 心筋梗塞二次予防に関するガイドライン（2011年改訂版）．循環器病の診断と治療に関するガイドライン（2010年度合同研究班報告）：http://www.j-circ.or.jp/guideline/pdf/JCS2011_ogawah_h.pdf（2013年7月閲覧）
10) 「脳卒中治療ガイドライン2009」（脳卒中合同ガイドライン委員会／編），協和企画，2009
11) 末梢閉塞性動脈疾患の治療ガイドライン．循環器病の診断と治療に関するガイドライン（2005-2008年度合同研究班報告），Circ J, 73: 1507-1603, 2009
12) Leon, M. B., et al.: A clinical trial comparing three antithrombotic-drug regimens after coronary-artery stenting. Stent Anticoagulation Restenosis Study Investigators. N Engl J Med, 339: 1665-1671, 1998
13) Toyoda, K., et al.: Dual antithrombotic therapy increases severe bleeding events in patients with stroke and cardiovascular disease: a prospective, multicenter, observational study. Stroke, 39: 1740-1745, 2008
14) Gotoh, F., et al.: Cilostazol Stroke Prevention Study: A placebo-controlled double-blind trial for secondary prevention of cerebral infarction. J Stroke Cerebrovasc Dis, 9: 147-157, 2000
15) Thompson, P. D., et al.: Meta-analysis of results from eight randomized, placebo-controlled trials on the effect of cilostazol on patients with intermittent claudication. Am J Cardiol, 90: 1314-1319, 2002
16) Hurlen, M., et al.: Warfarin, aspirin, or both after myocardial infarction. N Engl J Med, 347: 969-974, 2002
17) Mohr, J. P., et al.: A comparison of warfarin and aspirin for the prevention of recurrent ischemic stroke. N Engl J Med, 345: 1444-1451, 2001
18) Dewilde, W. J., et al.: Use of clopidogrel with or without aspirin in patients taking oral anticoagulant therapy and undergoing percutaneous coronary intervention: an open-label, randomised, controlled trial. Lancet, 381: 1107-1115, 2013
19) Empson, M., et al.: Recurrent pregnancy loss with antiphospholipid antibody: a systematic review of therapeutic trials. Obstet Gynecol, 99: 135-144, 2002

プロフィール

仲井　盛（Mori Nakai）
東京都保健医療公社大久保病院内科

第2章 呼吸器治療薬の基本と新常識

1. 喘息

知花なおみ

●Point●

- 喘息の基本治療は，吸入ステロイド薬を中心とした抗炎症治療
- 吸入薬は剤型が多数あり，その特徴を理解して，患者さんに合った薬剤を処方する
- 吸入指導も治療のうち．ICS/LABA配合剤を上手に使う

はじめに

　気管支喘息の病態は気道の慢性炎症であり，その治療は吸入ステロイド薬（inhaled corticosteroid：ICS）による抗炎症治療が中心となる．喘息治療の目標は，症状のコントロール達成および維持にあり，発作のないQOLを保った日常生活を送ることをめざした予防的アプローチが中心となる．ガイドラインに基づいて，患者さんの変化に富む病態を客観的に評価し，ICS，β_2刺激薬，特に長時間作用性β_2刺激薬（long acting β_2 agonist：LABA）を適切に処方する．抗喘息薬の多くが吸入薬であり，また，剤型が多数あることから，各薬剤の特徴を理解し，処方後の安定期，発作時における対処法についても患者教育を実施し，良好なコントロールを保つことを目標に診療する．

> **症例1**
> 　53歳，女性．40代に気管支喘息を発症し，現在はICS〔シクレソニド（オルベスコ®）400 μg/日〕の吸入でコントロールは良好に保たれていた．定期外来受診のため来院した．病歴聴取では最近調子が悪く，週に1回程度短時間作用性β_2刺激薬（short acting β_2 agonist：SABA）の吸入を使用しているとのことであった．
> 　聴診ではwheezeは聴取されなかったものの，外来でピークフロー（peak flow：PEF）を測定したところ，予測値431 L/分に対して，320 L/分という結果が得られた．

1. 外来での喘息治療：評価と治療ステップ

① コントロール状態を評価し，治療ステップに応じた治療を行う

　日本の喘息予防・管理ガイドライン2012（JGL 2012）では，患者さんのコントロール状態に応じて治療を選択することが推奨されている[1]．これは定期的なフォローを通して，患者さんの

表1 コントロール状態の評価

	コントロール良好 （すべての項目が該当）	コントロール不十分 （いずれかの項目が該当）	コントロール不良
喘息症状 （日中および夜間）	なし	週に1回以上	「コントロール不十分」の項目が3つ以上あてはまる
発作治療薬の使用	なし	週に1回以上	
運動を含む活動制限	なし	あり	
呼吸機能 （FEV1およびPEF）	予測値あるいは自己最高値の80%以上	予測値あるいは自己最高値の80%未満	
PEFの日（週）内変動	20%未満	20%以上	
増悪（予定外受診，救急受診，入院）	なし	年に1回以上	月に1回*

＊増悪が月に1回以上あれば他の項目が該当しなくてもコントロール不良と評価する
文献1より転載

表2 喘息治療ステップ

		治療ステップ1	治療ステップ2	治療ステップ3	治療ステップ4
長期管理薬	基本治療	吸入ステロイド薬 （低用量）	吸入ステロイド薬 （低～中用量）	吸入ステロイド薬 （中～高用量）	吸入ステロイド薬 （高用量）
		上記が使用できない場合は以下のいずれかを用いる ・LTRA ・テオフィリン徐放製剤 ※症状がまれであれば必要なし	上記で不十分な場合には以下のいずれか1剤を併用 ・LABA （配合剤の使用可）*5 ・LTRA ・テオフィリン徐放製剤	上記に下記のいずれか1剤，あるいは複数を併用 ・LABA （配合剤の使用可）*5 ・LTRA ・テオフィリン徐放製剤	上記に下記の複数を併用 ・LABA （配合剤の使用可） ・LTRA ・テオフィリン徐放製剤 上記のすべてでも管理不良の場合は下記のいずれかあるいは両方を追加 ・抗IgE抗体*2 ・経口ステロイド薬*3
	追加治療	LTRA以外の抗アレルギー薬*1	LTRA以外の抗アレルギー薬*1	LTRA以外の抗アレルギー薬*1	LTRA以外の抗アレルギー薬*1
発作治療*4		吸入SABA	吸入SABA*5	吸入SABA*5	吸入SABA

LTRA：ロイコトリエン受容体拮抗薬
LABA：長時間作用性β_2刺激薬
SABA：短時間作用性β_2刺激薬
＊1 抗アレルギー薬は，メディエーター遊離抑制薬（アレギサール®，リザベン®など），ヒスタミンH_1拮抗薬（ザジテン®，アレジオン®，アゼプチン®，ゼスラン®など），トロンボキサンA_2阻害薬（ブロニカ®），Th2サイトカイン阻害薬（アイピーディ®）をさす
＊2 通年性吸入抗原に対して陽性かつ血清総IgE値が30～700 IU/mLの場合に適応となる
＊3 経口ステロイド薬は短期間の間欠的投与を原則とする．他の薬剤で治療内容を強化し，かつ短期間の間欠投与でもコントロールが得られない場合は，必要最小量を維持量とする
＊4 軽度の発作までの対応を示し，それ以上の発作については「急性増悪の対応」を行う
＊5 ブデソニド/ホルモテロール配合剤を長期管理薬と発作治療薬の両方に使用する方法で薬物療法を行っている場合にはSMART療法（本稿SMART療法参照）を用いることができる
文献1より改変して転載

　症状と呼吸機能からコントロール状態を評価し，段階的な薬物投与を行うことを主とする．その評価の際には，患者さんの症状に加えてPEFの測定など，客観的な呼吸機能の評価も参考となる（表1）．
　喘息治療は強度に応じて4つの治療ステップに分けられる（表2，3）．定期受診時の症状と治

表3　各ICSの投与用量の目安

薬剤名	低用量	中用量	高用量
ベクロメタゾン	100〜200 μg/日	400 μg/日	800 μg/日
フルチカゾン	100〜200 μg/日	400 μg/日	800 μg/日
シクレソニド	100〜200 μg/日	400 μg/日	800 μg/日
ブデソニド	200〜400 μg/日	800 μg/日	1,600 μg/日
ブデソニド懸濁液	0.5 mg/日	1.0 mg/日	2.0 mg/日
モメタゾン	100〜200 μg/日	400 μg/日	800 μg/日

文献1より改変して転載

表4　未治療患者の症状と目安となる治療ステップ

	治療ステップ1	治療ステップ2	治療ステップ3	治療ステップ4
対象症状	（軽症間欠型相当） ・症状が週1回未満 ・症状は軽度で短い ・夜間症状は月に2回未満	（軽症持続型相当） ・症状が週1回以上，しかし毎日ではない ・月1回以上日常生活や睡眠が妨げられる ・夜間症状は月2回以上	（中等症持続型相当） ・症状が毎日ある ・短時間作用性吸入β₂刺激薬がほぼ毎日必要 ・週1回以上日常生活や睡眠が妨げられる ・夜間症状が週1回以上	（重症持続型相当） ・治療下でもしばしば増悪 ・症状が毎日ある ・日常生活が制限される ・夜間症状がしばしば

文献1より引用

療状況からどの治療ステップかを決定する．治療目的は，最小限の薬剤で最大の効果を得ることである．ICSには多くの剤型があるため（表5参照），各薬剤の特徴を把握し，吸入手技とそのタイミング，吸入後のうがいなど，吸入指導を徹底する必要がある．

これまで特に治療を受けてこなかった喘息患者については，診察時の症状をもとに目安となる治療ステップに応じて治療を進めていく（表4）．

2 ステップアップ，ステップダウン

その後は定期的にフォローを実施し，各治療ステップ下でなお認められる症状から重症度を判断する．症状が週1回未満であれば，同一治療ステップでの治療強化，症状が毎週あるいは毎日の場合は治療ステップの1段階，あるいは2段階のステップアップという内容で治療方針を決定する．

また，喘息のコントロールが3〜6カ月間持続された場合は，治療のステップダウンを試みる．ステップダウンの後も軽い喘息症状がごく稀（月1回未満を目安）にしか生じない場合は，喘息症状があるときにSABAを頓用し，原則として長期管理薬を必要としないこともあるが，その際は症状の過小評価がないか，丁寧に病歴聴取を行う必要がある．

症例1（続き①）：コントロール状態の評価

週に1回SABAを使用していることや，PEFが予測値の80％未満であることから「コントロール不十分」との評価に至った．また，症状が週に1回であることから同一治療ステップの強化を行った．

2. 喘息治療薬

　喘息治療薬は，長期管理薬（コントローラー）と発作治療薬（レリーバー）の2種類から構成される．コントローラーとは，抗炎症効果を通して喘息症状の軽減・消失とその維持および呼吸機能の正常化をはかるもので，レリーバーは必要時に気道収縮に伴う症状を短時間に改善させる薬剤のことをさす．喘息治療の目標が，症状のコントロールを達成および維持することであることに鑑みると，発作を起こさないために長期管理薬を上手に処方することが重要となってくる．

1 喘息治療の中心となる吸入ステロイド薬

　気管支喘息は，気道の慢性炎症である．このため，喘息治療はICSの投与が中心となる．
　ICSは最も効果的な抗炎症薬で，喘息発症後早期に導入すること（early intervention）が喘息急性増悪回数を減少させるため，JGL 2012では治療ステップ1からICSが推奨されている（表2）．重症度やコントロールレベルに応じて，早期に適切な投与量を選択することが肝要となる．
　現在使用できる吸入薬には，代替フロンガス（HFA）を基剤にする加圧噴霧式定量吸入器（pMDI），ドライパウダー吸入器（DPI），ネブライザーを用いた吸入法がある．実際の投薬にあたっては，そのそれぞれの特徴とICSの種類を理解しながら，患者さんに合わせて使い分けることが重要となる（表5）．この場合は，薬剤師と一緒になって吸入指導を行う必要がある．特に，高齢者では認知機能，身体機能の低下により吸入薬が十分に使えない可能性があるため，治療ステップに必要な治療が確実に行える薬剤を選択しなければならない．投与方法は基本的に1日2回の吸入となるが，1日1回吸入の薬剤もある．担当医は，各患者さんのライフスタイルに合った処方を行い，アドヒアランスを高めるような工夫を心がける必要がある．

> ●ここがポイント
> **どの治療ステップでもICSは必ず入る**
> JGL 2012では治療ステップ1でもICSが基本治療とされている．軽症だからSABAのみという治療はない．喘息治療の中心はICSである．

2 ICS/LABA配合剤：ICSと並ぶ重要な薬剤

　ICSのみの治療ではコントロールが十分でない患者さんについては，ICSの増量よりもほかの長期管理薬，特に吸入LABAとの併用療法が有効となる．LABAは必ずICSと併用することが原則とされるため，実際の臨床では，ICS/LABA配合剤が用いられる場合が多い．配合剤は，吸入操作回数が減少しアドヒアランスがよくなる点や，LABAの単独使用を防ぐことができる点が利点となる．
　現在（2013年9月）使用できるICS/LABA配合剤は，フルチカゾン/サルメテロール（FP/SM：アドエア®）とブデソニド/ホルモテロール（BUD/FM：シムビコート®）の2つである（表6）．

1）フルチカゾン/サルメテロール（FP/SM）

　FP/SMには加圧噴霧式定量吸入器とドライパウダー吸入器の2剤型があり，そのなかから患者さんのコントロール状態に合わせて選ぶことができる．また，吸入手技が簡易でシンプルであることから，小児や高齢者にも比較的使いやすいものとなっている．しかし，これらの薬剤は，100μg，250μg，500μgなどと用量が決まっていることから，ステップアップ，ステップダウン

表5 ICSの種類

薬剤名	製品名	規格	吸入回数（回数/日）	製品画像	特徴
pMDI：pressurized metered dose inhaler 加圧噴霧式定量吸入器					
ベクロメタゾン	キュバール™エアゾール	50/100（μg）	2		粒子径が小さいため，末梢気道まで到達する．アルコール含有
フルチカゾン	フルタイド®エアゾール	50/100（μg）	2		pMDI，DPI（下記参照）と剤型が多数あるうえに用量の規格も多くある
シクレソニド	オルベスコ®インヘラー	50/100/200（μg）	1（高用量では2）		1日1回の吸入で済む．粒子径が小さく，肺内到達度が高い．アルコール含有．肺組織内で活性代謝物になるプロドラッグであるため，口腔，喉頭の副作用が少ない
DPI：dry powder inhaler ドライパウダー吸入器					
フルチカゾン	フルタイド®ディスカス®	50/100/200（μg）	2		剤型が多数ある．ディスカスは吸入手技が比較的簡単．カウンター付き
ブデソニド	パルミコート®タービュヘイラー®	100/200（μg）	2		粒子径が小さい．妊婦にも使いやすい（FDAの胎児危険度分類でカテゴリーB）
モメタゾン	アズマネックス®ツイストヘラー®	100/200（μg）	2		吸入手技が簡単．粒子径が小さい．カウンター付きで，残薬が0になるとキャップが開かなくなる
BIS：budesonide inhalation suspension 吸入懸濁液					
ブデソニド	パルミコート®吸入液	0.25/0.5（mg）	2（1日1回の投与も可能）		ネブライザーで使用できる

表6　ICS/LABA配合剤の種類

薬剤名	製品名	規格（μg）	吸入回数(回数/日)	製品画像	特徴
DPI：dry powder inhaler ドライパウダー吸入器					
フルチカゾン/サルメテロール	アドエア®ディスカス®	100(100/50)/250(250/50)/500(500/50)	2		操作が比較的簡単．カウンター付き．28吸入と60吸入の2剤型があり，さらに用量が100，250，500の3規格ある．ステップアップ，ダウンの際には再処方が必要．低用量は小児への適応もある
ブデソニド/ホルモテロール	シムビコート®タービュヘイラー®	160/4.5	2		用量の規格は1つのみだが，吸入回数が30回と60回の2剤型がある．ホルモテロールの即効性を活かし，SMART療法を行うことができる
pMDI：pressurized metered dose inhaler 加圧噴霧式定量吸入器					
フルチカゾン/サルメテロール	アドエア® エアゾール	50(50/25)/125(125/25)/250(250/25)			DPIよりも用量が少ない．低用量は小児への適応もある

の際には，新たに処方し直さなければならない．

2）ブデソニド/ホルモテロール（BUD/FM）

　他方で，BUD/FMはドライパウダー吸入器1剤型のみで用量反応性があるため，1剤型の吸入回数の増減によって用量調節が可能となっている．また，ホルモテロールの気管支拡張効果が即効性であることから，症状悪化時にSABAの代わりにBUD/FMを1日8吸入まで追加吸入させ症状を改善させるSMART療法（single inhaler maintenance and reliever therapy）を行うことができる．現在（2013年9月）BUD/FPの保険適用は成人のみである．

● Advanced Lecture

SMART療法：single inhaler maintenance and reliever therapy

ICS/LABA配合剤で治療を行っている患者さんの発作治療には，原則としてレリーバーであるSABAを使用することがガイドラインに示されている．しかし，BUD/FMのホルモテロールの気管支拡張効果は即効性が高いため，長期管理薬としてBUD/FMを吸入している患者さんは，症状悪化時にSABAの代わりにBUD/FMを1日8吸入まで追加吸入することにより症状が安定し，増悪頻度が減少することが示されている．

SMART療法では患者さん自身が症状の悪化を感じたときに，ICS/LABAを吸入するためICSも増量される．このため，これまでの発作時にSABA単独で治療するよりよい結果が得られているが，まだ長期的な予後の結果が出ていないこと，気流閉塞の程度と患者さんの感じる症状との間に必ずしも相関関係があるわけではないため，過剰使用や過小投与が出る可能性があること[2]に配慮する必要がある．またSMART療法の実施は，コントロール状態が不良な場合であると考え

るべきであるが，その際のコントロール状態の評価とそれに対する対応はまだ明確ではない[2]．SMART療法は医師による十分な患者教育のもと，自己管理ができる患者さんにとっては症状に応じた治療を自分で行うことができる適切な治療になると思われるが，患者さんの治療ステップに応じた十分量のICSがきちんと処方されているかどうか，コントロール状態の評価がきちんとできているかどうかを常に確認することが不可欠となる．

症例1（続き②）：同一治療ステップの強化

ガイドラインではステップ2の低～中用量ICS治療で不十分だった場合，LABA，LTRA（ロイコトリエン受容体拮抗薬），テオフィリン徐放製剤のなかからいずれか1剤を併用するよう推奨されている．この薬剤のなかで最も併用効果の高いLABAを選択し，ICS/LABAであるアドエア®250の1日2回吸入が処方された．この事例では，患者さんにとってはじめて使用する剤型であることから，薬剤師にも吸入指導に入ってもらった．そして，必ず1日2回の定期吸入であること，また，もし発作が起きた場合は，SABAを使用することを伝えて，実際に吸入できることを確認した．さらに，この処方で喘息のコントロール状態が3～6カ月良好であることが確認されたら，治療のステップダウンを試みることを決定した．

3 高齢者の喘息治療

わが国における喘息死の88％が65歳以上の高齢者である．このため，喘息死を減少させるためには，高齢者への適切な喘息の診断と治療が必須となる．しかし，高齢者は生理的加齢変化の個体差が大きく，認知機能，身体機能の低下とともにCOPDなどほかの合併疾患をもっていることが多く，その診断と治療は若年者よりも困難であることが多い．また，抗喘息薬の多くが吸入薬であることから吸入手技の確認と，ほかの合併症でβ遮断薬などの薬剤の内服や点眼（点眼薬は眼球から鼻涙管を通って鼻粘膜に達し，そこから吸収される）を行っていないかなどの確認も必要となる．

ICSにさまざまな剤型があるなか，アズマネックス®は吸入手技がシンプルで，カウンター付きであること，さらに残量が0になるとキャップが開かなくなることから高齢者にも比較的安全で使いやすい薬剤であると思われる．

●ここがピットフォール

高齢者だけでなく，若年層の患者さんに対しても単に薬を処方するだけでは不十分であり，患者さんが実際に正確に薬を吸入できているか，また吸入回数をきちんと守れているかといった点を，薬剤師，看護師と一緒にチームで吸入指導を継続する必要がある．高齢者のためにDPIがうまく吸入できない場合には，pMDIへの変更を考え，投与する場合には吸気を同期する必要のないスペーサーを用いたり，ブデソニド吸入懸濁液によるネブライザー吸入も検討する．吸入ができないための経口ステロイド薬の服用は，たとえ少量であっても副作用の面から推奨されない．

4 妊娠中の喘息治療

多くの喘息治療薬は，催奇性についてはほとんど問題ないとされている．一方，喘息発作による低酸素血症で胎児に影響が出る可能性があるため，妊娠中でも患者さんのコントロール状態を

評価し，適切に治療を継続することが重要となる．適切なコントロール状態を維持することが優先事項となるため，妊娠中とはいえ，決して治療を控えるようなことがあってはならない．

投薬剤としては，ICSは胎児に対しても母体に対しても安全性が高いため，治療の第一選択薬であり，LABAも安全とされている．また，LTRAについても，ガイドラインでは「有益性が上回ると考えられる場合には，投与を考慮されてもよい」さらに「妊娠を知らずに服用していたとしても危険性は少ないと考えられている」と記載されており，妊娠中でも使用できる薬剤の1つとなる．

また，薬物療法以外にも，喘息を有する妊婦には抗原回避，環境整備，禁煙などを行い，発作を予防する配慮が必要となろう．

おわりに

くり返しになるが，気管支喘息治療の中心はICSであり，早期からの処方は必須となる．高齢者，若年層，妊婦など患者さんの状態にあわせて，ICS/LABA配合剤を上手に処方し，使い方を患者さんにも十分理解してもらう必要がある．コントロールが良好になった場合は，ステップダウンを必ず検討しなければならない．また，医療チームは，常に患者さんの治療ステップに応じた十分量のICSが処方されているかどうか，またそれがきちんと吸入できているか吸入手技の確認を続ける必要がある．最後に言うまでもなく，喘息治療については薬物療法以外にも環境整備，抗原回避，禁煙指導などの並行実施が重要な鍵となる．

文献・参考文献

1) 「喘息予防・管理ガイドライン2012」（「喘息予防・管理ガイドライン2012」作成委員/作成，日本アレルギー学会喘息ガイドライン専門部会/監），協和企画，2012
2) Chapman, K. R., et al.：Single maintenance and reliever therapy（SMART）of asthma：a critical appraisal. Thorax, 65：747-752, 2010

プロフィール

知花なおみ（Naomi Chibana）
那覇市立病院内科
医師，看護師，薬剤師，検査技士，PT，MSW etc…と，医療は多くの職種と手を組んで医療を行うことが当たり前の時代になりました．その中心にいる患者さん，そして家族とともに最大の治療効果があげられるように，皆で頑張れるメンバー作りを一生懸命やっていきたいと思います．

2. 慢性閉塞性肺疾患の薬物療法
～安定期COPDの吸入薬および内服治療を中心に

喜舎場朝雄

● Point ●

- 慢性閉塞性肺疾患（chronic obstructive pulmonary disease：COPD）の病態を理解する
- それぞれの吸入薬の意義を理解する
- 各吸入薬の開始基準や適応について理解する
- それぞれの薬剤の副作用についても理解する

はじめに

　COPDはわが国において少なくとも500万人いるともいわれ[1]一般内科外来において慢性の咳嗽や息切れあるいは他疾患の経過観察中，手術前の肺機能検査などで偶発的に指摘されることもある（図1）[2, 3]．ひとたびCOPDを疑ったら日常生活での制限（表1）や呼吸困難の程度をわかりやすい指標で評価し，診断はスパイロメトリー（呼吸機能検査）でなされる．本稿では2013年に改訂されたGlobal Initiative for Chronic Obstructive Lung Disease（GOLD）ガイドラインに基づいて，COPDの外来での薬物療法を中心に述べる．

症例

65歳，男性．
主　訴：喘鳴を伴う呼吸困難．
既往歴：特になし．
喫煙歴：1日20本を40年間，60歳で禁煙．
現病歴：2年ほど前から階段や坂を昇る際に軽い息切れを感じていたが日常生活に大きな支障はなかった．5日ほど前から湿性咳嗽がみられ2日前から喘鳴を伴う呼吸困難が加わり，トイレに行くのも苦しくなり救急室受診した．1年間で約2kgの体重増加あり．
身体所見：血圧140/90 mmHg，脈拍116/分，呼吸数28/分，体温37.8℃，酸素飽和度88％（室内）．頸部の呼吸補助筋で胸鎖乳突筋を使用．頸静脈は呼気で怒脹．胸部聴診所見で両側肺野で喘鳴を聴取．呼気が延長．心音はリズムが整で雑音なくギャロップなし．腹満なし．前脛骨に浮腫はないが両側足関節周囲に浮腫あり．

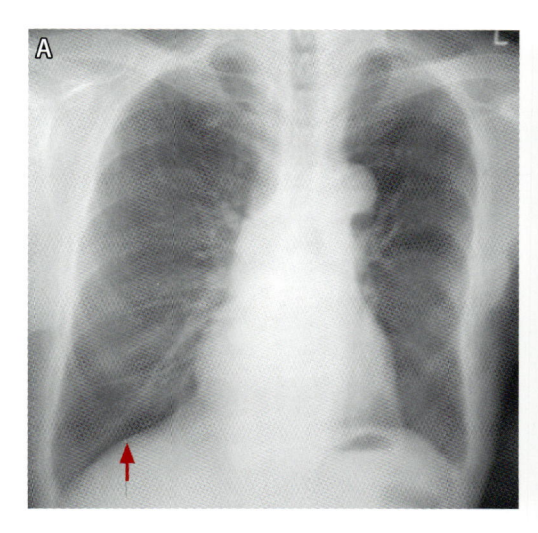

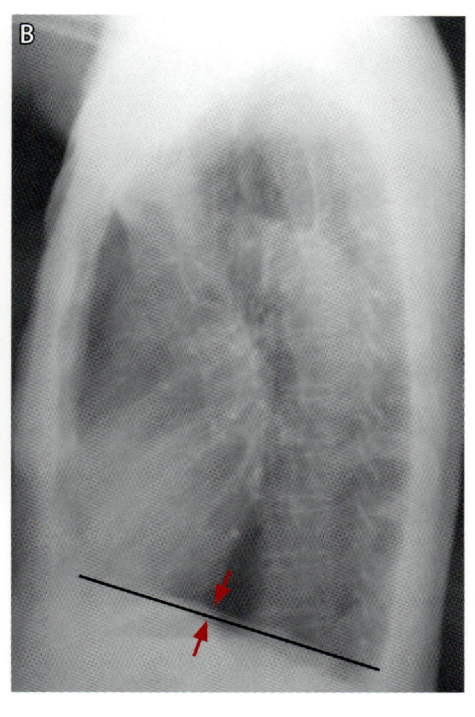

図1 COPD患者の胸部X線写真
（A，B）横隔膜の平低化（→）

表1　CAT（COPD Assessment Test）質問票

まったく咳が出ない	⓪ ① ② ③ ④ ⑤	いつも咳が出ている
まったく痰がつまった感じがない	⓪ ① ② ③ ④ ⑤	いつも痰がつまっている感じがする
まったく息苦しくない	⓪ ① ② ③ ④ ⑤	非常に息苦しい
坂や階段を上っても，息切れがしない	⓪ ① ② ③ ④ ⑤	坂や階段を上ると，非常に息切れがする
家での普段の生活が制限されることはない	⓪ ① ② ③ ④ ⑤	家での普段の生活が非常に制限される
肺の状態を気にせずに，外出できる	⓪ ① ② ③ ④ ⑤	肺の状態が気になって，外出できない
よく眠れる	⓪ ① ② ③ ④ ⑤	肺の状態が気になって，よく眠れない
とても元気だ	⓪ ① ② ③ ④ ⑤	まったく元気がない

COPD Assessment Testホームページ（http://www.catestonline.org/english/index_Japan.htm）より転載

■ 血液検査では軽度の炎症反応の上昇．喀痰好酸球が陽性．
■ 胸部X線では過膨張所見あり．胸水や新たな浸潤影はなし．

　このような経過での呼吸不全の患者は気管支喘息，COPD，心不全が鑑別になる．病歴聴取では体重増加はあるが，身体診察でうっ血を示唆する所見に乏しく，心不全はやや可能性が低くなる．身体診察での喘鳴や喀痰好酸球が陽性である点は気管支喘息と似通っているが，喫煙歴があり2年間の経過での息切れや身体診察での足関節の浮腫はCOPDの肺性心を疑う所見である．また，COPDの急性増悪でも喀痰好酸球は陽性となるので多方面からの検討が重要である．このような経過で入院になった患者の慢性管理を考える場合には，肺機能検査を施行し，COPDの評価をしながら安定期の治療の選択をする．

1. 抗コリン薬について

　COPDの第1選択の薬剤である．COPDは高齢者に多く，気道の受容体もコリン受容体の方がβ受容体よりも優位に分布しているといわれている．また，COPDに対するチオトロピウム臭化物（スピリーバ®）の1年以上の長期投与の臨床試験でも重要な指標の1つである肺機能での1秒量（FEV_1）の経年的な低下を緩徐にし，急性増悪の回数の減少を有意にもたらすとの結果が得られている[4]．

　また，COPDの患者では特に運動時に動的過膨張と呼ばれる状態が前面に出て空気の呼出がうまくいかなくなる．これは，横隔膜がドーム上にならずに平低化して，筋肉の収縮力が低下してしまっていることが運動制限につながっている（図1参照）．抗コリン薬はこの動的過膨張を軽減して，肺機能での吸気容量を上昇させることで運動耐容能を改善させる[5]．

　・副作用：軽度の口渇があるが局所に作用するため，頻脈や便秘などの全身性の副作用はみられない．最近，欧米からの報告によると吸入の抗コリン薬で心血管病変が増加するといわれている[6]．ただし，わが国との人種差の問題もあり国内からの報告ではCOPDの心血管イベントの頻度が欧米に比べて少ない傾向があることから，現時点で投与を控える理由には決してならない．

禁忌事項

閉塞偶角緑内障．一方，開放偶角緑内障では使用可能であり，緑内障があっても眼科医にきちんと評価してもらって治療薬を選択することが重要となる．前立腺肥大はしっかり治療しておけば抗コリン薬の使用が状態を悪化させることはほとんどない．

● 実際の処方例
・チオトロピウムスピリーバ® 吸入用カプセル（18μg）　1回18μg1日1回ハンディーヘラー®使用（図2）
・チオトロピウムスピリーバ® 2.5μgレスピマット®（60吸入）　1回5μg1日1回（図3）

　この2剤の容量で同等の力値となる．ハンディーヘラー®の場合，薬剤を容器に詰める作業が必要になるのでこの操作が困難な高齢者やリウマチ患者などで手指の細かい動きが負担になる場合にはレスピマット®が推奨される．

2. 吸入ステロイドについて

　抗炎症作用は最もある．COPDの患者に単剤で使用することはまずないが，主な薬剤と特徴について述べる．

1 フルチカゾン（フルタイド®）

　フルタイド®には，1吸入50μg，100μg，200μgの3型がある．一般に最高容量の200μgから開始されることが多い．気管支喘息患者で状態が3カ月以上安定すると100μgに減量したり，逆に発作のコントロールが悪い場合には合剤に変更する．安定した抗炎症作用がある．剤

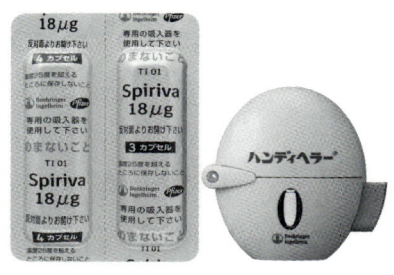

図2　スピリーバ®とハンディヘラー®

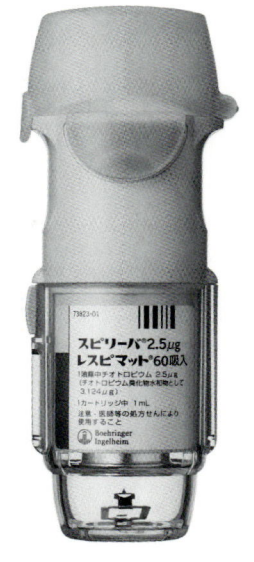

図3　スピリーバ®2.5μgレスピマット®60吸入

型ではブリスターと呼ばれる薬剤をディスクヘラーにセットして吸入するロタディスクというタイプがある．薬剤充填作業が可能な患者に使用可能である．現在，最も普及しているのがディスカスと呼ばれるタイプで，薬剤の充填はレバーを横に動かすだけで完了し吸入器を口にくわえてしっかりと吸入する．高齢者などで吸入の力が弱い場合にエアー製剤があり，スペーサーと呼ばれる吸入補助具を用いて吸入指導をして吸入薬の確実な末梢気道への到達を図ることも重要である．

2 ブデソニド（パルミコート®）

パルミコート®は，1日100〜200μgを1日2回が一般的な開始量で，最高1日1,600μgまで使用可能である．また，FDA（アメリカ食品医薬品局）の胎児危険度分類ではカテゴリーBで，妊婦でも安全に使用できる吸入ステロイドである[7]．吸入粒子径は小さく肺への沈着率は高い（図4）．タービュヘイラー®と呼ばれる吸入器を用いこちらもカウンター付きで操作は比較的容易である．

吸入ステロイドの力価表は表2に示す．

・副作用：口腔内カンジダ症，嗄声，皮膚脆弱化．

3. ICS/LABA配合剤について

ICS/LABAでわが国に最初に導入されたのが，フルチカゾンとサルメテロールの合剤のアドエア®である．ディスカス®製剤では3種類あり，長時間作用型β2刺激薬（LABA）であるサルメテロールの量は50μgで固定されているが，吸入ステロイド（inhaled corticosteroid：ICS）であるフルチカゾンの容量は100μg，250μg，500μgと異なる．また高齢者で吸入の力が弱い

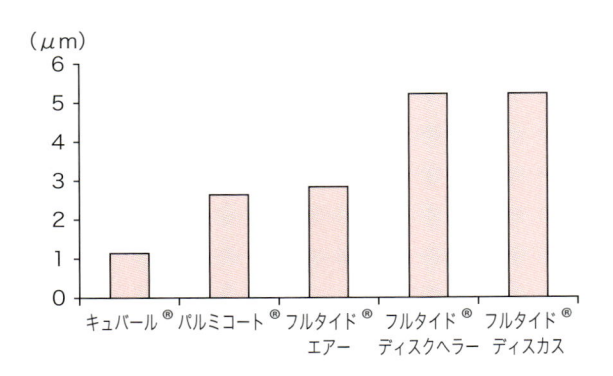

図4　吸入ステロイドの平均粒子径

(キュバール®、パルミコート®、フルタイドエアー®、フルタイドディスクヘラー®、フルタイドディスカス®)

表2　吸入ステロイドの力価

薬	低用量（μg）	中用量（μg）	高用量（μg）
ベクロメタゾンプロピオン酸エステル	200〜500	>500〜1,000	>1,000〜2,000
ブデソニド	200〜400	>400〜800	>800〜1,600
シクレソニド	80〜160	>160〜320	>320〜1,280
フルニソリド	500〜1,000	>1,000〜2,000	>2,000
フルチカゾン	100〜250	>250〜500	>500〜1,000
モメタゾンフランカルボン酸エステル	200〜400	>400〜800	>800〜1,200
トリアムシノロンアセトニド	400〜1,000	>1,000〜2,000	>2,000

場合には，エアゾール製剤を吸入補助具を用いて導入してもよい．こちらは50μg，125μg，250μgの3種類の容量があり，ディスカス®製剤同様にICSの量が変わる．シムビコート®に比較して同等量でも費用はやや安い．また最近使用可能になってきたシムビコート®はLABAのホルモテロールとICSのブデソニドが同じ比率で充填されており，30吸入用と60吸入用の2種類がある．LABAのホルモテロールが即効性があり，容量調節が同一容器で回数の増減でできるのが便利な点である．COPDにおける合剤の適応は，GOLDのガイドラインに則るとFEV$_1$の予測値の60％未満の重症例で急性増悪を年に2回以上起こすfrequent exacerbatorと呼ばれる患者において推奨される[9]．

・**副作用**：肺炎の頻度が若干増える傾向があるが，重症COPD患者の治療の利点が上回る．したがって，軽症例で安易にICS/LABAを用いることは避けるべきである．また，合剤の長期使用でCOPDに合併しやすい骨粗鬆症のリスクがさらに高まることはない．

●実際の処方例
- アドエア®250ディスカス®　1回1吸入（フルチカゾン250μg，サルメテロール50μg）　1日2回　保険内での最大使用量は1日1,000μgまで．
- シムビコート®タービュヘイラー®　1回2吸入（ブデソニド320μg，ホルモテロール9μg）　1日2回　保険内での1日最高吸入回数は8回まで．

4. 去痰薬について

　気管支拡張症を合併した喀痰の多い患者の症状緩和には有効な可能性がある．また，去痰薬のなかでもL-カルボシステインはCOPDの患者において急性増悪を減少させたとの報告があり，標準的な治療を行ったうえで喀痰の多い患者には使用してもよい[10]．

> ●実際の処方例
> ・カルボシステイン　1回500 mg 1日3回

5. マクロライド系抗菌薬について

　マクロライドの免疫調節作用や感冒の原因となるライノウイルスの受容体に競合的阻害をすることでCOPD患者の冬場の急性増悪の頻度を減少させるとの報告がわが国からあり，冬場限定で該当時期にウイルス感染による増悪の多い患者に使用してもよいかもしれない[11]．ただし，長期的に使用するとマクロライド耐性菌の発生に繋がるリスクもあり，投与は慎重に検討することが肝要である．

> ●実際の処方例
> ・クラリスロマイシン　200 mg 1回1錠　1日1回

6. COPDの急性増悪の治療について

1 気管支拡張薬

　β刺激薬を4〜6時間ごとに吸入し，呼吸困難の改善に応じて回数を減少させる．抗コリン薬の吸入は必ずしも必須ではない．

2 全身ステロイド

　COPDの急性増悪には気道での好酸球主体の炎症が関与していることもわかっており経口のプレドニゾロンを30〜40 mg/日投与すると症状の改善や肺機能の改善や入院率の減少にもつながりエビデンスAの推奨される治療である．今年，スイスから全身ステロイドの投与期間は5日間のみでも14日間投与群に比較しても次の急性増悪・死亡までの期間，肺機能の改善などに差がなかったとの報告があった[12]．今後は5日間の使用で十分と考える．

3 抗生物質

　喀痰の増量および膿性化などがあれば積極的に塗抹検査を行い推定される病原微生物を考えて投与する．在宅酸素療法中の患者などリスクの高い患者では喀痰で有意な情報が得られなくても肺炎球菌・インフルエンザ桿菌・モラキセラ菌などを念頭に抗生物質を選択する．FEV_1が1.5Lを下回るまたはGOLD Stage Ⅳの患者，入院をくり返してβラクタム薬の抗生物質の曝露の多い

患者では抗緑膿菌活性のある抗生物質の使用も検討する．

Advanced Lecture

　最近の話題を2つ紹介する．1つはCOPDの生理学的な重要な指標である6分間歩行試験による世界的な多施設研究で，歩行距離が1年間で30 m以上低下する群はその後の死亡率のリスクがそうでない群に比較して約2倍となることがわかった[13]．したがって，COPDの患者の外来での診察の際に日常生活でどの程度動けているかを病歴聴取で確認することは，予後を予測するうえで重要である．また，2013年になって欧州から気管支拡張症合併COPDはその後の致死率が約2.5倍に上昇するとの報告があった[14]．気管支拡張症は感染や急性増悪をくり返すことで合併することが予想され，あらためて増悪の予防と喀痰の多い患者のケアと管理が大切なことを強調する．

おわりに

　COPDは喫煙関連疾患として厚生労働省も生活習慣病と位置づけており，一般内科医の先生方や研修医の先生方には疑ったら肺機能を施行することと禁煙をアドバイスしたうえで日常生活での息切れの程度を評価して薬物療法に入っていただきたい．

文献・参考文献

1) Fukuchi, Y., et al.：COPD in Japan：the Nippon COPD Epidemiology study. Respirology, 9：458-465, 2004
2) Global Initiative for Chronic Obstructive Lung Disease：Global Strategy for Diagnosis, Management, and Prevention of COPD（UPDATED 2013）：http://www.goldcopd.org/
3) Raoof, S., et al.：Interpretation of plain chest roentgenogram. Chest, 141：545-558, 2012
4) Tashkin, D., et al.：Effect of tiotropium in men and women with COPD：results of the 4-year UPLIFT trial. Respir Med, 104：1495-1504, 2010
5) Berton, D. C., et al.：Effects of tiotropium and formoterol on dynamic hyperinflation and exercise endurance in COPD. Respir Med, 104：1288-1296, 2010
6) Sharafkhaneh, A., et al.：Safety and tolerability of inhalational anticholinergics in COPD. Drug Healthc Patient Saf, 5：49-55, 2013
7) Blaiss, M. S.：Management of rhinitis and asthma in pregnancy. Ann Allergy Asthma Immunol, 90：16-22, 2003
8) Yamaya, M., et al.：Macrolide effects on the prevention of COPD exacerbations. Eur Respir J, 40：485-494, 2012
9) Calverley, P. M., et al.：Salmeterol and fluticasone propionate and survival in chronic obstructive pulmonary disease. N Engl J Med, 356：775-789, 2007
10) Zheng, J. P., et al.：Effect of carbocisteine on acute exacerbation of chronic obstructive pulmonary disease （PEACE Study）：a randomised placebo-controlled study. Lancet, 371：2013-2018, 2008
11) Jörg, D. Leuppi., et al.：Short-term vs Conventional Glucocorticoid Therapy in Acute Exacerbationsof Chronic Obstructive Pulmonary Disease The REDUCE Randomized Clinical Trial. JAMA, 309：2223-2231, 2013
12) Yamaya, M., et al.：Macrolide effects on the prevention of COPD exacerbations. Eur Respir J, 40：485-494, 2012
13) Polkey, M.I., et al.：Six-minute-walk test in chronic obstructive pulmonary disease：minimal clinically important difference for death or hospitalization. Am J Respir Crit Care Med, 187：382-386, 2013

14) Martínez-García, M. A., et al. : Prognostic value of bronchiectasis in patients with moderate-to-severe chronic obstructive pulmonary disease. Am J Respir Crit Care Med, 187 : 823-831, 2013
15) Vestbo, J., et al. : Global strategy for the diagnosis, management, and prevention of chronic obstructive pulmonary disease : GOLD executive summary. Am J Respir Crit Care Med, 187 : 347-365, 2013
16) Suhail Raoof, S., et al. : Interpretation of plain chest roentgenogram. Chest, 141 : 545-558. 2012
17) Stockley, R. A., et al. : Relationship of sputum color to nature and outpatient management of acute exacerbations of COPD. Chest, 117 : 1638-1645, 2000
18) Celli, B. R. & Barnes, P. J. : Exacerbations of chronic obstructive pulmonary disease. Eur Respir J, 29 : 1224-1238, 2007
19) Austin, M. A., et al. : Effect of high flow oxygen on mortality in chronic obstructive pulmonary disease patients in prehospital setting : randomised controlled trial. BMJ, 341 : c5462, 2010

プロフィール

喜舎場朝雄（Tomoo Kishaba）
沖縄県立中部病院呼吸器内科
呼吸器全般
興味ある事柄：びまん性肺疾患，膠原病関連の肺病変，胸部画像診断
読者の方々とこれからも広く意見交換していきながら精進していきたいと思います．

第3章 肝臓疾患における治療の基本と新常識

1. B型・C型慢性肝炎の治療
誰をいつどのように治療するのか

山崎　大

● Point

- 慢性HBV感染では，無症候性キャリア（免疫寛容期）・非活動性キャリア（低増殖期）に抗ウイルス療法は必要ない
- B型慢性肝炎ではペグインターフェロンを第一選択とし，線維化進展例ではエンテカビルを用いる
- B型とは異なり，C型慢性肝炎では高い確率でウイルスの完全排除が達成できる
- ウイルス排除が困難なC型慢性肝炎では，肝炎鎮静化をめざして肝庇護療法を行う

はじめに

　慢性肝炎とは「6カ月以上にわたり持続する肝臓の炎症」と定義され，原因はさまざまであるが，本稿ではB型慢性肝炎とC型慢性肝炎について述べる．
　B型肝炎ウイルス（hepatitis B virus：HBV）慢性感染者は世界で約3億5千万人，日本には150万人いると推定される．日本の肝硬変の約14％，肝細胞癌の約15％がHBV感染による．一方，C型肝炎ウイルス（hepatitis C virus：HCV）慢性感染者は世界で1億7000万人，日本では150〜200万人と推定され，日本の肝硬変の約61％，肝細胞癌の約68％がHCV感染による．
　慢性肝炎の治療は日々進歩しており，とりわけC型慢性肝炎では抗HCV薬の開発が目白押しで，毎年のように新薬が発売される．よって本稿では具体的な薬の使用法よりも，「誰をいつどのように治療するのか」という点に絞って解説したい．

1. B型慢性肝炎

　日本では，大部分のB型慢性肝炎は免疫応答が未熟な乳幼児期の感染による．乳幼児期にHBVに感染すると9割以上は持続感染に移行し，さらにその約9割は若年期に非活動性キャリア（HBe抗原陰性かつALT値30 IU/L以下かつHBV DNA 4 log copies/mL未満）となる．しかし残る1割が慢性B型肝炎となる．
　成人で感染した場合の大多数は一過性感染で終わる．これは日本に多いHBV genotype C（HBVの85％）とgenotype B（HBVの12％）の場合である．近年，渡来型ウイルスであるHBV genotype Aによる感染が増加しており，急性肝炎後に約10％も持続感染に至ることが問題となっている．

表1　慢性HBV感染の自然経過

	免疫寛容期	免疫応答期	低増殖期		寛解期
	無症候性キャリア	HBe抗原陽性慢性肝炎	HBe抗原陰性慢性肝炎	非活動性キャリア	既感染
HBs抗原/抗体	＋/－	＋/－	＋/－		－/＋
HBe抗原/抗体	＋/－	＋/－	－/＋		－/＋
HBV DNA ≧ 4 log copies/mL	○	○	○	×	×
ALT	→	↑	↑	→	→
治療	×	○	○	×	×

以下は免疫応答が未熟な時期に感染した場合の慢性HBV感染について，述べる．

1. 自然経過（表1）

慢性HBV感染では以下の自然経過を理解することで，治療対象を決めることができる．

1 免疫寛容期（immune tolerance phase）

乳幼児感染後の最初のphaseで，HBV感染肝細胞に対する宿主の免疫応答がきわめて低い．HBe抗原陽性かつHBV DNA高値だが，ALT値は正常で肝炎の活動性はほとんどない（無症候性キャリア）．免疫寛容期は数年から20年以上続く場合もある．

2 免疫応答期（immune clearance phase）

思春期になると免疫応答が活発になり，活動性肝炎となる．HBe抗原の消失・HBe抗体の出現〔HBe抗原セロコンバージョン（seroconversion：SC）〕に伴ってHBV DNA複製が低下し肝炎が鎮静化する．HBe抗原SC率は約10％/年程度で，成人期までに約90％がSCする．しかし残りの約10％でSCなく肝炎が持続する（HBe抗原陽性慢性肝炎）．

3 低増殖期（low replicative phase, inactive phase）

HBe抗原SCが起こると肝炎は鎮静化し，HBV DNAは4 log copies/mL以下となる．1年以上の観察期間のうち3回以上の血液検査において，HBe抗原陰性かつALT値30 IU/L以下かつHBV DNA 4 log copies/mL未満の者を「非活動性キャリア」と定義する．非活動性キャリアは，肝硬変や肝細胞癌への進展リスクが低い．しかし10〜20％の症例では，HBe抗原陰性でも一過性にHBVが再増殖し，肝炎の再燃を反復する（HBe抗原陰性肝炎）．

4 寛解期（remission phase）

HBe抗原SCを経て，HBs抗原が消失し，やがてHBs抗体が出現する状態である．HBVキャリアでのHBs抗原消失率は年率約1％である．

2. 治療対象

組織学的進展度（肝線維化），ALT値，HBV DNAで治療対象を決める．

1 自然経過を考慮した治療対象

ALTが正常で組織学的肝病変がない場合，すなわち無症候性キャリア（免疫寛容期）・非活動性キャリア（低増殖期）には治療適応はない．もちろん寛解期にも治療は必要ない．B型慢性肝炎で治療が必要となるのは，HBe抗原陽性慢性肝炎（免疫応答期）とHBe抗原陰性慢性肝炎（低増殖期）である．ただHBe抗原陽性慢性肝炎のALT上昇時には，約10％/年でHBe抗原SCが起こるため，線維化進展例でなければ1年間程度治療を待機することも選択肢となる．

> ●ここがポイント
> 無症候性キャリア（免疫寛容期）・非活動性キャリア（低増殖期）は治療しない！

2 実際の治療開始基準

慢性肝炎ではHBV DNA≧4.0 log copies/mLかつALT≧31 IU/Lで治療を考慮する．ただこの基準に該当しない場合も，生検で明らかな肝線維化（F2以上）を認めた場合は，治療適応である．ALTが正常であっても中等度以上の肝線維化が存在する頻度は，HBV DNA量が4〜5 log copies/mLで10％，4 log copies/mL未満で0.7％と報告される．よってHBV DNAが4 log copies/mL以上であれば，肝生検を考慮する．

肝線維化の終末像である肝硬変では，ALT値やHBV DNA量を問わず，HBV DNA陽性（≧2.1 log copies/mL）で治療を開始する．肝癌合併例もHBV DNA陽性（≧2.1 log copies/mL）で治療を開始する．

3. 治療目標

短期目標は，ALT≦30 IU/L，HBe抗原SC（HBe抗原陰性かつHBe抗体陽性），HBV DNA陰性のすべてである．なお慢性肝炎でペグインターフェロン（Peg-IFN）終了後もしくはエンテカビル（ETV）を中止した場合は，治療終了後24〜48週間経過した時点で，ALT≦30 U/LかつHBe抗原SCかつHBV DNA＜4.0 log copies/mL，つまり非活動性キャリアとすることを目標とする．なお，治療の最終目標はHBs抗原陰性化である．

4. 抗ウイルス療法（図1）

抗ウイルス療法には，ペグインターフェロン（Peg-IFN）もしくはエンテカビル（ETV）が主に使用される．慢性肝炎ではPeg-IFNを第一選択とするが，線維化進展例（F2以上）ではETVを使用する．肝硬変や肝癌合併例でもETVを選択する．

```
慢性肝炎                          ①Peg-IFN α2a：48週
HBV DNA≧4.0 log copies/mL
かつ ALT≧31 IU/L              ②ETV：F2以上

肝硬変                          ETV
HBV DNA 陽性

肝癌合併                        ETV
HBV DNA 陽性
```

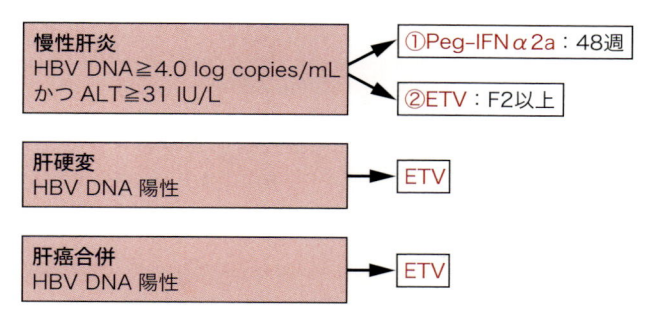

図1　B型慢性肝炎の初回治療方針
上記の基準に該当しない場合も，生検で明らかな肝線維化
（F2以上）を認めた場合は，ETVを使用する
文献1～3を参考に作成

1 ペグインターフェロン（Peg-IFN）

　抗ウイルス蛋白の誘導と免疫賦活作用がある．週1回皮下注射のための通院が必要で，副作用も多く，治療反応例（短期目標）は約30％と少ない．免疫賦活作用でALT上昇を起こすことがある．非代償性肝硬変への使用は禁忌である．ただ48週間の限定投与であり，治療反応例ではdrug freeとすることができる．薬剤耐性もない．長期的にみれば，HBs抗原消失は約10％と多い．Peg-IFNでB型慢性肝炎に保険適用があるのは，Peg-IFN α2aである．

- **副作用**：インフルエンザ様症状，血球減少，精神症状，自己免疫現象，間質性肺炎，心筋症，眼底出血，脳内出血と多彩である．治療開始時と治療中は，眼底出血に対する眼科的評価が必須である．

●ここがピットフォール
線維化進展例では肝予備能が低く，Peg-IFNの使用でALTが上昇し，肝不全に至ってしまうことがある．

●処方例
Peg-IFN α2a（ペガシス®）　1回180μg　皮下注射　週1回　48週間

---

2 エンテカビル（ETV）

　世界で標準的に使用されている核酸アナログで，直接的ウイルス複製阻害作用がある．経口投与で副作用が少なく，治療反応性（短期目標）は高い．90％以上でALT≦30 IU/LやHBV DNA陰性化が得られ，HBe抗原SCは約40％で起こる．また非代償性肝硬変にも使用できる．ただ中止すると高率に再燃するため半永久的に内服する必要があり，薬剤耐性も3年間で約1％存在する．長期的にみると，HBs抗原消失は0～5％と少ない．

表2　核酸アナログ中止基準

中止時HBs抗原量	スコア	中止時HBコア関連抗原量	スコア
1.9 log IU/mL未満（80 IU/mL未満）	0	3.0 log IU/mL未満	0
1.9～2.9 log IU/mL（80～800 IU/mL）	1	3.0～4.0 log IU/mL	1
2.9 log IU/mL以上（800 IU/mL以上）	2	4.0 log IU/mL以上	2

再燃リスク	総スコア	予測成功率	評価
低リスク群	0	80～90％	中止を考慮しても良い群．ただし，低リスク群でも肝炎再燃症例が存在するため，再燃に対する注意は必須である．
中リスク群	1～2	約50％	状況によって中止を考慮しても良い群．この群では，中止の条件や方法を今後さらに検討する必要がある．
高リスク群	3～4	10～20％	治療の継続が推奨される群．ただし35歳未満では中止成功例が比較的高く30～40％である．

HBs抗原量とHBコア関連抗原量をスコア化したものを合計し，再燃リスクを低・中・高に分類している
文献4より引用

●処方例

エンテカビル（バラクルード®）　1回0.5 mg　内服　1日1回　（就寝時：前後2時間空腹）

Advanced Lecture（表2）

　ETVを含む核酸アナログの中止基準が提唱されている．肝線維化が軽度で肝予備能が良好，核酸アナログ投与開始後2年以上経過，HBV DNAが検出感度以下，HBe抗原が陰性であることを必要条件とする．そして肝細胞の核内にあるHBV量を反映するとされるHBs抗原量とHBコア関連抗原量から，中止後の再燃リスクを低・中・高に層別化する．低リスク群では中止を考慮し，中リスク群では状況によって判断することとなるが，核酸アナログの中止で重症の肝炎を起こす場合があり，厳重な経過観察（最低でも月に1回の肝機能検査とHBV DNAなどのウイルス関連指標）が必要となる．

2. C型慢性肝炎

　HCV感染者のうち，一過性感染で治癒するものは約30％で，残りの約70％が慢性肝炎へ移行する．自然治癒は年率0.2％と稀である．よってB型慢性肝炎とは異なり，ウイルス排除のためには，抗ウイルス治療が必要となる．日本のC型慢性肝炎で約70％を占める，IFN治療に抵抗性のgenotype 1でHCV RNA≧5.0 log IU/mLの症例に限ると，現時点でも80％以上で治癒（薬をやめた後もウイルスが検出されない状態）が得られ，2年以内には新規治療薬によって，90％以上の治癒率になると期待される．またその他（Others：後述）の症例でも，現行の治療で80％

以上の治癒率が得られている．この高い治癒率がB型慢性肝炎治療との大きな違いである．また現在は通院で週に1回の皮下注射が必要なPeg-IFNが治療の中心であるが，2年以内には経口薬での治療も可能となることが予測される．

1. 治療対象

1 抗ウイルス療法の対象

抗ウイルス療法は，ウイルスの排除，つまり治癒をめざした治療をさす．

ALT上昇と線維化の進展が，発癌リスクを上昇させる．線維化進展例は，肝生検でF2以上と定義される．血小板数はHCV感染による線維化診断（肝組織所見：F1〜4）の代替指標とみなされており，線維化進展例では血小板数が15万/μL未満となることが知られている．よって，ALT > 30 IU/Lあるいは血小板 < 15万/μLの患者は，全例抗ウイルス療法の対象となる．とりわけ，高齢（66歳以上）かつ線維化進展例（F2以上または血小板 < 15万/μL）は高発癌リスク群であり，早急な治療が必要となる．また肝癌根治後も，肝炎進行と発癌再発予防のためにHCV排除をめざした抗HCV治療が望ましい．

問題となるのは，上記の基準を満たさないALT ≦ 30 IU/Lかつ血小板 ≧ 15万/μLの症例であるが，硬変化と肝発癌のリスクが低い（若年・女性・肥満や進行した糖尿病の合併がない・肝炎の活動性が低いなど）患者では，副作用が少なく治療効果の高い新規治療薬が使用可能となるまで待機する．しかし，60歳前後かそれ以上で，上記の硬変化・肝発癌リスクが高い場合，患者の十分な理解が得られれば，抗ウイルス薬の対象となる．

C型慢性肝炎では，多くの症例でHCV排除が可能なため，治療は原則的には行うこととし，問題は，患者のHCV感染状態と線維化進行度，治療忍容性を評価し，現行の治療薬で今治療するのか，それとも新規治療薬で将来治療するのかという点である．

2 肝庇護療法の対象

肝庇護療法は治癒（HCVの排除）を目的としたものではなく，肝炎を鎮静化させ肝線維化抑制をめざす治療である．ALT > 30 IU/Lで，抗ウイルス薬治療の忍容性がない，もしくはウイルス排除ができなかった患者が対象となる．

2. 治療目標

1 抗ウイルス療法の目標

治療終了後24週時点の血中HCV RNA定量検査における測定感度以下をsustained virological response（SVR）と定義し，SVRが達成された場合，平均5.6年の経過観察でHCV RNAの持続陰性化率は99〜100％である．よってウイルス排除が目的である抗ウイルス療法は，SVR達成をめざす．

2 肝庇護療法の目標

肝炎を鎮静化，つまりALT ≦ 30 IU/Lを維持することを目標とする．

表3 C型慢性肝炎の初回治療方針

		Genotype 1	Genotype 2
慢性肝炎	高ウイルス量 HCV RNA ≧ 5.0 log IU/mL	Peg-IFN α 2b＋リバビリン（24週）＋テラプレビル（12週）	Peg-IFN α 2b＋リバビリン（24週）
	低ウイルス量 HCV RNA＜ 5.0 log IU/mL	Peg-IFN α 2a （24〜48週）	Peg-IFN α 2a （24〜48週）
		Genotype 1/2	
肝硬変	高〜低ウイルス量	Peg-IFN α 2b＋リバビリン（48〜72週）	

使用頻度の高い薬剤のみ記載
文献3, 5を参考に作成.

3. 抗ウイルス療法（表3）

　肝硬変の有無，Peg-IFN治療に難治性を示すHCV genotype 1＋高ウイルス量（HCV RNA ≧ 5.0 log IU/mL）かそれ以外（Others：後述）かで治療法を変える．血小板≦ 10万/μL，USやCTでの肝表面の凹凸，肝生検でF4のいずれかを示す場合に肝硬変と診断し，その他の慢性肝炎と区別するが，肝生検による診断がより望ましい．またHCV genotype 1＋HCV RNA ≧ 5.0 log IU/mL以外をOthers（HCV genotype 1だがHCV RNA＜5.0 log IU/mLやHCV genotype 2）とする．

　key drugはPeg-IFN，リバビリン，テラプレビルである．

- **Peg-IFN**：B型慢性肝炎の項で説明したので割愛するが，Peg-IFN α 2aは基本的に単剤で使用される場合が多く，リバビリンやテラプレビルと併用する場合はPeg-IFN α 2bを選択する．
- **リバビリン**：RNAおよびDNAウイルスに幅広い抗ウイルス活性をもつ経口薬で，免疫誘導やRNAポリメラーゼ抑制などのさまざまな機序をもつ．
- **テラプレビル**：HCV遺伝子非構造蛋白であるNS3-4Aプロテアーゼを特異的に阻害することで，強力にウイルス増殖を阻害する経口direct acting antiviral（DAA）で，2011年9月に薬事承認された．

　なお，第2世代のプロテアーゼ阻害薬であるシメプレビルも半年以内には使用可能となることが予想される．これは，第1世代のプロテアーゼ阻害薬であるテラプレビルよりも副作用が少なく，同等かそれ以上の抗HCV効果が期待される．またそのほかにも，多種類のDAAの臨床試験が進んでいる．

　抗ウイルス療法は初回治療と前治療非著効例に対する再治療に分けられるが，本稿では初回治療についてのみ述べる．

1 慢性肝炎の抗ウイルス療法

1）HCV genotype 1＋HCV RNA ≧ 5.0 log IU/mLの症例（図2）

　難治性であるため強力な治療，すなわちPeg-IFN α 2b＋リバビリン＋テラプレビルの3剤併用療法が可能であれば推奨される．12週間は3剤を併用し，残る12週間（合計で24週間）はPeg-IFN α 2b＋リバビリンの2剤を使用するものである．重篤な皮膚障害・貧血・腎障害など多彩な副作用が報告されている．副作用が強いため，治療効果を予測して治療するかどうかを決

```
IL28B：TT ──────────────────────────────→ SVR率：約84％

IL28B：TG/GG ──→ core70：wild ──→ SVR率：約50％
             ↘ core70：mutant ──→ SVR率：約12％
```

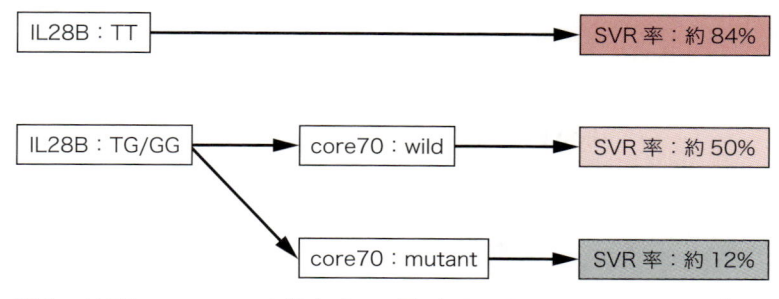

図2　HCV genotype 1＋高ウイルス量（HCV RNA≧5.0 log IU/mL）の治療効果予測
治療効果が乏しいと予測した場合は，新規治療薬まで治療を待機する
文献6を参考に作成

める必要がある．

① 治療効果予測

初回治療では，治療効果予測因子として，患者の遺伝子であるIL28B SNP〔single nucleotide polymorphism（一塩基多型）：メジャーアレル（TT）かマイナーアレル（TG/GG）か〕とHCV core領域である70番（core 70）のアミノ酸変異（wildかmutant）を測定する．IL28B TTであれば約84％のSVRが得られる．IL28B TG/GG＋core 70 wildでは50％のSVR率であり，IL28B TG/GG＋core 70 mutantでは約12％のSVR率である．第Ⅲ相試験のSVR率は，全体で約73％と報告される．ただその後の臨床データでは，副作用対策が可能となり中止例が減ったため，おおむねSVR率は80％を超えているのが現状である．

② 治療の中止

治療開始後も4週でHCV RNA＞3 log IU/mL，12週でHCV RNA陽性，治療中にHCV RNAが2 log IU/mL以上上昇する場合は，いずれも治療前からテラプレビル耐性ウイルスが存在している可能性があり，新規治療薬である第2世代のプロテアーゼ阻害薬の耐性も生む可能性があるため，治療を中止する．そして，肝庇護療法を行いながら，新規治療薬を待つ．

●処方例：体重50 kg，HCV genotype 1＋HCV RNA≧5.0 log IU/mLの場合
 ・Peg-IFN α 2b（ペグイントロン®）　1回80 μg　皮下注射　週1回　24週間
 ・リバビリン（レベトール®）　1日2回　朝200 mg，夕400 mg　内服　24週間
 ・テラプレビル（テラビック®）　1日2回　朝1,000 mg，夕1,250 mg（朝夕食後2時間以内）もしくは1回750 mg　1日3回（朝昼夕食後2時間以内）内服　12週間
〔テラプレビルは3回に分けて服用することとされているが，筆者は忍容性を考え1日2回の内服としている．また高齢者では1回750 mg　1日2回（朝夕）としている〕

2）その他の症例（Others）

Peg-IFN（＋リバビリン併用）療法に対する治療反応性が良好であり，3剤療法は行わない．HCV RNA＜5.0 log IU/mLであればPeg-IFN α 2aの24～48週投与を行う．治療開始4週でHCV RNAが陰性化すれば24週間の治療で終了できる．HCV RNA≧5.0 log IU/mLの場合

(HCV genotype 2) は，Peg-IFN α 2b ＋ リバビリン併用療法を24週間行う．いずれの場合も80％以上のSVR率が得られる．

> ●処方例：体重50 kg，HCV RNA ＜ 5.0 log IU/mLの場合
> ・Peg-IFN α 2a（ペガシス®）　1回180 μg　皮下注射　週1回　24〜48週間

> ●処方例：体重50 kg，HCV genotype 2 ＋ HCV RNA ≧ 5.0 log IU/mLの場合
> ・Peg-IFN α 2b（ペグイントロン®）　1回80 μg　皮下注射　週1回　24週間
> ・リバビリン（レベトール®）　1日2回　朝200 mg，夕400 mg　内服　24週間

2 肝硬変の抗ウイルス療法

　黄疸・腹水・肝性脳症・食道静脈瘤などの肝不全症状がない状態（Child-Pugh grade A）の代償性肝硬変では，genotypeやウイルス量に関係なく，慢性肝炎よりも減量してPeg-IFN α 2b ＋ リバビリン併用療法を施行する．投与期間はHCV RNAの陰性化が12週以内に得られたら48週間投与するが，13〜36週までに得られた症例に対しては72週の延長投与を行う．Peg-IFN α 2b ＋ リバビリン48週投与のSVR率は，HCV genotype 1 ＋ HCV RNA ≧ 5.0 log IU/mLで約22％，Othersで約79％である．

　HCV RNAの減少が治療開始8週で1 log IU/mL未満，あるいは12週で2 log IU/mL未満の症例では，治療の終了を検討する．また36週までにHCV RNAの陰性化がない場合は，治療を中止し，肝庇護療法を行う．

　なお非代償性肝硬変では抗ウイルス療法は行わずに肝庇護療法を考慮する．

> ●処方例：体重50 kg，ヘモグロビン ≧ 14 g/dLの場合
> ・Peg-IFN α 2b（ペグイントロン®）　1回50 μg　皮下注射　週1回　48〜72週間
> ・リバビリン（レベトール®）　1日2回　朝200 mg，夕400 mg　内服　48〜72週間

4. 肝庇護療法

　Peg-IFN少量長期投与，ウルソデオキシコール酸（UDCA），強力ミノファーゲンシー（SNMC），瀉血療法が，単独もしくは複数併用で肝炎を鎮静化させるために使用される[7]．

1 Peg-IFN少量長期投与

　Peg-IFN α 2a 90 μgを1〜2週間おきに投与するもので，効果がある限りは半永久的に続ける．約半数の症例でALTは正常化する．約40％の症例でHCV RNAが検出感度以下（HCV genotype1 ＋ 高ウイルス量で約21％，Othersで約65％）となったという報告もある[8]．治療開始6カ月以内にALT ≦ 40 IU/LあるいはAFP ≦ 10 ng/mLを認めない場合は中止する．

> ●処方例
> Peg-IFN α 2a（ペガシス®）　1回90μg　皮下注射　2週に1回

2 ウルソデオキシコール酸（UDCA）

細胞障害性の胆汁を置換し肝細胞保護・抗酸化・免疫調節・抗アポトーシス作用を有するとされる．600～900 mg/日の内服を続ける．ALT減少率は約30％であるが，正常化する症例は少ない．

> ●処方例
> ウルソデオキシコール酸（ウルソ®）　1回200 mg　内服　1日3回

3 強力ミノファーゲンシー（SNMC）

弱ステロイド作用による抗炎症効果や肝細胞膜保護で，肝炎を鎮静化させる．40～100 mLを連日もしくは隔日投与，ALTの低下をみたら漸減，中止する．ALTの減少率は約30～50％であるが，ALTが正常化するのは10～20％程度の症例である．

> ●処方例
> グリチルリチン（強力ネオミノファーゲンシー®）　1回40 mL　静注　1日1回　週3回

4 瀉血療法

C型慢性肝炎では過剰な鉄の蓄積によって，酸化ストレスを引き起こすため，瀉血療法で過剰な鉄を体外に排出する．鉄制限食も併用する．1回に200～400 mLを1～2週おきに瀉血し，フェリチンを20 ng/mL以下まで低下させる．ヘモグロビンが9～10 g/dL以下になった場合は中止し，回復を待つ．瀉血療法でALTが正常化する症例は40～70％とされる．

> ●処方例
> 瀉血療法　1回200 mL　脱血　1日1回　2週に1回

> ●ここがポイント
> ウイルス排除ができない場合もALTを正常化し，線維化進展を抑え，発癌率を下げる必要がある！

おわりに

B型慢性肝炎もC型慢性肝炎も，その自然経過と現在可能な治療法を熟知したうえで，治療方針を決める必要がある．治療対象となるのは誰で，いつ，どのように治療するのかという点を深く考えてほしい．

文献・参考文献

1) 「B型肝炎治療ガイドライン（第1.1版）」（日本肝臓学会肝炎診療ガイドライン作成委員会/編），2013，http://www.jsh.or.jp/doc/guidelines/20130510_HVB_Ver1.1.pdf
   ↑肝臓学会のホームページからダウンロードできます．長いですが非常に面白く，飽きることなく読むことができます．
2) 「肝癌診療マニュアル 第2版」（日本肝臓学会/編），医学書院，2010
   ↑肝癌根治後の抗ウイルス治療について記載があります．
3) ウイルス性肝炎における最新の治療法の標準化を目指す研究班：平成25年B型C型慢性肝炎・肝硬変の治療ガイドライン，2013
   ↑B型・C型慢性肝炎の治療方針が，コンパクトにまとまっています．
4) 田中榮司ほか：核酸アナログ薬中止に伴うリスク回避のための指針2012-厚生労働省「B型肝炎の核酸アナログ薬治療における治療中止基準の作成と治療中止をめざしたインターフェロン治療の有用性に関する研究」の報告-．肝臓，53：237-242, 2012
   ↑核酸アナログの中止基準を示したものです．
5) 「C型肝炎治療ガイドライン（第1版）」（日本肝臓学会肝炎診療ガイドライン作成委員会/編），2012，http://www.jsh.or.jp/doc/guidelines/Cguideline.pdf
   ↑肝臓学会のホームページからダウンロードできます．実践的なデータが詰まっています．
6) Akuta, N., et al.: Amino acid substitution in hepatitis C virus core region and genetic variation near the interleukin 28B gene predict viral response to telaprevir with peginterferon and ribavirin. Hepatology. 52：421-429, 2010
   ↑C型慢性肝炎のGenotype 1＋高ウイルス量の治療効果予測についての論文です．
7) 白木克哉，竹井謙之：一般療法・肝庇護薬の有用性と限界．日本内科学会誌，97：28-35, 2008
   ↑C型慢性肝炎を中心に，肝庇護療法をまとめてくれています．
8) 河合 勉：標準療法困難C型慢性肝炎症例に対するペグインターフェロンα-2a少量長期療法の経験．肝臓，53：699-706, 2012
   ↑Peg-IFN少量長期療法の報告です．

プロフィール

山崎 大（Hajime Yamazaki）
手稲渓仁会病院消化器病センター
1男1女の父で，妻は幼なじみです．20歳の頃は，アメリカで臨床心理学とサーフィンを勉強し，大学時代はイギリスとタイに留学しました．現在は研修医の先生から刺激を受けつつ，臨床と子育てに奮闘しています．

第3章 肝臓疾患における治療の基本と新常識

2. 肝硬変合併症に対する薬物治療の基本

加藤 新

●Point

- 腹水に対しては抗アルドステロン薬とループ利尿薬のコンビネーション
- 食道静脈瘤出血の予防にはβ遮断薬が有効
- 静脈瘤出血時にはバソプレシンとニトログリセリンの持続静注
- 肝性脳症には合成二糖類，経口抗菌薬，分岐鎖アミノ酸製剤

はじめに

　肝硬変症とは慢性肝疾患の終末像である．成因で最も多いのは肝炎ウイルスの慢性持続感染であり，アルコールがそれに次ぐ．ただし，成因は地域によって大きなばらつきがある（図1，参考：東京では慢性ウイルス性肝炎が約8割を占めるのに対し，沖縄ではアルコールが成因の第1位で4割に及ぶ）．

　肝硬変では，慢性的な炎症の持続により肝細胞の壊死と脱落，正常な小葉構造の改築が進み，びまん性線維化と再生結節を生じる．線維化の進展に伴い次第に肝機能は悪化し，非代償期に至ると門脈圧亢進症などにより多様かつ深刻な症状を呈する．

　本稿では，まず簡単に肝硬変の病態と症状を確認した後，肝硬変症およびそれに伴う合併症状に対する薬物療法について解説する．

1. 肝硬変症の臨床症状

　肝硬変は代償期においてはほとんど臨床症状を有しないが，非代償期に進展するにつれさまざまな症状を呈するようになる．

　症状の多くは，門脈圧亢進症や肝合成能の低下，神経性・体液性因子〔レニン－アンジオテンシン－アルドステロン系やエンドセリン，抗利尿ホルモン（antidiuretic hormone：ADH）など〕の異常によって生じる．腹水や食道・胃などの静脈瘤は，しばしば非代償期肝硬変症にみられるが，これらは患者の生活の質を著しく阻害するばかりでなく，静脈瘤出血や特発性細菌性腹膜炎といった致死的な合併症の原因となりうる．これらをいかに良好にコントロールしていくかが，肝硬変患者の予後延長の観点から重要である．

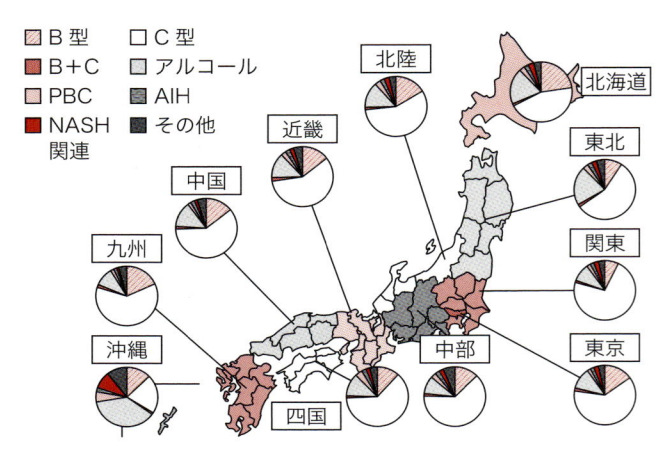

図1 地域別の肝硬変の成因別頻度2008
PBC：primary biliary cirrhosis（原発性胆汁性肝硬変）
AIH：autoimmune hepatitis（自己免疫性肝炎）
NASH：nonalcoholic steatohepatitis（非アルコール性脂肪肝炎）
文献1より引用

2. 肝硬変症の薬物療法の目標

　肝硬変症に対する薬物療法は大きく2つの目標に分けられる．第1に，肝組織の線維化進展の抑制や肝機能保護を目標として行われる，肝硬変そのものに対する治療である．例えばウイルス性肝硬変症に対する抗ウイルス療法や，ウルソデオキシコール酸，グリチルリチン酸製剤の投与などがあげられる．第2は，肝硬変の合併症に対する薬物療法である．腹水に対する利尿薬や，門脈圧亢進症に対するβ遮断薬の投与などがこれにあたる．
　本稿では，肝硬変合併症に対する薬物療法を中心に述べる．

3. 肝硬変合併症に対する薬物療法

1 腹水の薬物療法

　肝硬変では門脈圧亢進に加え，低アルブミン血症による血漿浸透圧低下や神経性・体液性因子の異常などが複合的に影響して腹水を生じる．
　肝硬変患者の腹水を診た場合，まずその腹水が肝性腹水なのか，それ以外の原因による腹水なのかを判断しなければならない．肝性腹水は門脈圧亢進性腹水であることが特徴であり，SAAG〔serum ascites albumin gradient：血清アルブミン値（g/dL）と腹水アルブミン値（g/dL）の差〕が1.1以上で門脈圧亢進性腹水と診断する．正診率97％であり，診断の指標となる．**肝性腹水の治療は，減塩・安静・薬物療法の3本柱が重要である．**
　薬物療法の中心は利尿薬〔抗アルドステロン薬（スピロノラクトン）とループ利尿薬（フロセミド）〕である．
・**スピロノラクトン（アルダクトン®）**：遠位尿細管レベルでのNa再吸収とK排泄を抑制．

- フロセミド（ラシックス®）：ヘンレ上行脚レベルでのNa再吸収を抑制．
 フロセミドの方が一般的には作用が強いが，二次性アルドステロン症の背景を有する肝性腹水に対しては単剤で効果が不十分な場合も多く，低カリウム予防の観点からもスピロノラクトンとの併用が推奨される．

1）利尿薬の投与法
- 腹水が少量ならばアルダクトン®単剤50 mgから開始する．不応の場合ラシックス®20 mgを併用する．反応をみて適宜増量する（アルダクトン®200 mg，ラシックス®120 mgがおおむねの上限）．
- 腹水が大量ならば入院のうえ利尿薬を静注で開始する．静注抗アルドステロン薬であるカンレノ酸カリウム（ソルダクトン®）200 mg/日にラシックス®20 mg/日静注を併用する．ソルダクトン®は600 mg/日まで増量可能である．静注でコントロールが得られれば，経口利尿薬へ切り替える．

2）利尿薬投与における注意点
　利尿薬の投与により，低ナトリウム血症・低カリウム血症をきたしうるので注意しなければならない．低カリウム血症に対しては抗アルドステロン薬の併用で対処可能なことが多いが，低ナトリウム血症の治療はときに難渋する．低ナトリウム血症を認めた場合の最初の対処法は利尿薬の休薬であるが，Na値が120 mEq/L以下となる場合や腎機能障害を伴う場合は，生理食塩液補充を行う．

3）利尿薬でコントロール困難な場合の対処法
　利尿薬でコントロール困難な難治性腹水に対しては，アルブミン製剤静注で循環血漿量を担保したうえで，腹水穿刺を行う．穿刺排液量は1回につき2～3 Lにとどめ，underfillingによる腎機能悪化を起こさないように注意する．

● Advanced Lecture
2013年9月より，バソプレシンV₂受容体拮抗薬であるトルバプタン（商品名サムスカ®錠）が，「ループ利尿薬などのほかの利尿薬で効果不十分な肝硬変における体液貯留」に対して効能が追加された．難治性腹水に対する新たな一手として期待されるが，入院管理下での使用開始や投与初期は頻回の採血による血清ナトリウム値チェックが必要など，慎重な処方が要求されており，専門医と十分に相談のうえ使用すべきである．

---

2 門脈圧亢進症の薬物療法

　肝硬変により肝内血管抵抗は上昇する．また，サイトカインなどの血管拡張因子の分泌が増加し末梢血管抵抗が低下することにより，門脈還流量が増え門脈圧は亢進する．
　門脈圧亢進症が進展すれば側副血行路が形成されて食道・胃などに静脈瘤が生じる．静脈瘤の破綻はときに致死的であり，門脈圧低下のための加療が重要となる．以下に，静脈瘤出血予防および出血時の薬物療法を解説する．ただし，本邦では出血予防，出血時いずれにおいても内視鏡的治療（EVL：endoscopic variceal ligation，EIS：endoscopic injection sclerotherapy）が優先され，薬物療法は付加的療法の位置づけである．

表1 静脈瘤出血時の薬物加療：バソプレシンとニトログリセリンの持続静注法

ピトレシン®200単位＋5％ブドウ糖液500 mL 45 mL/時 持続静注 for 12時間 30 mL/時 持続静注 for 24時間 15 mL/時 持続静注 for 24時間
上記に静注ニトログリセリンとして ミリスロール®　2 mL/時 持続静注を併用

急激な胸痛・腹痛の出現あれば，中止
実施中はハートモニター装着下で管理

1）静脈瘤出血予防のための薬物療法

①β遮断薬

　非選択的β遮断薬であるプロプラノロール（インデラル®）とナドロール（ナディック®）は，内臓領域平滑筋の末梢血管収縮作用により門脈還流量を減少させるとともに（$β_2$遮断作用），心拍抑制により心拍出量を低下させ（$β_1$遮断作用），門脈圧を減少させる．

　インデラル®10 mg 1回1錠 1日3回，ナディック®30 mg 1回1錠 1日1回で投与を開始し，平常時心拍数の25％減ないし心拍数55回/分以下を目標に適宜増量する．使用時には血圧低下や心不全，気管支喘息発作などの副作用の出現に注意する．

　非選択性β遮断作用に加え$α_1$遮断作用を有するカルベジロール（アーチスト®）は，プロプラノロールと比べhemodynamic responderの割合が高率でありその効果が注目されているが，静脈瘤に対する投与に関しては副作用や投与量などさらなる検討が望まれる段階にある．

● Advanced Lecture

β遮断薬は食道静脈瘤に対しての有効性は確立されているが，胃静脈瘤に対する有効性のエビデンスは得られていない．また，難治性腹水を有する肝硬変患者に対するβ遮断薬の投与は，循環不全や腎機能悪化の原因となりかえって生存率を悪化させることを示した前向き研究もあり[7]，末期肝硬変患者に対する投与は避けるべきである．

②一硝酸イソソルビド

　一硝酸イソソルビド（アイトロール®）は血管拡張因子である一酸化窒素を増加させ，肝内血管抵抗を減少させる．しかし単剤での効果は薄く，β遮断薬と併用することでより効果的な門脈圧低下作用を発現する．併用例には血圧低下などの副作用が有意に多いとの報告もあり，慎重に投与すべきである．

③アンジオテンシンⅡ受容体拮抗薬

　β遮断薬を対照としたランダム化比較試験（randomized controlled trial：RCT）で，ロサルタン（ニューロタン®）の門脈圧低下作用の有用性が示された．特に腹水を伴わない症例で有用とされる．

2）静脈瘤出血時の薬物療法

　食道胃静脈瘤出血に対する内視鏡的止血率は90％を超え，基本的に内視鏡治療を第一に考慮すべきなのは言うまでもない．内視鏡処置が不可能な状況や内視鏡処置後の付加的療法として，薬物療法は意義がある．

表2　肝性脳症に対する薬物療法

肝性脳症発症時	①アミノレバン®点滴静注（肝不全用アミノ酸製剤注射液）200・500 mL　1回200〜400 mL　1日1〜2回または，モリヘパミン®点滴静注（肝不全用アミノ酸製剤注射液）200・300・500 mL　1回200〜400 mL　1日1〜2回 1日量として1,000 mLを超えない．脳症覚醒後は経口の肝不全用経腸栄養剤に変更する． ②ラクツロース・シロップ60％（ラクツロース）600 mg/mL　1回50〜100 mLを同量ないし2倍量の微温湯に混ぜて浣腸（1日1〜3回）（保険適用外） ③ラクツロース・シロップ60％（ラクツロース）600 mg/mL　1回10〜30 mL　1日3回 または，ラクツロース・末P（ラクツロース）6・9 g/包　1回1〜3包　1日2〜3回 または，ポルトラック®原末（ラクチトール水和物）6 g/包　1回1〜2包　1日3回 経口摂取可能な場合または胃管が挿入されているときは上記いずれかを用いる． 上記薬物療法で覚醒効果が不十分な場合，下記の難吸収性抗菌薬と併用してもよい．これらの抗菌薬の使用は短期にとどめる． ④カナマイシンカプセル（カナマイシン硫酸塩）250 mg　1回2〜4カプセル　1日3〜4回（保険適用外） または硫酸ポリミキシンB錠100万単位（ポリミキシン硫酸塩）1回1錠　1日3回（保険適用外）
肝性脳症覚醒後ならびに再発防止	①アミノレバン®EN配合散（肝不全用成分栄養剤）50 g/包　1回1包　1日2〜3回 または，ヘパンED®配合内容剤（肝不全用成分栄養剤）80 g/包　1回1包　1日1〜2回 または，リーバクト®配合顆粒（分岐鎖アミノ酸製剤）4 g/包　1回1包　1日3回 脳症覚醒後は基本的に肝不全用経腸栄養剤より経口摂取を開始する．漸次低蛋白食を併用する．退院後は定期的な食事指導を受け，食事摂取不十分なときには肝不全用経腸栄養剤（アミノレバン®ENないしヘパンED®）を継続し，食事が十分なときはリーバクト®顆粒を継続する． ②ラクツロース・シロップ60％（ラクツロース）600 mg/mL　1回10〜20 mL　1日3回 または，モニラック®・シロップ60％（ラクツロース）650 mg/mL　1回10〜20 mL　1日3回 または，ラクツロース・末P（ラクツロース）6・9 g/包　1回1〜2包　1日3回 または，ポルトラック®原末（ラクチトール水和物）6 g/包　1回1〜2包　1日3回

「肝硬変のマネジメント改訂版」（2．肝性脳症の治療, p.134），2011　より改変して転載

①バソプレシン

　バソプレシン（ピトレシン®）は内臓領域の末梢細動脈血管平滑筋を収縮させ，門脈還流量を低下させる．表1に当院での投与法を示す．ローディング量から漸減しながら2日半で終了する．
　バソプレシンの投与により門脈圧は約40％低下するが，ニトログリセリンの持続静注を併用することでさらに効果を高めることができる．併用によりバソプレシン投与に伴う心血管系副作用を低下させる効果もある．使用中に胸痛や腹痛が出現した場合は，心血管系副作用を疑い，投与を中止する．

②ソマトスタチン，オクトレオチド

　バソプレシンと同等の門脈圧低下が得られ，心血管副作用もないため欧米では静脈瘤出血時の第一選択薬とされている．わが国ではオクトレオチド（サンドスタチン®）が入手可能であるが保険非適用であり，使用は難しい．

3 肝性脳症の薬物療法

　肝硬変は肝細胞機能障害による中毒性物質の増加や肝合成能低下をきたす．また，門脈-大循環シャントにより中毒性物質が肝を介さず直接脳に到達して脳症を引き起こす．
　肝性脳症の治療は，まずその誘因を除去ないし治療することである．食事による蛋白付加の増加，消化管出血，感染，便秘，脱水，低カリウム血症などが誘因となる．これらに適切に対処しつつ薬物加療を開始する．表2に薬物療法の実際を示す．以下にそれぞれの薬物療法について解説する．

①合成二糖類

ラクツロースシロップの投与により腸管内pHが低下し，アンモニアの産生吸収が阻害される．さらに浸透圧機序によりアンモニア排泄が促進される．

急性期には1回50～100 mLを倍量の微温湯で溶解し1日3回注腸する．経口摂取が可能であれば1回10～30 mLを1日3回で投与してもよい．1日3～4回程度の軟便が得られることを目標に投与量を調整する．

②経口抗菌薬

合成二糖類投与で効果が不十分な場合には，経口抗菌薬の投与も検討する．腸管吸収のされにくいアミノグリコシド系のカナマイシンが投与されることが多い（1回0.5～1 gを1日4回）が，長期連用では腎機能障害や聴毒性も生じ得るため注意が必要である．

● Advanced Lecture

欧米では肝性脳症に対する経口抗菌薬として副作用の少ないリファマイシン系のリファキシミンが用いられることが多く，わが国でもようやく2013年5月に厚生労働省によりオーファンドラッグ（希少疾病用医薬品）に指定され，今後の臨床現場への導入が期待されている．

③分岐鎖アミノ酸製剤

分岐鎖アミノ酸製剤には輸液製剤，経腸栄養剤，顆粒製剤の3種類がある．肝性脳症急性期の意識覚醒には輸液製剤を，亜急性期から慢性期の脳症予防・改善には経腸・顆粒製剤を用いる．

輸液製剤は急性期に1回200～400 mLを1日1～2回を目安に投与する．過剰な投与はかえって蛋白付加となるため1日最大1,000 mLまでが望ましい．肝細胞障害の背景が強いタイプの脳症には効果が薄いとされ，覚醒効果が十分でない場合も漫然と投与を継続するのではなく，数日から1週間を投与期間の目途とすべきである．なお，劇症肝炎などの急性肝不全の病態では，肝の尿素回路が著しく障害されており，分岐鎖アミノ酸製剤の投与は血中アンモニアの上昇や脳浮腫の悪化をきたすおそれがあるため，推奨されないので注意が必要である．

覚醒し，経口摂取が可能となった段階で輸液製剤から経腸栄養剤・顆粒製剤に切り替える．経腸栄養剤は分岐鎖アミノ酸に加え，糖質や脂質，ビタミンなどをバランスよく含有しており栄養療法としても有用である．

● Advanced Lecture

治療不応例に対しての次の一手として，亜鉛製剤がある．亜鉛はアンモニア代謝を促進する作用があり，分岐鎖アミノ酸製剤や合成二糖類との併用で脳症改善に有効であるとされる．酢酸亜鉛（600 mg/日）や硫酸亜鉛（300 mg/日）の経口投与により脳症が改善したとの報告がある．

4 特発性細菌性腹膜炎の薬物加療

特発性細菌性腹膜炎（spontaneous bacterial peritonitis：SBP）は，非代償期肝硬変で腹水貯留を認める患者に発症する腹膜炎で，消化管穿孔など二次性の感染要因を伴わないにもかかわらず，腹水内の細菌感染をきたす病態をいう．

1）診断基準

腹水中の多形核白血球数が250/μL以上であればSBPと診断しうる．SBPでは腹水内に漏出す

る菌体量が少なく，腹水培養が偽陰性となることもしばしばであることから，腹水中の多核白血球数が250/μL以上であれば培養結果を待たずにすみやかに加療を開始すべきである．

2）薬物療法

加療は抗菌薬静注で行う．原因菌はグラム陰性腸内細菌であることが多く，第1選択薬は第3世代セフェム系の静注抗菌薬が推奨される．腹水や血液培養で原因菌と感受性が明らかになれば，適宜de-escalationする．最近は多剤耐性大腸菌の検出頻度が高まっており，抗菌薬の選択には注意を要する．

また，SBPは肝腎症候群（hepatorenal syndrome：HRS）の誘因であり，HRS高リスク群（血清クレアチニン＞1 mg/dL，BUN＞30 mg/dL，総ビリルビン＞4 mg/dL）に対しては，抗菌薬に加えアルブミン製剤の併用が推奨されている．

おわりに

肝硬変合併症の適切な管理には，上記に述べてきた薬物療法のほかにも，内視鏡治療やIVR（interventional radiology），適切な生活指導など複合的なアプローチが必要である．消化器内科医だけでなく，放射線科医など他科医師との連携を大切にしたい．

文献・参考文献

1) 「肝硬変の成因別実態2008」（青柳豊ほか／編，恩地森一／監），中外医学社，2008
2) 「肝硬変のマネジメント改訂版」（西口修平／編），医薬ジャーナル社，2011
3) 「肝硬変診療ガイドライン」（日本消化器病学会／編），南江堂，2010
4) Runyon, B. A.：Management of adult patients with ascites due to cirrhosis: an update. Hepatology, 49：2087-2107, 2009
5) European Association for the Study of the Liver：EASL clinical practice guidelines on the management of ascites, spontaneous bacterial peritonitis, and hepatorenal syndrome in cirrhosis. J Hepatol, 53：397-417, 2010
6) Tsochatzis, E. A., et al.：New therapeutic paradigm for patients with cirrhosis. Hepatology, 56：1983-1992, 2012
7) Sersté, T., et al.：Deleterious effects of beta-blockers on survival in patients with cirrhosis and refractory ascites. Hepatology, 52：1017-1022, 2010
8) Runyon, B. A.：Introduction to the revised American Association for the Study of Liver Diseases Practice Guideline management of adult patients with ascites due to cirrhosis 2012. Hepatology, 57：1651-1653, 2013
9) Tripathi, D., et al.：Randomized controlled trial of carvedilol versus variceal band ligation for the prevention of the first variceal bleed. Hepatology, 50：825-833, 2009
10) 加藤章信ほか：エビデンスに基づく病態別経腸栄養法〜病態別経腸栄養の選び方と使い方〜肝疾患．静脈経腸栄養，27：651-656, 2012

プロフィール

加藤　新（Shin Kato）
沖縄県立中部病院消化器内科
専門：胆膵
専門の胆膵疾患はもちろんのこと，地域柄とても多いアルコール性肝硬変患者さんの診療に揉まれる毎日を送っています．

第4章　糖尿病薬・インスリンの基本と新常識

1. 2型糖尿病における経口糖尿病薬の使い方

星　哲哉

● Point ●

1. 経口糖尿病薬は6種類あり，以下のように3系に大別される
   ① インスリン抵抗性改善系（ビグアナイド薬，チアゾリジン薬）
   ② インスリン分泌促進系（スルホニル尿素薬，DPP-4阻害薬，速効型インスリン分泌促進薬）
   ③ 食後高血糖改善系（速効型インスリン分泌促進薬，α-グルコシダーゼ阻害薬）

2. 経口糖尿病薬選択のポイントは，2型糖尿病をインスリン抵抗型かインスリン分泌不足型かに分類することである
   ① インスリン抵抗型の場合：インスリン抵抗性改善系（ビグアナイド薬，チアゾリジン薬）
   ② インスリン分泌不足型の場合：
   ・病初期（空腹時血糖値正常，食後血糖値高値）であれば：食後高血糖改善系（速効型インスリン分泌促進薬，α-グルコシダーゼ阻害薬）
   ・病期が進行した段階（空腹時，食後血糖値ともに高値）であれば：スルホニル尿素薬かDPP-4阻害薬，速効型インスリン分泌促進薬

概論

　経口糖尿病薬は運動・食事療法とともに2型糖尿病の治療の主流をなす．経口糖尿病薬には大きく6種類あるが，作用機序に基づき下記の3つに大別される（表1参照）．
① インスリン抵抗性改善系（ビグアナイド薬，チアゾリジン薬）
② インスリン分泌促進系（スルホニル尿素薬，DPP-4阻害薬，速効型インスリン分泌促進薬）
③ 食後高血糖改善系（速効型インスリン分泌促進薬，α-グルコシダーゼ阻害薬）
　これらの薬剤をどのように選択するか，以下にレビューする．

表1 経口糖尿病薬の種類と特徴

作用	クラス	一般名（商品名）	作用機序	単独使用での低血糖	体重増加	血管合併症予防効果	
						微小血管	大血管
インスリン抵抗性改善	ビグアナイド薬（BG薬）	メトホルミン（メトグルコ®）	肝臓での糖新生↓	稀	なし	◎	◎
	チアゾリジン薬（TZD薬）	ピオグリタゾン（アクトス®）	インスリン感受性↑	稀	あり		○
インスリン分泌促進	スルホニル尿素薬（SU薬）	グリメピリド（アマリール®）	インスリン分泌↑	あり	あり	◎	○
		グリクラジド（グリミクロン®）					
		グリベンクラミド（オイグルコン®，ダオニール®）					
	DPP-4阻害薬	シタグリプチン（グラクティブ®，ジャヌビア®）	インスリン分泌↑グルカゴン分泌↓	あり	なし		
		ビルダグリプチン（エクア®）					
		アログリプチン（ネシーナ®）					
		リナグプチン（トラゼンタ®）					
	速効型インスリン分泌促進薬（グリニド薬）	ナテグリニド（スターシス®）	インスリン分泌（速効型）↑	あり	あり		○
		ミチグリニド（グルファスト®）					
食後高血糖改善	α-グルコシダーゼ阻害薬（αGI薬）	ボグリボース（ベイスン®）	腸管での炭水化物消化・吸収遅延	稀	なし		○
		ミグリトール（セイブル®）					
		アカルボース（グルコバイ®）					

◎：エビデンスあり
○：示唆されている

■ 経口糖尿病薬選択のポイント

1 経口糖尿病薬をはじめる前に〜まず運動・食事療法

　　　当然のことではあるが，2型糖尿病治療の基本は運動・食事療法である．運動・食事療法を指導することなく，経口糖尿病薬をはじめてはならない．運動・食事療法導入後2〜3カ月経っても良好な血糖コントロールが達成できないとき〔空腹時血糖値160 mg/dL以上または食後2時間血糖値220 mg/dL以上またはHbA1c 8.4％（NGSP）以上〕に経口糖尿病薬を開始する．
　　　例外は高血糖による糖毒性を早急に解除する必要があるときである（空腹時血糖値250 mg/dL以上，または随時血糖値350 mg/dL以上，または尿中ケトン体陽性，またはHbA1c 9〜10％以上）．このときは**運動・食事療法や経口糖尿病薬の効果を待つことなく**，その時点でインスリンを一時的に導入した後に，経口糖尿病薬へ"戻す"方がよい（糖毒性の解除目的）．

表2　インスリン抵抗型とインスリン分泌不足型の鑑別方法

インスリン抵抗型	インスリン分泌不足型
・HOMA-R 2.5以上*1 ・空腹時血中Cペプチド 1.5 ng/mL以上 ・肥満歴あり ・糖尿病の罹患歴が短い ・メタボリック症候群 ・非高齢者	・HOMA-β 30％以下*2 ・空腹時血中Cペプチド 0.5 ng/mL以下 ・痩せ型 ・糖尿病の罹患歴が長い ・糖尿病の家族歴 ・高齢者

*1 HOMA-R＝空腹時インスリン値（μIU/mL）×空腹時血糖値（mg/dL）÷405
　　1.6以下：正常
　　2.5以上：インスリン抵抗性あり
*2 HOMA-β＝［空腹時インスリン（μIU/mL）×360］÷［空腹時血糖値（mg/dL）－63］
　　40〜60％：正常
　　30％以下：インスリン分泌能低下
（ただし，HOMA-R，HOMA-βとも正確な評価には14〜18時間の絶食と空腹時血糖値140 mg/dL以下が必要）

2　2型糖尿病患者をインスリン抵抗型かインスリン分泌不足型かに分類する

　運動・食事療法導入後も①空腹時血糖値160 mg/dL以上，②食後2時間血糖値220 mg/dL以上，③HbA1c 8.4％（NGSP）以上，のどれかに該当するときは経口糖尿病薬の導入を考慮する．経口糖尿病薬選択のポイントの1つは，目の前の2型糖尿病患者をインスリン抵抗型かインスリン分泌不足型かに分類することである．

　前者ではインスリン抵抗性改善系薬剤であるビグアナイド薬かチアゾリジン薬を，後者ではインスリン分泌促進系薬剤である速効型インスリン分泌促進薬，スルホニル尿素薬，DPP-4阻害薬のいずれかを選択する．しかし，日本人の場合は，非肥満（インスリン分泌不足型）でもビグアナイド薬のメトホルミンが有効であることがMORE（Melbin Observational Research）スタディ[1]で証明されていることから，第一選択薬としてよいかもしれない．

　一般的には肥満→インスリン抵抗型，痩せ型→インスリン分泌不足型，と覚える．より詳しい2型の鑑別方法を**表2**に示す．

3　糖尿病の病期は？

　糖尿病発症初期は空腹時血糖値，HbA1cは正常に近く，食後血糖値が高い．つまり基礎インスリンは正常だが，食後の追加インスリンが足りない状態である（注）．この段階では食後のインスリン分泌を促すスルホニル尿素薬，速効型インスリン分泌促進薬，小腸からの炭水化物吸収を遅らせるα-グルコシダーゼ阻害薬がよい適応となる．ただし，肥満傾向が強ければビグアナイド薬を選択してもよい．

　空腹時高血糖を呈する患者では病期が進行していると判断してDDP-4阻害薬の使用も考慮する．

（注）食後高血糖を類推する方法として1.5アンヒドログルシトール（1.5-AG）測定がある．
　正常：14（μg/mL）以上
　不良：5.914（μg/mL）以下

4 経口糖尿病薬の選択

1）低血糖を起こしにくい薬剤を選択する

推奨薬剤：ビグアナイド薬，チアゾリジン薬，DPP-4阻害薬，α-グルコシダーゼ阻害薬

　低血糖は危険な病態であり，極力避けなくてはならない．さらに，低血糖を経験した患者は"トラウマ"を感じ，その後の医師・患者関係にネガティブな影響をもたらすこともある．低血糖をきたしにくい薬剤はビグアナイド薬，チアゾリジン薬，DPP-4阻害薬，α-グルコシダーゼ阻害薬の4つである．

2）体重増加をきたさない薬剤を選択する

推奨薬剤：DPP-4阻害薬，ビグアナイド薬

　スルホニル尿素薬と速効型インスリン分泌促進薬は副作用として体重増加をもたらす．体重増加はインスリン抵抗性を増強させ，結果として血糖値の悪化をもたらす．肥満を認める場合はこれらの薬剤使用は原則避ける．例外としてチアゾリジン薬は体重増加をきたすことがあるが，インスリン抵抗性に対しては抑制的に働くと言われている．DPP-4阻害薬やビグアナイド薬は体重増加をきたさないが，やや抑制方向に働く．

3）血管障害抑制のエビデンスが示唆される薬剤を選択する

推奨薬剤：メトホルミン，チアゾリジン薬，スルホニル尿素薬，α-グルコシダーゼ阻害薬

　糖尿病治療の究極目標は血糖降下達成により血管障害を予防することにある．大規模な研究でこれらが示唆されているのはインスリン抵抗性改善系薬剤であるメトホルミン（大血管障害），ピオグリタゾン（大血管障害），スルホニル尿素薬（微小血管障害）である．

　1）～3）を踏まえたうえで，経口糖尿病薬選択の流れは図1のようになる．

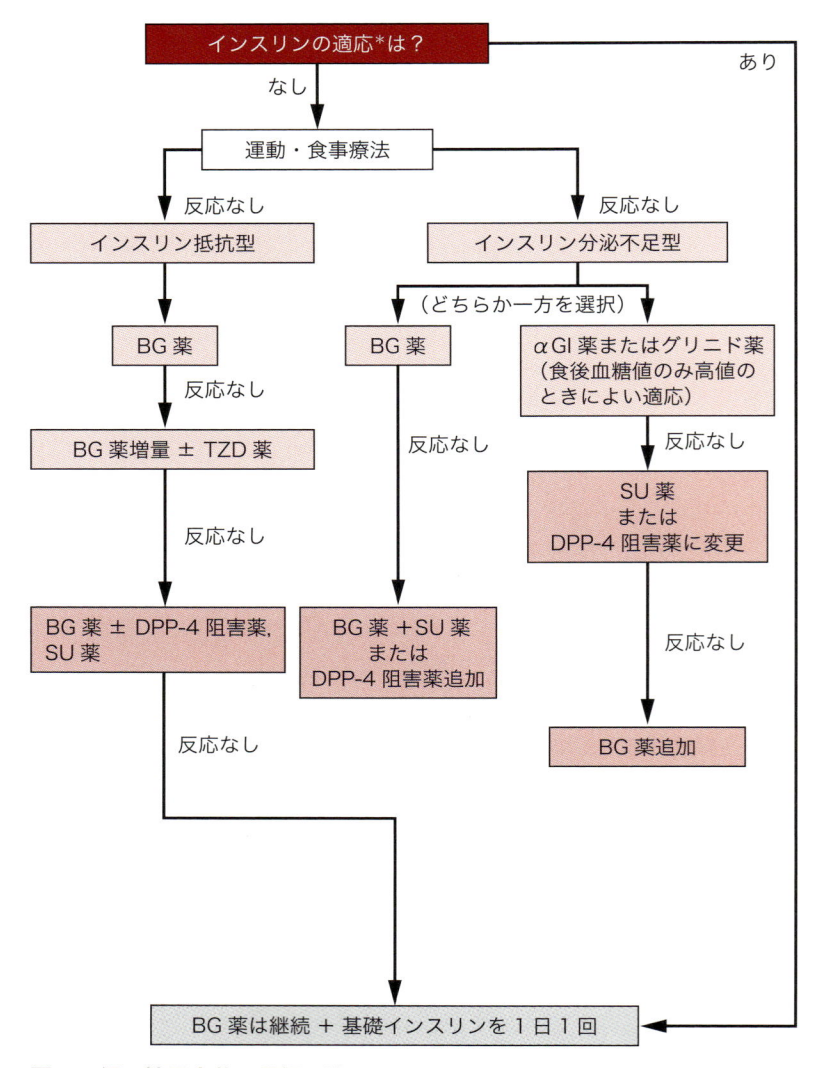

図1 経口糖尿病薬の選択の流れ
BG薬：ビグアナイド薬，TZD薬：チアゾリジン薬，SU薬：スルホニル尿素薬，αGI薬：α-グルコシダーゼ阻害薬
＊インスリンの適応
絶対適応：1型糖尿病，糖尿病性昏睡，糖尿病性ケトアシドーシス，重度の肝障害・腎障害・感染症，妊娠
相対適応：空腹時血糖250 mg/dL以上，随時血糖値350 mg/dL以上，尿中ケトン体陽性，体重減少3 kg以上/月，ステロイド糖尿病のいずれかに該当するとき
文献2を参考に作成

各論

以下，各経口糖尿病薬の特徴と使用上の留意点についてレビューをする．

1. ビグアナイド薬（BG薬）

一般名（商品名）	作用時間（時間）	1錠の含有量（mg）	通常量（mg/日）
メトホルミン（メトグルコ®）	6〜14	250	250〜1,500

■ 特徴
- 肝臓での糖新生の抑制を介して血糖降下作用を発揮すると言われている．
- 2型糖尿病に対する経口糖尿病薬の第一選択である．理由として下記等があげられる．
  ① エビデンスが豊富でUKPDS（United Kingdom Prospective Diabetesスタディ）[3]でも大血管障害抑制効果が証明されている．前述したように日本人におけるMOREスタディ[1]でもHbA1c低下効果が証明されている
  ② 薬価が安い
  ③ 安全性が高い

> ● 処方例
> メトホルミン（メトグルコ®）1回250 mg　1日1〜2回から開始し，2〜4週間おきに250 mgずつ増量．効果をみながら1回750 mg　1日2回まで増量．

> ● ここがポイント：使用上の留意点
> 1）以前懸念されていた乳酸アシドーシスは，ヨード造影剤使用前後それぞれ2日間（合計4日間）は投与を中止することで回避できるので怖がる必要はないが，以下の場合は使用を避ける．
> ① 腎機能障害：透析患者〔血清クレアチニン値（男性1.3 mg/dL以上，女性1.2 mg/dL以上）〕
> ② 過度のアルコール摂取，シックデイ，脱水状態
> ③ 心血管・肺機能障害，手術前後，肝機能障害などの患者
> ④ 高齢者（75歳以上の新規投与は原則禁忌）
> 2）添付文書上は2,250 mg/日まで増量可であるが，実診療では1,500 mg/日で効果が乏しいときはほかの薬剤を併用することが多い．

2. スルホニル尿素薬（SU薬）

	一般名（商品名）	作用時間（時間）	1錠の含有量（mg）	通常量	血糖降下作用
第2世代	グリベンクラミド（オイグルコン®，ダオニール®）	12〜24	1.25/2.5	1回0.625 mg〜7.5 mg ただし1日の最大量は10 mg 朝1回または朝・夕の2回	↑↑↑
	グリクラジド（グリミクロン®）	6〜24	40	1回20〜120 mg 朝1回または朝・夕の2回 ただし，1日の最大量は120 mgまで	↑
第3世代	グリメピリド（アマリール®）	6〜24	0.5/1/3	1回0.5〜4 mg 朝1回または朝・夕の2回 ただし，1日の最大量は4 mgまで	↑↑

■ 特徴
- 膵β細胞のATP感受性Kチャネルを構成するSU薬受容体（SUR1）に結合し，インスリン分泌を促す．
- 空腹時高血糖＋インスリン分泌能低下＋非肥満のときに第一選択となる．インスリン分泌能低下の評価は前述．

●ここがポイント：使用上の留意点
① いずれのSU薬も少量0.5〜1錠からはじめて4週間ごとに漸増していく．
② **肝・腎障害のある患者および高齢者**は遷延性低血糖のリスクが高いので必ず0.5錠から開始し，通常量の半分（アマリール®であれば2〜3 mg/日程度）までしか増量しない．また，血糖降下作用の強いグリベンクラミドは高齢者には使用しない．
③ 虚血性心疾患の既往がある場合は，心筋虚血性プレコンディショニングを保持するアマリール®を第一選択とする．
④ 副作用として体重増加があるため，原則肥満患者には使用しない．どうしても肥満患者に使用する場合は，インスリン抵抗性改善効果も期待できるアマリール®を選択する．
⑤ 通常量のSU薬に反応しない場合，最大量まで増量することなく，他剤を追加する．
⑥ DPP-4阻害薬と併用するときは，SU薬の量を1/2に減量する．
⑦ 作用機序が同じ速効型インスリン分泌促進薬（グリニド薬）とは併用しない．

●処方例（投与開始時）
　グリメピリド（アマリール®）　　1回0.5〜1 mg　1日1回
　グリクラジド（グリミクロン®）　　1回20〜40 mg　1日1回
　グリベンクラミド（オイグルコン®）　1回0.625〜1.25 mg　1日1回
　※4週間ごとに漸増する

3. DPP-4阻害薬

一般名 (商品名)	通常量 (/日)	中等度腎機能障害 患者（/日） 30 ≦ CrCl < 50	高度腎機能障害患者 （透析患者含む） （/日） CrCl < 30	重症 肝障害	併用可能な 経口糖尿病薬
シタグリプチン (ジャヌビア®, グ ラクティブ®)	25〜100 mg 1日1回	25〜50 mg 1日1回	禁忌	慎重投与	SU薬 TZD薬 BG薬 αGI薬 インスリン製剤
ビルダグリプチン (エクア®)	50〜100 mg (1回50 mg 1日1〜2回)	25〜50 mg 1日1回	25 mg 1日1回	禁忌	SU薬
アログリプチン (ネシーナ®)	25 mg 1日1回	12.5 mg 1日1回	6.25 mg 1日1回	慎重投与	SU薬 TZD薬 BG薬 αGI薬
リナグリプチン (トラゼンタ®)	5 mg 1日1回	5 mg 1日1回	5 mg 1日1回	慎重投与	なし（単独投与）
テネリグリプチン (テネリア®)	20〜40 mg 1日1回	20 mg 1日1回	20 mg 1日1回 （慎重投与）	慎重投与	SU薬 TZD薬
アナグリプチン (スイニー®)	200〜400 mg (1回100〜 200 mg　1日 2回)	200 mg (1回100 mg 1日2回)	100 mg 1日1回 （慎重投与）	慎重投与	SU薬 TZD薬 BG薬 αGI薬

■ 特徴

　摂食後の血糖上昇とともに消化管ホルモンであるインクレチン（GIPとGLP-1の総称）が分泌される．インクレチンは膵臓に対しインスリン分泌促進とグルカゴンの分泌抑制作用を発揮する．生体内では血中に放出されたインクレチンは蛋白分解酵素であるDPP-4によって即座に分解されてしまう．DPP-4阻害薬はこの分解酵素DPP-4を選択的に阻害することにより，血中インクレチン濃度を高め，血糖降下作用を発揮すると考えられている．

　以下の特徴がある．
・単独投与では低血糖のリスクが少ない．
・体重増加をきたしにくい．
・腎機能低下患者でも使用量を調節することで処方可能．

●ここがポイント：使用上の留意点
①現在6種類のDPP-4阻害薬があるが，おのおので併用可能な経口糖尿病薬，腎機能低下時の使用量が異なっており注意が必要．
②SU薬と併用する場合は，以下のようにSU薬を減量する．
　グリメピリド（アマリール®）：2 mg/日以下
　グリベンクラミド（オイグルコン®，ダオニール®）：1.25 mg/日以下
　グリクラジド（グリミクロン®）：40 mg/日以下
③発売後より肝障害が散見されており，筆者は4週間おきに肝機能をモニターするようにしている．
④酵素阻害薬であるためか，人によって感受性が異なり，1つのDPP-4阻害薬が無効でも，ほかのDPP-4阻害薬が有効であることもある．

4. チアゾリジン薬（TZD薬）

一般名（商品名）	作用時間（時間）	1錠の含有量（mg）	通常量（mg/日）
ピオグリダゾン（アクトス®）	20	15/30	15〜30　1日1回

■ 特徴
・インスリン抵抗性を改善する．
・単独では低血糖のリスクは低い．
・心血管イベント発生抑制効果がある（PROactive スタディ[4]，CHICAGO スタディ[5]，PERISCOPE スタディ[6]）．

●ここがポイント：使用上の留意点
・浮腫，貧血，血清LDH上昇，血清CPK上昇がみられることがある．このうち，浮腫は生活に支障をきたすほどのものもある．
・水分貯留をきたすため，心不全の患者には使用しない．
・肝機能検査を4週間ごとに施行する．
・海外のデータでは膀胱癌のリスクを1.2倍高めたという報告がある．膀胱癌のリスクがある患者（男性＋50歳以上＋喫煙者）や膀胱癌の既往のある患者には処方しないこと．

5. 速効型インスリン分泌促進薬（グリニド薬）

一般名（商品名）	作用時間（時間）	1錠の含有量（mg）	通常量（mg/日）
ナテグリニド（スターシス®，ファスティック®）	3	30/90	90〜270（1回30〜90 mg 1日3回）
ミチグリニド（グルファスト®）	3	5/10	15〜30（1回5〜10 mg 1日3回）
レパグリニド（シュアポスト®）	4	0.25/0.5	0.75〜1.5（1回0.25〜0.5 mg 1日3回）

■ 特徴
- 作用機序はSU薬と同様であるが，効果発現と消失が早い．
- 食後高血糖患者および食事の回数，タイミングが不規則な人に適応となる．
- SU薬に比して低血糖のリスクが少ないが，レパグリニドは血糖降下作用が強いので注意する．

● ここがポイント：使用上の留意点
- 必ず**食直前の服用**とする．食前30分では低血糖のリスクが増す．
- 作用機序が重複するためSU薬との併用は禁忌である．

6. α-グルコシダーゼ阻害薬（αGI薬）

一般名（商品名）	作用時間（時間）	1錠の含有量（mg）	通常量（mg/日）
アカルボース（グルコバイ®）	2〜3	50/100	150〜300（1回50〜100 mg 1日3回）
ボグリボース（ベイスン®）	2〜3	0.2/0.3	0.6〜0.9（1回0.2〜0.3 mg 1日3回）
ミグリトール（セイブル®）	1〜3	25/50/75	150〜225（1回50〜75 mg 1日3回）

■ 特徴
- 小腸において二糖類を分解するα-グルコシダーゼの活性を阻害しブドウ糖の吸収を遅らせることにより食後の血糖上昇を是正する．
- 単独使用では低血糖は稀．
- HbA1c 8.4％以上（NGSP）の高血糖では効果は期待できない．

●ここがポイント：使用上の留意点

- 必ず食直前に内服する（炭水化物が小腸に到達する前に薬剤がα-グルコシダーゼを阻害しておく必要があるため）．
- 効果の持続は食事1回分のため食事ごとに服用．つまり1日2食の患者は1日2回服用でよい．
- 副作用として腹部膨満・放屁増加・下痢がある．最初は1錠/日くらいから開始し，漸増することで予防できることが多い．
- 高齢者や開腹術の既往のある患者では腸閉塞を起こすことがあるので注意を要する．
- アカルボース，ボグリボースでは重篤な肝障害が報告されており，最初の6カ月は月1回の肝機能検査が必要．
- 単独使用での低血糖は稀であるが，SU薬やインスリンと併用時に低血糖が起こりうる．このときは二単糖である砂糖（ショ糖）ではなく，必ず単糖であるブドウ糖を処方する．

2 腎機能障害患者への使用

- 中等度の腎機能障害（eGFR 30～60 mL/分）では通常量の1/2までにする．
- 重度の腎機能障害時（eGRF 30 mL/分未満）では原則として経口糖尿病薬の使用を止めてインスリンに切り替えた方が安全である．
  （DPP-4阻害薬であるネシーナ®，トラゼンタ®，テネリア®，α-グルコシダーゼ阻害薬であるグルコバイ®，ベイスン®は重症腎機能障害時でも慎重投与下で使用可となっているが，研修医は処方しない方が無難である）

文献・参考文献

1) 加米浩平 ほか：2型糖尿病治療におけるメトホルミンの使用実態に関する観察研究（MORE Study），糖尿病，49：325-331，2006
2) 「糖尿病ノート」（永井良三/シリーズ監，門脇 孝/責任編，加米浩平 ほか/編），診断と治療社，2010
3) UK Prospective Diabetes Study (UKPDS) Group：Effect of intensive blood-glucose control with metformin on complications in overweight patients with type 2 diabetes (UKPDS 34). Lancet, 352：854-865, 1998
4) Dormandy, J.A., et al.：Secondary prevention of macrovascular events in patients with type 2 diabetes in the PROactive Study (PROspective pioglitAzone Clinical Trial In macroVascular Events)：a randomised controlled trial. Lancet, 366：1279-1289, 2005
5) Mazzone, T., et al.：Effect of pioglitazone compared with glimepiride on carotid intima-media thickness in type 2 diabetes：a randomized trial. JAMA, 296：2572-2581, 2006
6) Nissen, S.E., et al.：Comparison of pioglitazone vs glimepiride on progression of coronary atherosclerosis in patients with type 2 diabetes：the PERISCOPE randomized controlled trial. JAMA, 299：1561-1573, 2008

プロフィール

星 哲哉（Tetsuya Hoshi）
手稲渓仁会病院総合内科・家庭医療科
年を重ねるごとに，若い研修医達との世代間ギャップを強く感じるようになる反面，世代を越えた共通点も感じ，それが日々の研修医教育の源となっています．

第4章 糖尿病薬・インスリンの基本と新常識

2. インスリン療法

有村愛子, 出口尚寿

●Point●

- インスリン治療は, 生理的なインスリン分泌を理解して基礎・追加インスリン補充を考える
- 強化インスリン療法, 経静脈栄養管理などのインスリン療法について理解する
- インスリンと経口血糖降下薬との併用について理解する

はじめに

インスリン療法は一般臨床で血糖管理のため使用される頻度が高く, 短期間の入院などでは非専門医であっても自分でインスリン量の調整をしなければならない機会も多い.

この稿では, インスリンの基本的な使い方について解説する.

1. インスリン治療の適応

どんな人にインスリン治療が必要なのか, 特に絶対適応と相対適応はおさえておきたい（表1）. インスリン治療の絶対適応は, 例えば1型糖尿病などのインスリン依存状態である. 1型糖尿病のインスリン治療は絶対に中止してはいけない. また, 糖尿病ケトアシドーシスや高浸透圧高血糖症候群などの高血糖性昏睡, 1型糖尿病, 妊娠糖尿病は必ず糖尿病専門医に紹介してほしい. 一方, インスリンの相対的適応は, インスリン非依存状態であっても高血糖の是正にインスリンが必要な状態で, 例えば糖毒性のような著明な高血糖状態などの場合である.

2. インスリン療法を理解するための基礎知識

■ 生理的なインスリン分泌

まず, インスリン治療をはじめる際に基礎知識として生理的なインスリン分泌を理解してほしい. 図1に示すように, 生理的なインスリン分泌は24時間にわたって空腹時の血糖を制御するための基礎インスリンと, 食事時に分泌され, 食後血糖を制御する追加インスリンがある. インスリン療法は基礎インスリン, 追加インスリンの補充を考えながら血糖管理を行う.

表1　インスリン治療の適応

絶対適応（専門医へ相談）	相対適応
・1型糖尿病 ・糖尿病ケトアシドーシスや高浸透圧高血糖症候群などの糖尿病昏睡 ・重度の肝・腎障害を合併している場合 ・重篤な感染症 ・重度の外傷 ・侵襲の大きい手術 ・高カロリー輸液 ・妊娠合併例 ・2型糖尿病のインスリン依存状態	・糖毒性のような著明な高血糖状態 ・SU薬の1次無効・2次無効 ・ステロイド糖尿病 ・緩徐進行1型糖尿病

SU薬：スルホニル尿素薬
文献1より改変して転載

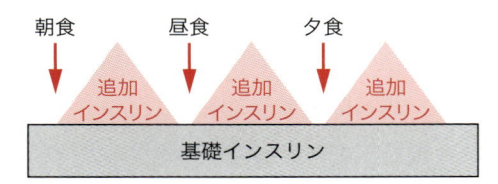

図1　生理的なインスリン分泌
生理的なインスリン分泌は食事によって分泌される追加インスリンと，基礎インスリンがある

3. インスリン製剤

　インスリン製剤の種類（表2）は大きく分けてインスリンアナログ，ヒトインスリンに分けられる．また，インスリン作用時間から超速効型，速効型，中間型，持効型，混合型インスリンに分けられる．通常，超速効型インスリンは食直前，速効型インスリンは食前30分を目安に用いる．インスリン投与は皮下注射で行うが，速効型インスリンは経静脈投与が可能である．

> ●ここがポイント
> バイアルからインスリンを使うときは必ず1目盛り1単位であるインスリン専用のシリンジを用いること！
> バイアル1本にはインスリン10 mL＝1,000単位入っている．

4. 強化インスリン療法

1 強化インスリン療法とは

　強化インスリン療法とは，インスリンの生理的な分泌（図1）に沿うように，基礎インスリン（basal）と追加インスリン（bolus）を補充する方法で，インスリン頻回注射または持続皮下インスリン注入療法（continuous subcutaneous insulin infusion：CSII）を用いて血糖コントロールを行う方法である．インスリン頻回注射では，追加インスリン分泌を速効型または超速効型イン

表2　インスリンの種類

	超速効型 (3.5〜4時間)	持効型（24時間）	中間型 ((12)〜24時間)	混合型
インスリン アナログ	ヒューマログ® ノボラピッド® アピドラ®	レベミル® ランタス® トレシーバ®	ヒューマログ®N	ヒューマログ® ミックス25, ミックス50 ノボラピッド® 30ミックス, 50ミックス, 70ミックス
	速効型 (5〜8時間)		中間型 ((12)〜24時間)	混合型
ヒトインスリン	ヒューマリン®R ノボリン®R		ヒューマリン®N ノボリン®N	ヒューマリン®3/7 ノボリン®30R

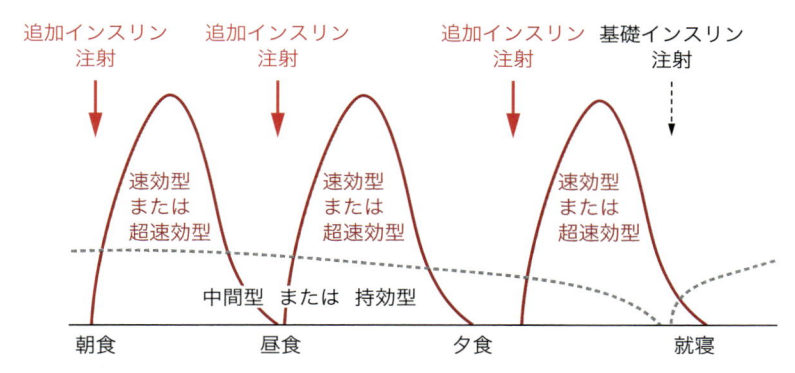

図2　強化インスリン療法
文献2（p.62）より改変して転載

スリンを用いて，基礎インスリン分泌を中間型または持効型インスリンを用いて補う（図2）．CSIIでは超速効型インスリンを用いて基礎インスリンを時間ごとに設定し，追加インスリンはbolusボタンを押して注入する．

2 強化インスリン療法の適応

　強化インスリン療法の適応は，1型糖尿病，糖尿病合併妊婦（妊娠糖尿病を含む），肝・腎障害を合併している場合，シックデイ時，周術期管理，スルホニル尿素薬（SU薬）の1次無効・2次無効の糖毒性時などであり，入院での導入が望ましい．

3 強化インスリン療法の実際

　血糖測定は毎食前・眠前の4検を基本として行う．
　強化インスリン療法を開始するときは，1日の総インスリン投与量を0.2〜0.3単位/kg（実測体重あたり）に設定して4回に分ける．

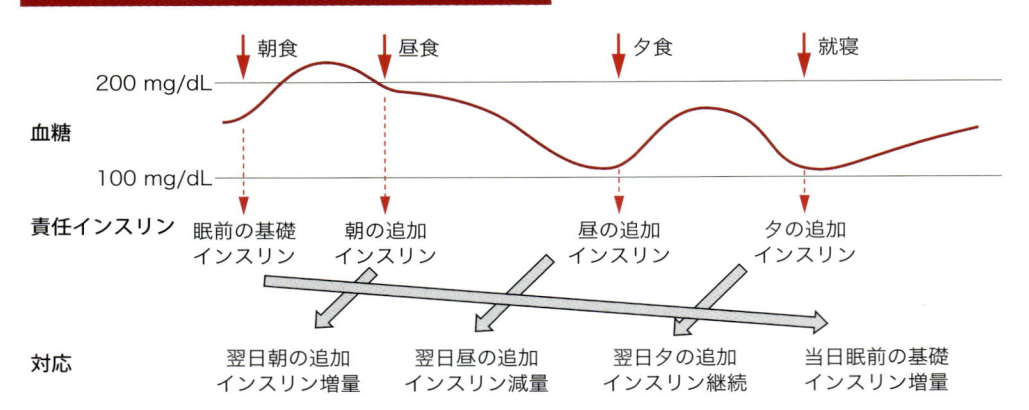

例）強化インスリン療法（4回注射）導入時の血糖経過

責任インスリン	眠前の基礎インスリン	朝の追加インスリン	昼の追加インスリン	夕の追加インスリン
対応	翌日朝の追加インスリン増量	翌日昼の追加インスリン減量	翌日夕の追加インスリン継続	当日眠前の基礎インスリン増量

目標の血糖経過

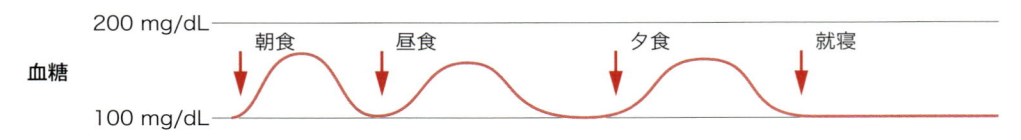

図3　責任インスリンの考え方に基づくインスリン調整

●処方例：体重60 kgの人に，0.3単位/kgで強化インスリン療法（インスリン頻回注射）を開始する場合
・インスリンアスパルト（ノボラピッド®）朝6単位，昼4単位，夕4単位（朝昼夕食直前）
・インスリンデテミル（遺伝子組換え）（レベミル®）4単位（眠前）
※朝はインスリン拮抗ホルモンの影響でインスリン必要量が多い

●ここがポイント

・責任インスリンの考え方に基づき，インスリンを調整する！
責任インスリンとは下記のような考え方である（図3）．
・朝から昼にかけての血糖上昇/低下では，朝の追加インスリン不足/過剰なので，朝の追加インスリンを増量/減量する．
・昼から夕にかけての血糖上昇/低下では，昼の追加インスリン不足/過剰なので，昼の追加インスリンを増量/減量する．
・夕から眠前にかけての血糖上昇/低下では，夕の追加インスリン不足/過剰なので，夕の追加インスリンを増量/減量する．
・眠前血糖から翌日朝の血糖上昇/低下では，基礎インスリン不足/過剰なので，基礎インスリンを増量/減量する．
・持効型インスリン（基礎インスリン）の調整
レベミル®やランタス®など持効型インスリンを増量する場合は，2〜3日おきに見直す．ただし，空腹時血糖が低いときはすぐに減量する．

●ここがピットフォール

・低血糖のときにインスリンをスキップしない！

低血糖の場合も責任インスリンを考える．しばしば，病棟で低血糖を起こしたらインスリンスキップとの指示があり，その後高血糖をきたす例をみかける．低血糖時はブドウ糖を摂取し，低血糖を起こした責任インスリンを次回から減量するべきであり，血糖が正常値まで上昇したら通常通りのインスリンを射つべきである．

ただし，2型糖尿病の糖毒性が解除されて内因性インスリン分泌が改善してきている状況では，明らかな低血糖を起こしていなくても予想を上回る血糖低下傾向があればインスリンを減量していくこともある．

・慢性の高血糖を早く下げすぎない！

著しい高血糖が長期に経過した例では，インスリンを増量し短期間で血糖を下げすぎてしまうと治療後有痛性神経障害をきたすことがある．個々によってインスリン抵抗性は異なるので，はじめて強化インスリン療法を開始するときは必ず少量から開始して血糖経過を確認しながらインスリンを調節する．

5. 経静脈栄養管理時のインスリン療法

静注で投与できるインスリンは**速効型インスリンのみ**である．また，経静脈的に栄養管理を行うときの補液はブドウ糖入りのものを使用する．

経静脈栄養管理でのインスリン療法は①補液内にインスリンを混注し，スライディングスケールを併用する方法，②持続静脈内インスリン注入療法がある．

1 補液内にインスリンを混注し，スライディングスケールを併用する方法

一般的に臨床の現場でよく使用されている方法である．補液中のブドウ糖5〜10gにつき速効型インスリン（ヒューマリン®Rまたはノボリン®R）1単位を混注し，6〜8時間ごとのスライディングスケールを用いる方法である．

●処方例：補液中ブドウ糖10gにつきヒューマリン®R or ノボリン®R　1単位で開始する場合
ブドウ糖−電解質液（ソルデム®3A）（500 mL）1Vにヒトインスリン（ヒューマリン®R or ノボリン®R）2単位混注
※血糖測定　6〜8時間ごと

＜スケール＞血糖値にあわせて皮下注

血糖値（mg/dL）	ヒューマリン®R or ノボリン®R
151〜200	2単位
201〜250	4単位
251〜300	6単位
301〜350	8単位
351〜	10単位

＊スケールは目標血糖にあわせて適宜変更する

> ●ここがポイント
> **高血糖が持続しているときはインスリン混注の割合を見直す！**
> シックデイ時などインスリン抵抗性が強く，スケールで使用するインスリン量が多いときは，補液内に混注するインスリン量の不足が考えられる．補液中ブドウ糖10 g→8 g→5 gにつきヒューマリン®R orノボリン®R 1単位というように，インスリン混注の割合を増やしていく．

2 持続静脈内インスリン注入療法（continuous intravenous insulin infusion：CVII）

ブドウ糖入りの補液と，持続静脈内インスリン注入療法（CVII）を併用する．CVIIは生理食塩液50 mLにヒューマリン®R orノボリン®R 50単位を混注し，1 mLあたりヒューマリン®R orノボリン®R 1単位にしたものを用いる（シリンジポンプを用いる）．

> ●処方例：補液中ブドウ糖10 gにつきヒューマリン®R orノボリン®R 1単位で開始し，目標血糖101〜150 mg/dLとする場合
> ・ブドウ糖-電解質液（ソルデム®3A）60 mL/時　主管のポンプで流量を一定にする．
> ・CVII 0.3 mL/時　シリンジポンプで側管から使う．
> ※血糖測定は開始時および開始後1時間ごとに行い，スケールを併用する．スケールにかからなくなったら，4〜6時間ごとへ変更は可能．
>
> ＜スケール＞
>
> | 血糖値（mg/dL） | CVII |
> |---|---|
> | 〜80 | －0.2 mL/時＋50%ブドウ糖（20 mL）1アンプル　静注 |
> | 81〜100 | －0.1 mL/時 |
> | 101〜150 | 0 |
> | 151〜200 | ＋0.1 mL/時 |
> | 201〜250 | ＋0.2 mL/時 |
> | 251〜 | ＋0.3 mL/時＋0.2 mL　ボーラス　静注 |
>
> ＊スケールは目標血糖にあわせて適宜変更する

> ●ここがポイント
> CVIIでは時間あたりのブドウ糖流量を一定にするよう，輸液計画を考える必要がある．ブドウ糖流量が変動する際はCVIIの流量を変更しなければならない．

> ● ここがピットフォール
> **補液中でも絶食管理時と食事開始時では血糖測定時間，スケールは変更する！**
> 上記の①スライディングスケール，②CVIIのスケールはいずれも絶食管理の場合における点滴内のブドウ糖に対するインスリン割合の高血糖を是正するためのものである．たまに病棟で，食事が開始になっているのに，食後血糖に対し，上記スケールを使用しているのを見かけるが，食後血糖にスケールを適用するのは低血糖のリスクが高く非常に危険である．食事と補液を併用するのであれば，各補液中のブドウ糖に対するインスリン割合を一定とし，食事による高血糖なのか，補液に対する高血糖是正が必要なのか混乱しないように気をつける．食事開始後は血糖測定を時間ごと→毎食前に変更し，食事に対しては追加インスリン（超速効型or速効型）の皮下注による補充が必要と考える．

6. インスリンと経口血糖降下薬の併用

頻回のインスリン注射が困難な高齢者や，内因性インスリン分泌が保たれている2型糖尿病の血糖コントロールに，持効型インスリンや混合型インスリンと経口血糖降下薬を併用することがある．

■1 BOT（basal supported oral therapy）とは？

持効型インスリンと経口血糖降下薬の併用による血糖コントロールを行う方法である．
1日1回のインスリン注射でよいので，インスリン導入が比較的簡単に行えるのが利点である．また，施設入所中や家族の協力などの制限により，インスリン注射が1日1回しかできないような場合も有用である．持効型インスリンは基礎インスリンの補充なので，1日のうち決まった時間であれば朝でも夕でもよいが，空腹時血糖をみながらインスリンを調整する．食後の高血糖は内服薬を併用しコントロールする．BOT開始前にメトホルミンやα‒グルコシダーゼ阻害薬（αGI），チアゾリジンなどのインスリン分泌に関与しない経口血糖降下薬を服用していた場合はそのまま継続する．

> ●処方例1：グリメピリド 1回3 mg 1日1回（朝食後）からBOTを開始する場合
> ・インスリングラルギン（ランタス®）1日1回　朝2～4単位（少量から開始，空腹時血糖をみながら徐々に増量する）
> ・グリメピリド（アマリール®）1回2 mg　1日1回（朝食後）
> ※もともと服用していた経口血糖降下薬があればそのまま継続するか，もしくは空腹時血糖が低下し低血糖を起こす可能性がある場合にはインスリン分泌促進薬（SU薬，DPP-4阻害薬）を減量した方がよい．
> ●処方例2：DPP-4阻害薬との併用
> ・インスリンデグルデク（トレシーバ®）1日1回　朝2～4単位
> ・シタグリプチン（グラクティブ®またはジャヌビア®）1回50 mg　1日1回（朝食後）

2 混合型インスリン

　混合型インスリンのみや，混合型インスリンと経口血糖降下薬の併用により血糖コントロールを行う方法である．

- 昼間は仕事などでインスリン頻回注射が困難な場合などは混合型インスリン2回射ちにしたり，場合によっては昼のみ内服を追加することがある．
- 認知症などで複数のインスリンを使い分けることができない場合は，ヒューマログ®ミックス50の2～3回注射で管理することもある．
- 強化インスリン療法で1日の必要インスリン量を確認しておくと，混合インスリンを選択する際に参考となる．追加インスリンの割合が多い場合はhigh mix製剤（ノボラピッド®50ミックス or 70ミックス），基礎インスリンの割合が多い場合はlow mix製剤（ノボラピッド®30ミックス or ヒューマログ®ミックス25）の使用を考える．
- 強化インスリン療法からlow mix製剤2回うちへ変更する場合，朝と昼のインスリン量を足して朝のインスリン量とし，夕と眠前のインスリン量を足して夕のインスリン量とする方法や，1日のインスリン総量を朝と夕のインスリン量が2対1になるように配分する方法がある．最初の設定はあくまでも暫定的であり，血糖経過をみながら責任インスリンを調整する．
- high mix製剤3回注に変更する場合，追加インスリン量をそのままhigh mix製剤に変更して責任インスリンを考えながらインスリン量を調整していくとよい．
- インスリン量の調整だけでは血糖制御できないときは，メトホルミンやαGI，チアゾリジンなどの経口血糖降下薬の併用を考慮する．

●処方例：強化インスリン療法インスリンリスプロ（ヒューマログ®）朝6単位，昼4単位，夕4単位，ランタス® 眠前4単位から
　　　　　混合製剤2回射ちに変更する場合
　　　　　インスリンリスプロ（ヒューマログ®ミックス25）朝10単位，夕8単位（朝夕食直前）
※夕食前の血糖高値となるようならミチグリニド（グルファスト®）1回5 mg　1日1回（昼食直前）内服を追加する．

●処方例：ノボラピッド®8単位，昼4単位，夕6単位，レベミル®眠前8単位から
　　　　　混合製剤3回射ちに変更する場合
　　　　　インスリンアスパルト（ノボラピッド®50ミックス）朝8単位，昼4単位，夕6単位（朝昼夕食直前）
※空腹時血糖高値ならメトホルミン（メトグルコ®）1回250 mg　1日2回（朝夕食後）を加える．
※食後血糖高値ならボグリボース（ベイスン®OD）1回0.2 mg　1日3回（朝昼夕食直前）を加える．

---

7. GLP-1製剤

　血糖値に依存してインスリン分泌を増強する作用があり，単独では低血糖をきたしにくい．食

欲低下・体重減少作用，胃内容排泄遅延作用が期待されていることから，過食や肥満による糖尿病患者の治療に有効ではないかと考えられている．

> ●ここがピットフォール
> **GLP-1製剤はインスリンの代わりではない！**
> インスリン依存状態の患者でインスリンから切り替えると，著明な高血糖や糖尿病アシドーシスを起こすことが報告されている．インスリン非依存状態の人に適応がある．インスリン療法から変更する際は専門医へのコンサルトが望ましい．

おわりに

高齢の糖尿病患者さんが増加するのに伴い，インスリン依存状態のためインスリン療法が必要となる高齢者も増えている．しかしながら，認知症などを併発し自己管理が難しい方も多い．高齢者の血糖管理も一様にHbA1c 7％以下をめざすのではなく，低血糖および著しい高血糖を予防しながら，最適な治療法を探っていくことも必要である．

文献・参考文献

1)「糖尿病専門医研修ガイドブック 改訂第5版」（日本糖尿病学会/編），診断と治療社，2012
2)「糖尿病治療ガイド2012-2013 血糖コントロール目標改訂版」（日本糖尿病学会/編），文光堂，2013

プロフィール

有村愛子（Aiko Arimura）
鹿児島大学病院糖尿病・内分泌内科

出口尚寿（Takahisa Deguchi）
鹿児島大学病院糖尿病・内分泌内科

鹿児島大学病院糖尿病・内分泌内科は2011年11月に誕生したばかりの講座です．
旧一，二，三内科の3つの医局から集合し，協力しあって診療にあたっています．
糖尿病・内分泌疾患はもちろん，特に糖尿病合併症の診療に力を入れています．
ぜひ，私たちと一緒に新しい教室で働いてみませんか．

第5章 脂質代謝異常・高尿酸血症治療薬の基本と新常識

1. 脂質代謝異常治療薬

平良 剛

Point

- LDL-Cの算出は基本的にFriedewald式により行う
- small, dense LDL，レムナントは催動脈硬化性が強く，高TG＋低HDL-Cのときに注意をはらう
- スタチン系は高LDL-Cが主な適応である
- フィブラート系はレムナント消去作用が強い
- 二次予防例ではEPAの併用も検討する

はじめに

　脂質異常症は動脈硬化性疾患，特に虚血性心疾患の主要なリスクファクターの1つである．ところが研修医とディスカッションしていると，「どうも脂質代謝は取っつきにくい」，「検査をどう組み立てていけばよいのかわからない」，「どの薬剤を使えばよいかわからない」という声をよく聞く．

　そこで本稿では，動脈硬化性疾患の予防，管理という観点から，検査の進め方，薬剤選択，治療目標について論じていく．また，一般検査ではないが，見逃せない脂質異常についても記す．

1. どう検査を進めるか

1 生化学的検査

　まずは総コレステロール（TC），高比重リポ蛋白コレステロール（HDL-C），トリグリセリド（TG）をチェックし，低比重リポ蛋白コレステロール（LDL-C）高値の有無，TG高値やHDL-C低値の有無により分けていくのが基本である．

1）LDL-Cの算出方法

　LDL-Cは直接定量法とFriedewald式（F式）で算出する方法があるが，直接定量法は検査キットにより結果にバラツキが出ることが指摘されているため，F式で算出することが勧められる．

　Friedewald式：LDL-C ＝（TC）－（HDL-C）－（TG/5）

　ただし，TGが400 mg/dLを超える例ではこの式が適用できないため直接定量法を使用したいところであるが，高TG例でもやはりLDL-C直接定量法で誤差を生ずる可能性が明らかとなっ

た[1]．このような例では，non HDL-C（= TC − HDL-C）を利用するとLDL-Cとレムナントコレステロールを総合的に評価することができる．

なお，食後の採血ではTG上昇などによりLDL-Cを過小評価する可能性が高いため，早朝空腹時，すなわち最後の食事からおおよそ12時間経過した後に採血することが肝要である．入院中の患者さんならあまり問題はないが，外来では同じ朝食抜きでも実は夜食をしていて厳密には空腹状態でないこともよく経験されるものである．

2）small，dense LDLとレムナントリポ蛋白

さて，LDL-Cを算出した段階でどのような異常が検出されたであろうか．動脈硬化の予防，管理という観点から，高LDL-C血症が主要なリスクファクターであることには異論はない．また低HDL-C血症にも同様に多数のエビデンスがある．しかし脂質異常症においては，これら以外にもリスクは存在する．主なものとしてsmall，dense LDL，レムナントリポ蛋白がある．つまり各パラメータの高低のみでなく下記のように各パラメータの組み合わせから推定される「リポ蛋白の質的異常」にも目を向ける必要がある，ということもできる．

- **small，dense LDL（sd LDL）**：コレステロール含有量が少なくTGに富むLDL粒子で，名称の通りサイズが小さく，高比重となっている．血中の停滞時間が長く，酸化を受けやすいという性質があり，スカベンジャー受容体（変性LDLの受容体）に取り込まれやすくなり，**催動脈硬化作用がより強い**という特徴を有する．家族性複合型高脂血症（familial combined hyperlipidemia：FCHL）や，糖尿病，メタボリックシンドロームなどで上昇する．
- **レムナントリポ蛋白**：レムナント（remnant）とは「残渣」という意味で，VLDLやカイロミクロンの代謝過程における中間代謝リポ蛋白である．Ⅲ型高脂血症でブロードβバンドとして認められるほか，糖尿病，メタボリックシンドロームで上昇しやすい．

両者とも糖尿病，メタボリックシンドロームで上昇しやすいというところに注目する必要がある．メタボリックシンドロームの診断基準には低HDL血症and/or高TG血症が含まれているし，2型糖尿病，特に肥満を伴う例では低HDL/高TG血症を呈する例をよく経験する．つまり**低HDL-Cを伴う高TG血症では，sd LDLやレムナントリポ蛋白を伴う可能性が高い**わけである．

これらの異常を検出するには，リポ蛋白電気泳動，アポ蛋白分析を行う．リポ蛋白電気泳動にはアガロースゲル電気泳動，ポリアクリルアミドゲル（PAG）電気泳動があるが，各分画の分離能がよいことから通常はPAG電気泳動を使用するとよい．アポ蛋白はA-Ⅰ，A-Ⅱ，B，C-Ⅱ，C-Ⅲ，およびEが主なものであるが，通常はアポA-Ⅰ，B，Eの3項目を測定すればよいと思われる．アポA-ⅠはHDL粒子数，アポBはLDL粒子数，アポEはレムナントリポ蛋白粒子数とそれぞれ比例すると考えてよい．

sd LDLは，PAG電気泳動ではよりHDL側（= 小粒子側）に泳動されるバンドとして認められ，具体的には相対泳動度で判断する．すなわちVLDLとLDLピークの距離をa，VLDLとHDLピークの距離をbとして，b/a＞0.4のときにsd LDLであると診断する（図1）．またコレステロール含有量が少ない，言い換えるとLDL-Cに対して相対的にアポB含有量が多い粒子（"hyperapob"と称する）であるからアポB/LDL-Cの比が増加する．家族性複合型高脂血症の診断基準では，アポB/LDL-C＞1.0の場合sd LDLであるとしている．ただ，PAG電気泳動ではsd LDLに相当する例でも，アポB/LDL-Cが0.8～1.0未満にとどまっていることをよく経験する．これまでの報

図1　ポリアクリルアミドゲル（PAG）電気泳動の1例
LDLバンドのさらに陽極側にsd LDLバンド（→）を認める．相対泳動度は0.47であった
なおこの例ではレムナント分画（▶）も存在する

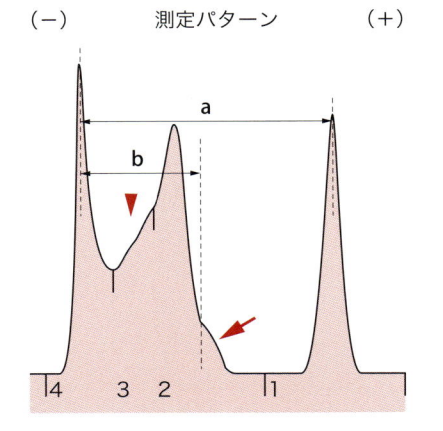

TC 226 mg/dL
HDL-C 35 mg/dL
TG 373 mg/dL
LDL-C（直接定量）155 mg/dL
LDL-C（F式）116 mg/dL
アポA-Ⅰ 103 mg/dL（119〜155）
アポB 141 mg/dL（73〜109）
アポE 5.5 mg/dL（2.7〜4.3）

アポB/LDL-C＝1.2
相対泳動度（b/a）＝0.47

告でもアポB/LDL-C＞0.8，あるいはLDL-C/アポB＜1.2でsd LDLとしているものもあり，この範囲も"gray zone"として注意してみていく必要があるのではないかと筆者個人は考えている．
　レムナントリポ蛋白は，PAG電気泳動でVLDLとLDLの中間に幅の広いバンドとして明瞭に認められる（図1）．

2 画像診断，生理学的検査

　すでに虚血性心疾患や末梢動脈疾患（peripheral artery disease：PAD）などを有する場合はともかく，脂質異常症を診断した時点で明確な動脈硬化を認めない例，すなわち一次予防に相当し，かつ診断時点で高リスク群にあたらないと判断される場合，どの時点で薬物療法を開始するか判断に迷うことがある．このような場合は画像診断や生理学的検査により動脈硬化の有無，程度を把握することが判断の一助となる．

- **頸動脈エコー検査**：頸動脈の狭窄度，プラークの検出および質的評価が可能である．測定指標としては内膜中膜複合体（intima-media thickness：IMT）を用いる．また，頸動脈局所の情報が得られるだけでなく，本検査でプラーク形成やIMT肥厚を認める場合に虚血性心疾患，PADが存在するリスクが高いと考えられている[2, 3]．
- **脈波伝導検査**：専用の機器を用いbrachial-ankle pulse wave velocity（baPWV）を測定することで，動脈壁の硬さの指標とする方法である．また同時に上下肢の血圧比（ankle brachial index：ABI）を測定できるため，PADのスクリーニングを兼ねることができる．

2. 各薬剤の特徴

1 HMG-CoA還元酵素阻害薬（スタチン系）

　本薬剤はコレステロール合成の律速酵素であるHMG-CoA還元酵素を拮抗的に阻害し，コレステロール合成を抑制することにより，細胞内コレステロールプールを減少させLDL受容体の合成

を促進する．その結果血中のLDL取り込みが促進され，LDL-C低下作用を発揮する．その作用は強力で，LDL-Cを20〜60％低下させる．さらに最近では，血管内皮細胞，平滑筋細胞，および血小板に対する作用を介して抗動脈硬化作用を発揮することが報告されている．この作用はLDL低下作用とは独立しているとされている．

本薬剤は**LDL単独高値（type Ⅱa），もしくはLDL，VLDL高値（type Ⅱb）**が最もよい適応となる．また，虚血性心疾患の二次予防に際しても，可能な限りLDL-Cを下げ，動脈硬化の退縮効果を期待し頻用される．現在わが国では6剤が使用可能である．

2 フィブラート系

フィブラート系は核内受容体であるperoxisome proliferator activated receptor（PPAR）αのリガンドとして作用する．PPARαを活性化することにより，①肝における脂肪酸の合成抑制および異化の促進，②LPL活性亢進，アポC-Ⅲの産生低下，③アポA-Ⅰ，A-Ⅱ合成を促進する結果，TG低下，HDL-C増加作用を発揮する．さらにレムナントリポ蛋白消去の作用が強い．

主な適応としては**高TG血症を示す例であり，Ⅱb型，Ⅲ型，およびⅣ型**が対象となる．ただ一部の例ではフィブラート開始後しばらくしてLDL-Cがかえって増加する場合があり，注意が必要である．

主な薬剤としてはベザフィブラート，フェノフィブラートが作用の強さから頻用される．

3 エゼチミブ

小腸粘膜に存在するコレステロールトランスポーターNPC1L1（Niemann-Pick C1 like 1）proteinを阻害することにより，食事および胆汁中コレステロール吸収を選択的に抑制する．一方で胆汁コレステロールの吸収阻害により，肝でのコレステロール合成は逆に亢進してしまう．そのため単独でのLDL-C低下作用は約－18％と報告されている．

●処方例
　エゼチミブ（ゼチーア®）　1回10 mg　1日1回（朝食後）

4 EPA（イコサペンタエン酸エチル）

n-3系多価不飽和脂肪酸であるEPAの高純度製剤である．EPAは肝でのVLDL合成を抑制しTGを低下させ，軽度ながらHDL-C上昇作用も有するが，数値上の改善度はそれほどではなくTGで約－20％程度である．

●処方例
　イコサペンタエン酸エチル（エパデール®）　1回900 mg　1日2回（朝・夕食直後）

上記以外にも多種の薬剤があるが，使用頻度がそれほど多くないこともあり，本稿では割愛する．脂質異常症治療の主要な目的である動脈硬化性疾患の予防，あるいは進展抑制という観点からは，まずは上述の薬剤を適切に使用できるようにすることが肝要である．

表1　各スタチン系薬剤の特徴

	一般名	主な商品名	性質	相互作用	LDL-C低下率(%)	通常量/最高用量
standard statin	プラバスタチン	メバロチン®	水溶性	少ない	20〜30	10/20 mg
	シンバスタチン	リポバス®	脂溶性			5/20 mg
	フルバスタチン	ローコール®	脂溶性			20/60 mg
strong statin	ピタバスタチン	リバロ®	脂溶性	少ない	35〜50	2/4 mg
	アトルバスタチン	リピトール®	脂溶性		30〜50	10/40 mg
	ロスバスタチン	クレストール®	水溶性	少ない	40〜60	2.5/20 mg

3. どの薬剤を選択するか？

　薬物治療をはじめる際には，これまで述べてきたようにどの分画が増加/減少しているかを把握したうえで食事指導，運動，減量を行いながら，それぞれに適した薬剤を選択することになる．

1 LDL-Cが単独で高値の場合

　この場合はスタチン系が第一選択となる．どの薬剤を選択するかであるが，各スタチンのLDL-C低下作用の強さに応じて"standard statin"，"strong statin"に分類するとわかりやすい．standard statinには，プラバスタチン，シンバスタチン，フルバスタチンが，strong statinにはピタバスタチン，アトルバスタチン，およびロスバスタチンが相当する．LDL-C低下の程度もここにあげた順に強くなると考えてよい（表1）．また，**スタチン系は夕食後投与となっているものが多いが，朝食後投与でも効果に差がないとする報告もあり，他薬剤との兼ね合いで，服薬コンプライアンスを重視して決めればよい．**

> ●処方例
> ①ロスバスタチン（クレストール®）　1回5 mg　1日1回（朝食後）

　家族性高コレステロール血症（familial hypercholesterolemia：FH）などスタチン単独では不十分な場合は，スタチン系に加え，エゼチミブを併用するのが理にかなっている．薬剤の特徴でも記したように，エゼチミブ単独では肝でのLDL合成が逆に亢進するが，スタチン系を併用することでLDL合成を抑制できるため，よりLDL-C低下作用を増強させることが可能である．

> ●処方例
> ①に加え，
> ②エゼチミブ（ゼチーア®）　1回10 mg　1日1回（朝食後）

2 低HDL-Cかつ高TGの場合

　このような異常を示す場合は，検査の項で記したようにレムナント分画やsd LDLが増加している可能性が高い．フィブラート系はTG低下，HDL上昇作用に加え，レムナントの消去に優れており，第一選択である．

フィブラート系はLDL-C低下作用も有するが軽度である．そのため高LDL血症合併例，あるいは経過中にLDLが上昇してくる例では，スタチン系，エゼチミブとの併用を検討する．どちらの添付文書にもフィブラートとの併用は慎重投与となっているが，最近の大規模研究でスタチンとフィブラート併用の有無による横紋筋融解症の発生に差がないことが明らかになっている[4]．二次予防や，高リスクを有する例など，必要な場合には注意しながら併用する．

●処方例
 ①ベザフィブラート（ベザトール®SR）　1回200 mg　1日2回（朝・夕食後）
 または
 ②フェノフィブラート（リピディル®）　1回106.6 mg　1日1回（朝食後）
 　極量　1日160 mgまで
 二次予防や高リスクを有する場合は，①，②に加え，
 ③シンバスタチン（リポバス®）　1回5 mg　1日1回（夕食後）など

---

3 高TG単独高値の場合

Ⅳ型高脂血症のパターンをとる場合であるが，これまでのところ動脈硬化性疾患の予防としての意義は今ひとつはっきりしていないのが現状である．ただし，著明な上昇をきたす例では急性膵炎発症の危険があるため，フィブラート系薬剤，もしくはEPA製剤の使用を考慮する．

4 低HDL-C単独

フィブラート系のHDL上昇作用が最も強いが，高TG血症を伴わないHDL-C単独低値の場合さすがに使用しづらい．薬物治療よりも運動など生活習慣の改善が現実的と思われる．ただし，空腹時採血では低HDL-C単独にみえても，食後にTG高値が明らかになる場合がある（食後高脂血症）．かような例ではフィブラート系の使用を検討してもよい．なお，残念ながら低HDL-C血症を特異的に治療する薬剤はいまだ登場していない．

4. 薬物治療開始のタイミングと治療目標

1 リスク区分

2012年版動脈硬化性疾患予防ガイドライン[5]では，まず糖尿病，慢性腎臓病（chronic kidney disease：CKD），非心原性脳梗塞，PAD合併例を高リスク群（カテゴリーⅢ）として分け（図2），さらに年齢，性別，血圧および喫煙の有無による絶対リスクで層別化して，低リスク（カテゴリーⅠ），中リスク（カテゴリーⅡ），高リスク（カテゴリーⅢ），および二次予防群に分けて管理するよう求めている（表2）．ガイドラインでは明記していないが，頸動脈エコーなどですでにプラークの存在や内膜中膜肥厚を認める場合は，高リスク群に準じて対応するのが妥当であると考える．

2 薬物治療開始のタイミング

薬剤による介入開始のタイミングであるが，各カテゴリーで示される脂質値を超えたら直ちに薬物治療を開始するという意味では当然ない．まず生活習慣の改善を行い，それでも管理目標に

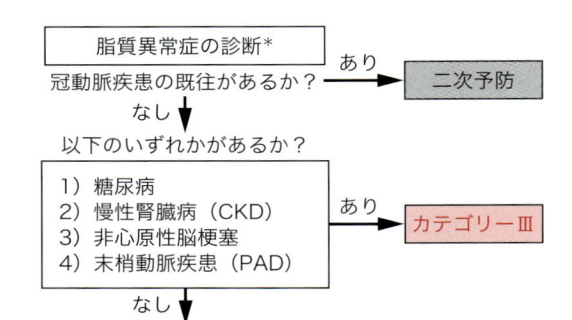

脂質異常症の診断*
冠動脈疾患の既往があるか？ →あり→ 二次予防
↓なし
以下のいずれかがあるか？
1）糖尿病
2）慢性腎臓病（CKD）
3）非心原性脳梗塞
4）末梢動脈疾患（PAD）
→あり→ カテゴリーⅢ
↓なし
冠動脈疾患の一次予防のための絶対リスクに基づく管理区分

NIPPON DATA80による10年間の冠動脈疾患による死亡確率（絶対リスク）	追加リスクの有無	
	追加リスクなし	以下のうちいずれかあり 1）低HDL-C血症（HDL-C＜40 mg/dL） 2）早発性冠動脈疾患家族歴（第1度近親者　かつ　男性55歳未満，女性65歳未満） 3）耐糖能異常
0.5％未満	カテゴリーⅠ	カテゴリーⅡ
0.5以上2.0％未満	カテゴリーⅡ	カテゴリーⅢ
2.0％以上	カテゴリーⅢ	カテゴリーⅢ

図2　LDL-C管理目標設定のためのフローチャート
＊家族性高コレステロール血症（FH）については本フローチャートを適用しない
一般社団法人日本動脈硬化学会「動脈硬化性疾患予防ガイドライン2012年版」[5]より引用

表2　リスク区分別脂質管理目標値

治療方針の原則	管理区分	脂質管理目標値（mg/dL）			
		LDL-C	HDL-C	TG	non HDL-C
一次予防 まず生活習慣の改善を行った後，薬物療法の適用を考慮する	カテゴリーⅠ	＜160	＞40	＜150	＜190
	カテゴリーⅡ	＜140			＜170
	カテゴリーⅢ	＜120			＜150
二次予防 生活習慣の是正とともに薬物治療を考慮する	冠動脈疾患の既往	＜100			＜130

・これらの値はあくまでも到達努力目標である．ただし二次予防ではLDL-C＜100 mg/dLを確実に達成するようにする
・LDL-Cは20〜30％の低下を目標とすることも考慮する
・non HDL-Cの管理目標は，高TG血症の場合に管理目標を達成した後の二次目標である．TGが400 mg/dL以上および食後採血の場合は，non HDL-Cを用いる
・いずれのカテゴリーにおいても管理目標達成の基本はあくまでも生活習慣の改善である
・カテゴリーⅠにおける薬物療法の適用を考慮するLDL-Cの基準は180 mg/dL以上とする
一般社団法人日本動脈硬化学会「動脈硬化性疾患予防ガイドライン2012年版」[5]より引用

達しない場合に，はじめて薬剤の使用を検討する．
　ただ，①低リスク群でもFHが疑われるLDL＞180 mg/dLの例，②二次予防例，でははじめから薬物療法を考慮する．

3 治療目標

　治療目標であるが，表2では各カテゴリー別治療目標がLDL-C，HDL-C，TG，およびnon HDL-Cに分けられているが，同列に記載されていることもあり今ひとつわかりにくい．これは管理目標をすべて同時に達成することを求めているのではない．動脈硬化の予防が目的なのであるから，まずはLDL-C低下を目標にする．そのうえで，高TG血症（and/or 低HDL血症）を伴う場合，つまりsd LDLやレムナントが存在する場合は，non HDL-Cを二次目標として達成に努めるとよい．ただTG＞400 mg/dLの場合はLDL-Cが不正確なため，non HDL-Cを一次目標とする．

　二次予防群ではLDL-C＜100 mg/dLを管理目標としている．ただし，一次予防群とはニュアンスが異なり，「確実に」達成するよう求めている．特に糖尿病，CKD，メタボリックシンドロームを重複する例ではLDL-C目標をさらに低くし，non HDL-Cも可能な限り達成することが重要である．

　ただ，LDL-C値の達成だけでは冠動脈イベント発生率は30％程度の抑制にとどまっているのが現状である．このような例では**EPA製剤の併用も検討する**．本剤は脂質に対する作用以外にも**血小板凝集の抑制，抗炎症作用を有しており，動脈硬化の予防，進展抑制が期待される**．実際，わが国で実施された大規模臨床試験では[6]，スタチンにEPAを追加投与した群で，虚血性心疾患イベント発症のさらなる抑制が証明された．もともと魚類摂取量が多いわが国での結果だけに意義があると考えられる．しかし，国民健康・栄養調査[7]によると，ここ10年の間に魚介類の摂取量が各年代で低下しており，特に若年層では絶対量も少ない．高LDL血症以外の残余リスク低減の目的で二次予防例や高リスク例にスタチンと併用することは理にかなっている．

文献・参考文献

1) Okamura, T., et al.：Low-density lipoprotein cholesterol and non-high-density lipoprotein cholesterol and the incidence of cardiovascular disease in an urban Japanese cohort study: The Suita study. Atherosclerosis, 203：587-592, 2009
2) O'Leary, D. H., et al.：Carotid-artery intima and media thickness as a risk factor for myocardial infarction and stroke in older adults. Cardiovascular Health Study Collaborative Research Group. N Engl J Med, 340：14-22, 1999
3) del, Sol A. I., et al.：Is carotid intima-media thickness useful in cardiovascular disease risk assessment? The Rotterdam Study. Stroke, 32：1532-1538, 2001
4) ACCORD Study Group：Effects of combination lipid therapy in type 2 diabetes mellitus. N Engl J Med, 362：1563-1574, 2010
5) 「動脈硬化性疾患予防ガイドライン2012年版」（日本動脈硬化学会／編），日本動脈硬化学会，2012
6) Yokoyama, M., et al.：Effects of eicosapentaenoic acid on major coronary events in hypercholesterolaemic patients（JELIS）：a randomised open-label, blinded endpoint analysis. Lancet, 369：1090-1098, 2007
7) 厚生労働省：平成23年国民健康・栄養調査結果の概要．2012

プロフィール

平良　剛（Tsuyoshi Taira）
那覇市立病院内科
メタボリック症候群先進県（ありがたくない称号ですが）の沖縄で，糖尿病，脂質異常症を中心に診療しています．metabolic disorderは，ある意味多くの疾患群に影響する（悪性腫瘍発症率の多さなど）とも言え，また実はdynamicに変動している「中なる異常」を，表面に現れる検査値異常をもとに推定・特定し，治療に結びつけるという知的興味が尽きることのない分野でもあります．この分野の充実が必要だと自らに言い聞かせながら，診療にのぞむ毎日です．

第5章 脂質代謝異常・高尿酸血症治療薬の基本と新常識

2. 高尿酸血症治療薬

篠原直哉

> **● Point ●**
> ・高尿酸血症治療薬の適応を見極める
> ・重篤な副作用が多いため，投与後の経過追跡は慎重に
> ・痛風発作時には，高尿酸血症治療薬は開始しない，中止しない，増量しない

はじめに

　高尿酸血症治療薬は一般的に慢性の病態に対する薬であるため，急性期病院で働く救急の先生や研修医の皆さんなど長期に患者を継続診療する機会の少ない先生にはあまりなじみのない薬かもしれない．しかし後で述べるように，**高尿酸血症治療薬は副作用や他薬剤との相互作用，痛風発作時の対応など，1回だけの救急診療や病棟入院患者においてもしっかり注意を払っておかないと患者に不利益を被る可能性がある薬剤である**．本稿では長期管理というよりも，処方の際やすでに内服中の患者を診療する際に最低限おさえておくべき事項に重点をおいて述べる．

1. 薬の種類

　ほかの疾患に比べ，高尿酸血症治療薬は実はレパートリーが非常に少なく，尿酸排泄促進薬3種類と尿酸生成抑制薬2種類のみである（表1）．
　新薬のフェブキソスタット（フェブリク®）については別途後述するので，まずはそれ以外の古典的薬剤について述べる．

表1　高尿酸血症治療薬

	尿酸排泄促進薬			尿酸生成抑制薬	
適応	・尿酸排泄低下型 ・副作用で尿酸生成抑制薬が使用不可			・尿酸生成過剰型 ・尿路結石の既往ないし保有 ・推算GFR＜30 mL/分/1.73 m^2 ・血清Cre 2.0 mg/dL以上 ・副作用で尿酸排泄促進薬が使用不可	
一般名	プロベネシド	ブコローム	ベンズブロマロン	アロプリノール	フェブキソスタット
商品名	ベネシッド®	パラミヂン®	ユリノーム®	ザイロリック®	フェブリク®
1日投与量	1回250 mg 1日2回 〜1回500 mg 1日4回	1回300 mg 1日1回 〜1回300 mg 1日3回	1回25 mg 1日1回 〜1回50 mg 1日2回	1回100 mg 1日1回 〜1回100 mg 1日3回	1回10 mg 1日1回から開始 維持量1回40〜60 mg 1日1回
併用注意	※多数あり 要確認	ワルファリンカリウムの効果増強	ワルファリンカリウムの効果増強	※多数あり 要確認	ビダラビン ジダノシン
併用禁忌					メルカプトプリン アザチオプリン
重大な副作用	・溶血性貧血 ・再生不良性貧血 ・肝壊死 ・ネフローゼ症候群	・Stevens-Johnson症候群 ・中毒性表皮壊死症	重篤な肝障害	・Stevens-Johnson症候群 ・中毒性表皮壊死症 ・ショック ・薬剤性過敏性症候群 ・再生不良性貧血 ・汎血球減少 ・劇症肝炎 ・腎不全 ・間質性肺炎 ・横紋筋融解症	・肝機能障害 ・過敏症

文献1より改変して転載

2. 適応

症例1

45歳，男性．
先日久しぶりに受けた健康診断にて血清尿酸値8.2 mg/dLと指摘され内科外来を受診した．そのほかの異常は指摘されず，特に自覚症状もない．

・高尿酸血症治療薬を処方しますか？

1 どういった人に投与するか

　そもそも高尿酸血症は何が問題なのかという点から考える．高尿酸血症が問題になる最も有名な疾患は痛風である．また痛風よりも頻度は少ないが尿酸結石による尿路結石がある．これらの疾患に罹患した患者については尿酸値を低下させて予防するというのは比較的わかりやすい．判

```
          ┌─────────────────┐
          │   高尿酸血症      │
          │ 血清尿酸値>7.0 mg/dL │
          └─────────────────┘
                   │
          ┌─────────────────┐
          │痛風関節炎または痛風結節│
          └─────────────────┘
           あり        なし
```

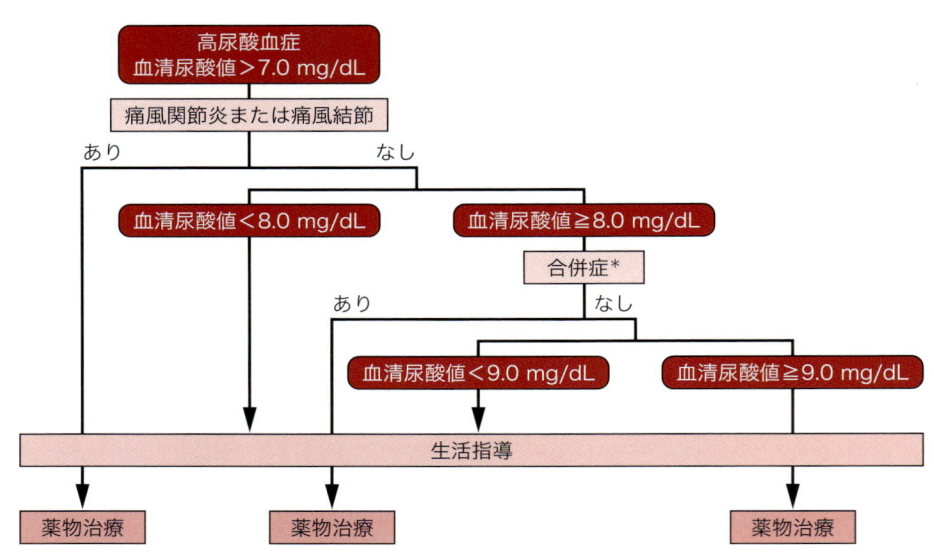

図1　高尿酸血症の治療指針
＊腎障害，尿路結石，高血圧，虚血性心疾患，糖尿病，メタボリックシンドロームなど（腎障害と尿路結石以外は血清尿酸値を低下させてイベント減少を検討した介入試験は未施行）
文献1より改変して転載

断に悩むのが，痛風関節炎を発症していない無症候性高尿酸血症患者への対応である．実は痛風関節炎と痛風結節"以外"での高尿酸血症についてはエビデンスが十分ではない．「高尿酸血症・痛風の治療ガイドライン 第2版」においても，血清尿酸値が高いことは潜在するそのほかの生活習慣病のマーカーとして捉えるようにし，検査や生活指導を十分に行うよう勧めており，積極的に薬剤投与することを推奨していない（図1）[1,2]．

無症候性の場合，血清尿酸値8.0〜9.0 mg/dL以上を一応の目安とするも状況に応じて薬物治療を考慮するのがよいと思われる．また，無症状で高尿酸血症治療薬を開始する患者の場合には，**新規開始することにより逆に痛風発作が誘発されやすくなる**ことをあらかじめ十分に説明しておくことが大切である．

痛風発作予防以外の適応に関して，高尿酸血症は高血圧発症リスクと相関するとされているが，心血管系疾患の危険因子であるか否かに関しては，相反する報告がなされており現時点では積極的に治療を推奨するほどのエビデンスに乏しい[1]．

2 どの種類を処方するか

どちらの病型にどちらの薬剤を処方しても尿酸値の低下に関しては一定の効果があるが，病型にあっていない薬剤を使用すると副作用の可能性が懸念されるため，可能な限り病型にあった処方を心がけるようにしたい．ただし，多忙な一般外来において，病型を正確に分類することは現実的には難しい場合がある．どちらのタイプか判断困難な際には，尿酸生成抑制薬から開始するのが無難であると考える（後述するように尿酸排泄促進薬は腎機能障害や尿路結石のリスクがある時点で使用することができないためである）．しかしその場合には少量から開始し，副作用の発現に注意しながら注意深く経過追跡する必要がある．

表2　腎機能に応じたアロプリノールの使用量

腎機能	アロプリノール投与量
Ccr＞50 mL/分	100〜300 mg/日
30 mL/分＜Ccr≦50 mL/分	100 mg/日
Ccr≦30 mL/分	50 mg/日
血液透析施行例	透析終了時に100 mg
腹膜透析施行例	50 mg/日

CCr：クレアチニン・クリアランス
文献1より転載

3 いつまで投与するか

「高尿酸血症・痛風の治療ガイドライン 第2版」では薬物治療中止の基準については言及されていない．そのため，現状治療指針（図1）を1つの目安にすると思われるが，いずれにしても患者に治療の必要性や意義などについて本人が納得したうえで治療していくことと，生活習慣の改善が重要であることを十分説明していくことが重要であると考える．

3. 処方の際の注意点

> **症例2**
> 57歳，男性．
> これまで何度か痛風発作にて治療をしたことがある．今回もいつもと同様に右母指起始部の強い疼痛がみられたため受診した．血清クレアチニン1.8 mg/dL，尿酸値は7.8 mg/dLであった．これまで尿酸値を下げる治療は受けたことがない．
>
> ・高尿酸血症治療薬を処方しますか？
> ・処方するとしたらどの薬剤をどのくらいの用量で使用しますか？

1 腎機能障害があるとき

腎障害時におけるベンズブロマロン（ユリノーム®）の安全性は十分に確認されていないため，**腎障害を合併している場合にはアロプリノールを選択する**．ただし，腎不全例においては，アロプリノールの重篤な副作用（骨髄抑制，皮膚過敏反応，肝障害）の頻度が高いことが報告されており[3]，**腎機能の程度に応じてアロプリノールの用量を注意深く調整する必要がある**（表2）．

2 注意すべき副作用

高尿酸血症治療薬は副作用が多く，また重篤なものが多いため処方の際には注意して経過を追跡する必要がある．特に，ベンズブロマロン（ユリノーム®）は劇症肝炎の報告があったことから，投与開始6カ月間は定期的な肝機能検査が義務づけられている．ほかの薬剤は義務づけられてはいないものの，やはり重篤な副作用が多数報告されているため投与開始後は少なくとも1カ

表3 高尿酸血症治療薬投与中，定期的にフォローするもの

		定期フォロー項目
	効果判定	尿酸
重篤な副作用	アレルギー	問診，皮膚所見など
	骨髄抑制	血算，血球分画
	肝障害	AST，ALT，ALP，γGTP，LDH
	腎障害	BUN，Cre，尿蛋白

開始当初は最低でも1カ月間隔で確認
その後も1〜3カ月に1度は確認するようにする

表4 高尿酸血症治療薬の痛風発作時の対応

高尿酸血症治療薬	痛風発作時の対応
すでに内服している	中止も増量もせずに継続
内服していない	急性期には新規開始しない まずはNSAIDやステロイドなどで炎症を抑え2週間後から開始

月の間隔で血液検査を行っていくべきである（表3）．

3 併用薬の確認

 注意すべき併用薬はいくつかあるが，頻度と重要度の面で特に覚えておくべきものにワルファリンカリウムがある．ベンズブロマロン（ユリノーム®）とブコローム（パラミヂン®）はワルファリンカリウムの**血中濃度を増加させる作用**があり，出血のリスクを増加させる可能性があるため注意を要する．

4 痛風発作時の対応

 一般的に高尿酸血症治療薬により血清尿酸値が低下することで，関節内の尿酸塩結晶（微小痛風結節）が関節腔内に脱落しやすくなり，関節炎（痛風）をきたしやすくなるといわれている．
 痛風発作の患者を診療する際，**高尿酸血症治療薬を内服していない未治療患者の場合には新規で高尿酸血症治療薬を開始してはいけない**．痛風患者を診たときに尿酸値が高いのを見つけると，つい高尿酸血症治療薬を処方したくなるが早まってはいけない．まずはNSAIDやステロイドなど痛風の炎症を抑える治療に専念し，後日外来にて高尿酸血症治療薬を開始するようにする．2週間後くらいに炎症が治まったのを確認したうえで少量から開始するのが無難である．すでに高尿酸血症治療薬を内服している人が痛風発作で受診した際には，基本的に高尿酸血症治療薬は同用量のまま継続とし，痛風発作の治療を行っていく．これは長期的な視点からみると，高尿酸血症の是正は一時的に起きる痛風発作よりも重要であろうと考えられているためである．ただし，さらなる尿酸値の低下は痛風発作を助長するので痛風発作中は高尿酸血症治療薬を増量することはしないようにする（表4）．

4. 高尿酸血症治療薬以外の薬

 尿酸値を低下させるとされている薬剤はいくつかある．そのなかでも，尿酸再吸収抑制作用をもちながら，ほかの生活習慣病薬として併用する頻度が高いものとしてロサルタンカリウム（ニューロタン®）とフェノフィブラート（トライコア®，リピディル®）があげられる．

1 ロサルタンカリウム（ニューロタン®）

　尿酸排泄増加作用を有するとされており，高血圧と高尿酸血症を合併している場合に有効である．ただし，ロサルタンカリウムとヒドロクロロチアジドの合剤（プレミネント®）に関しては使用しない方が望ましい．サイアザイド系利尿薬（ヒドロクロロチアジド）は尿酸排泄低下作用を有するとされており血清尿酸値の上昇をきたす可能性があるため，痛風発作には使用禁忌となっている[4]．

2 フェノフィブラート（トライコア®，リピディル®）

　フェノフィブラート（トライコア®，リピディル®）はロサルタンカリウムと同様，尿酸排泄増加作用を有し，高中性脂肪血症と高尿酸血症を合併した症例に有用である．ほかのフィブラート系薬剤にはこの作用はみられないとされている[5]．

5. 新薬

■ フェブキソスタット（フェブリク®）

　40年ぶりに高尿酸血症治療薬の新薬として2011年に承認された薬剤で，尿酸生成抑制薬に分類される．適応はこれまでの薬剤とは異なり，「痛風」，「高尿酸血症」となっている（実はほかの薬剤には「高尿酸血症」という適応は記載されていない）．本剤は腎と消化管の両方の排泄経路をもつとされており，推定GFR≧30 mL/分/1.73 m^{2}の場合には，投与量の調整は不要とされている．逆に，推定GFR＜30 mL/分/1.73 m^{2}の場合には安全性が確立しておらず慎重に投与する必要がある．また，尿酸生成抑制薬ではあるものの，尿酸排泄障害型へ投与しても副作用を増加させることがなかったとの報告がある[6]．なお，痛風発作時の対応は他薬剤と同様で炎症の沈静後（2週間後くらい）にフェブキソスタット（フェブリク®）10 mgでの開始が望ましい．

　現時点では他薬剤に比べ，重篤な副作用の報告は少ないが，まだ使用経験が少ない薬剤であるため処方の際は注意深く経過追跡する必要がある．

おわりに

　今回は主にわが国のガイドラインに準拠して述べたが，他地域のガイドラインをみると高尿酸血症治療薬の開始基準にはかなりばらつきがある．これは現時点でエビデンスが少ないためであり，実際のところ高尿酸血症治療薬開始の基準はあいまいである．他方，副作用には重篤なものが多いという面もあり，新規開始する際には十分にリスクとベネフィットを吟味して使用することを忘れないようにしたい．

文献・参考文献

1) 「高尿酸血症・痛風の治療ガイドライン（第2版）」（日本痛風・核酸代謝学会ガイドライン改訂委員会/編），メディカルレビュー社，2010
2) 「高尿酸血症・痛風の治療ガイドライン（第2版）2012年追補」（日本痛風・核酸代謝学会ガイドライン改訂委員会/編），メディカルレビュー社，2012

3) Hande, K. R., et al.：Severe allopurinol toxicity. Description and guidelines for prevention in patients with renal insufficiency. Am J Med, 76：47-56, 1984
4)「高血圧治療ガイドライン2009」（日本高血圧学会高血圧治療ガイドライン作成委員会／編），ライフサイエンス出版，2009
5) Uetake, D., et al.：Effect of fenofibrate on uric acid metabolism and urate transporter 1. Intern Med, 49：89-94, 2010
6) Goldfarb, D. S., et al.：Febuxostat in gout: serum urate response in uric acid overproducers and underexcretors. J Rheumatol, 38：1385-1389, 2011

プロフィール

篠原直哉（Naoya Shinohara）
沖縄県立南部医療センター・こども医療センター総合内科

第6章 分子標的薬・生物学的製剤の非専門医のための基本

1. 血液疾患における分子標的薬の基本

中野伸亮

Point

- 血液疾患領域における分子標的薬の進歩は著しく，生存予後を劇的に押し上げた薬剤も存在する
- 抗体薬，小分子薬の作用する部位，機序が異なることを理解する

はじめに

　腫瘍の発症や進展，疾患形成に関与する分子機構が明らかにされ，それらの分子を直接標的とする分子標的薬治療が造血器腫瘍治療においても臨床開発されている．分子標的薬は，抗体薬と小分子薬に大別される（表1）．それらは従来の抗癌薬治療と比較して，選択性・安全性に優れており，高い奏功性が示されているものが多い．

　抗体薬は主に細胞増殖因子などの細胞外分子や増殖因子受容体の細胞外ドメインなどの細胞表面分子を標的とする．標的分子に対して特異性が高いが，分子量が大きいために, infusion reaction（薬剤輸注後反応）など抗体薬特有の副反応を呈することがある．

　一方小分子薬は，抗体薬に比べ分子量がきわめて小さいため，細胞内に容易に取り込まれ，増殖因子受容体の細胞内ドメインのATP結合部位や，各種標的分子の触媒部位への特異的結合により活性を阻害する．経口投与で腸管から吸収されるため，内服薬であることが多い．抗体薬と比較して特異性が低いため，標的分子と類似した類縁分子に対しても活性を有する．

　分子標的薬の命名には，一定の様式があり，モノクローナル抗体は「〜mab」，と表記される．マウスモノクローナル抗体は「〜omab」，マウス抗体の定常領域をヒト由来のものに置き換えたキメラ抗体は「〜ximab」，ヒト化抗体は「〜zumab」などと表記される．対して，小分子薬の語尾は「〜ib」と表記され，inhibitor（阻害薬）を意味する．キナーゼ阻害薬は「〜nib」，プロテアソーム阻害薬は「〜mib」，mTOR阻害薬は「〜limus」などと表記される（表2）．

　本稿は，造血器領域において，主に実臨床でよく使用されている分子標的薬の解説を行いたい．

1. 抗体薬

　モノクローナル抗体は非抱合型，抗腫瘍性化学物質抱合型，放射性同位元素抱合型に分類される．
- 非抱合型の作用機序は，抗体が細胞表面抗原に結合し，抗体依存細胞介在性細胞障害作用（antibody-dependent cell-mediated cytotoxicity：ADCC）や補体依存性細胞障害作用

表1 抗体薬と小分子薬の違い

	抗体薬	小分子薬
大きさ	大きい	小さい
標的	主に細胞表面蛋白	細胞内受容体蛋白
選択性	大きい	小さい
中枢移行	しにくい	しやすい
infusion reaction	頻度大	稀

表2 分子標的薬の命名

分子標的薬		名前の語尾	そのほか
抗体薬	モノクローナル抗体	〜mab	
	マウスモノクローナル抗体	〜omab	
	キメラ抗体	〜ximab	マウス抗体の定常領域をヒト由来のものに置き換えた抗体
	ヒト化抗体	〜zumab	
小分子薬		〜ib	Inhibitor（阻害薬）の意味
キナーゼ阻害薬		〜nib	
プロテアソーム阻害薬		〜mib	
mTOR阻害薬		〜limus	

(complement-dependent cytotoxicity：CDC) を誘導する機序（図1）と，アポトーシスを誘導する機序がある．
・抗腫瘍性化学物質抱合型は，標識細胞表面の抗原に反応すると，抗原抗体複合体が細胞内に取り込まれ，殺細胞効果を発揮する．
・放射性同位元素抱合型は，放射性同位元素から放射されるβ線により直接結合しない腫瘍細胞にも効果を発揮する．

血液疾患においては，疾患の主体が血球細胞であることが多く，主に血球細胞膜表面蛋白をターゲットとした以下の抗体薬が実臨床では使用されている．

1 抗CD20抗体：rituximab（リツキサン®）

B細胞分化抗原のなかで，CD19やCD22は抗体と結合すると細胞内に取り込まれるのに対し，CD20は特異抗体が反応しても抗原変調は生じず，細胞内にも取り込まれない．したがって，CD20は非抱合型や放射線同位元素抱合型抗体の標的とされ，CD19やCD22は抗腫瘍性化学物質抱合型抗体の標的とされている．

ヒト・マウスキメラ型モノクローナル抗体のrituximab（リツキシマブ）はヒトIgG1 κの定常部位とIgG1型マウス抗CD20抗体（IDEC-2B8）の可変領域がキメラ化された非抱合型抗体である[1]．したがって，B細胞腫瘍に発現しているCD20抗原と結合する可変部はマウス由来，定常部位がヒト由来であり，ヒト補体系を介したCDCや免疫担当細胞を介したADCCの活性化効率が増強されている．rituximabは骨髄抑制を生じないこと，先行投与すると腫瘍細胞の化学療法感受性を高めることから，R-CHOP療法に代表されるようなrituximab併用化学療法がB細胞腫瘍に対する標準治療となっている（図2）．

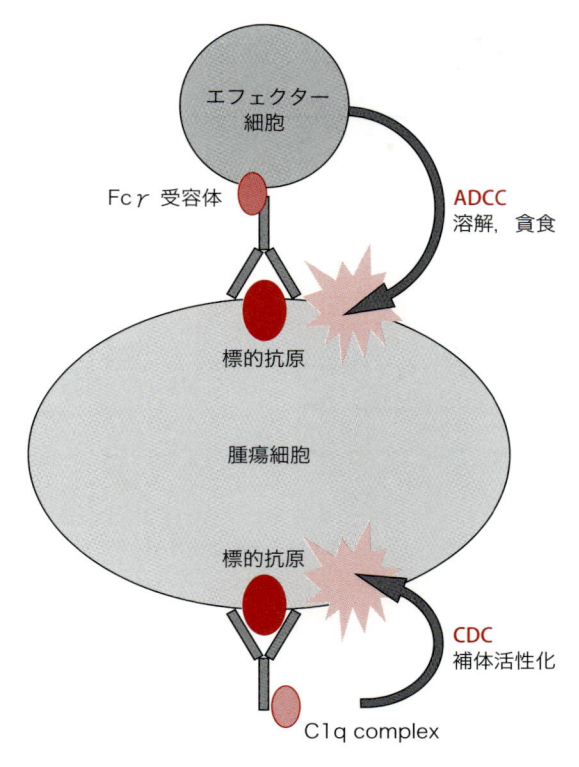

図1　ADCC 活性および CDC 活性の機序
ADCC の機序は，標的抗原と結合した抗体の Fc 領域を介し，エフェクター細胞（NK 細胞など）の活性があがることによる抗腫瘍作用．CDC の機序は，標的抗原と結合した抗体が補体を活性化し，補体依存性の抗腫瘍作用を呈する

2 放射性同位元素標識抗 CD20 抗体：ibritumomab tiuxetan（ゼヴァリン®）

マウス抗 CD20 モノクローナル抗体（IDCEC-2B8）と yttrium-90（^{90}Y）を抱合した ibritumomab tiuxetan（イビリツモマブチウキセタン）がわが国では使用されている．放射性同位元素から放射されるβ線が主たる抗腫瘍効果を有するので，抗体に結合した B 細胞腫瘍細胞のみならず，隣接するほかの腫瘍細胞にも効果を有する．

治療用β線源である ^{90}Y-ibritumomab tiuxetan 投与の 6 〜 8 日前に，γ線源である ^{111}In-ibritumomab tiuxetan によるシンチグラフィーを行い，生体内での分布を事前予測したうえで ^{90}Y-ibritumomab tiuxetan の投与を行う必要がある．

^{90}Y-ibritumomab tiuxetan の主な有害事象は軽度の骨髄毒性であるが，外来治療が可能で，rituximab と比較して高い抗腫瘍効果が期待できる[3]．

3 抗 CD33 抗体：gemtuzumab ozogamicin（マイロターグ®）

CD33 抗原は顆粒球単球系と巨核球系前駆細胞に発現を認めるが，正常造血幹細胞の発現は弱陽性ないし陰性と報告されている．一方，急性骨髄性白血病（acute myeloid leukemia：AML）のうち，90 ％以上に発現しており，AML の標的抗原となり得る．

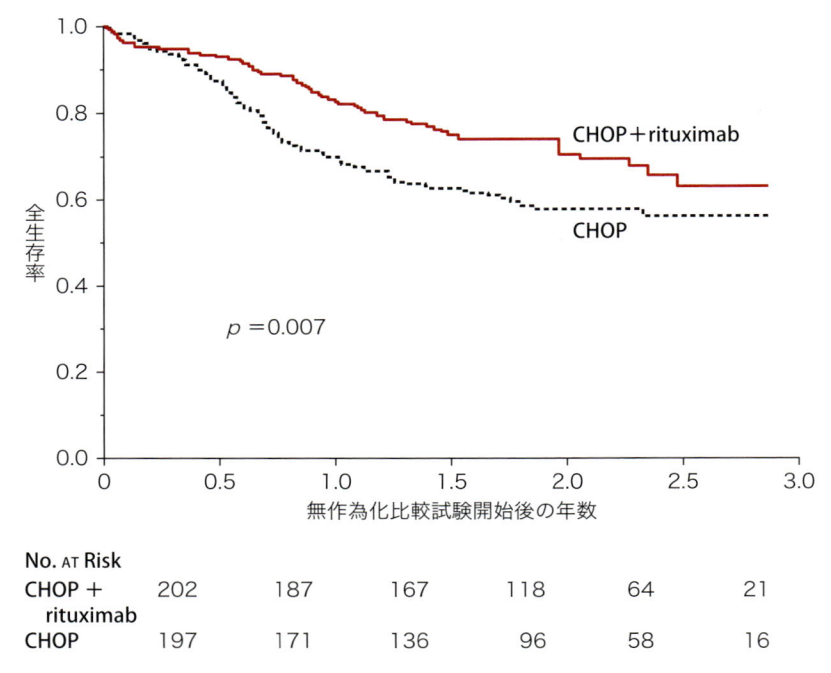

図2　60〜80歳の高齢者びまん性大細胞型B細胞リンパ腫に対するリツキサン併用CHOP療法とCHOP療法の全生存率の比較
文献2より引用

　gemtuzumab ozogamicin（GO：ゲムツズマブオゾガマイシン）は，ヒト化IgG4抗CD33モノクローナル抗体とcalichiamicin（カリキアマイシン）誘導体が遊離し細胞障害活性を発揮する抗腫瘍性化学物質抱合型抗体薬である．再発・治療抵抗性AMLに対するGO単独療法で約20〜30％の奏功率が報告されている．しかし，近年，未治療患者に対する標準的な初回寛解導入療法へのGO併用効果，および大量シタラビン療法による地固め療法後のGOの追加効果に関する市販後臨床研究（SWOG S0106試験）の結果，生存成績に利益を認めず，逆に化学療法単独群に対してGO併用群で有害事象の発現率が高かったという結果を踏まえ，米国においては販売元のファイザー社が自主的に販売中止とFDAへの承認を取り下げている．わが国では，単剤使用である点，および再発・難治性のCD33陽性AMLに限った使用と添付文書上明記されており，現在でも臨床使用は可能である．主な有害事象は，infusion reaction，骨髄抑制，静脈閉塞性肝疾患〔肝VOD（veno-occlusive disease）〕などである．

● **クローズアップ**

infusion reactionとは？

infusion reaction（薬剤輸注後反応）は，一般的にモノクローナル抗体薬投与中または投与開始後24時間以内に現れる急性期の有害事象の総称である．通常は初回投与後24時間以内に発生するが，投与開始から24時間以降，また2回目投与以降に発現することもある．

症状としては，過敏症やアレルギー症状などと類似している．軽症〜中等症の場合，発熱，悪寒，嘔気，嘔吐，頭痛，咳，めまい，発疹などが認められる．重症例では，アナフィラキシー様症状，肺障害，呼吸困難，低酸素，気管支痙攣，心障害，間質性肺炎，ショック，頻脈，心筋梗塞などが認められ，死亡に至る例もある．

投与前に抗ヒスタミン薬と解熱鎮痛薬の投与や，ステロイドの投与にて予防を試みるが，発生した場合は，アレルギーに対する対応に準じ，抗ヒスタミン薬，ステロイド，酸素投与など，重症度に応じた対応を行う．

infusion reactionの発生機序は明確にされていないが，多くの過敏症で認められるIgEを介したI型アレルギー反応とは異なると考えられている．高率にinfusion reactionを引き起こすrituximabの検討では，大半の患者で投与90分後にサイトカイン高値を示しており，また，サイトカイン高値である症例ほど重症infusion reactionを認めた[4]．このことからも，infusion reactionの発生機序として，サイトカインによる一過性の炎症やアレルギー反応を引き起こすことが推測される．

4 抗CCR4抗体：mogamulizumab（ポテリジオ®）

わが国で創薬された，はじめてのモノクローナル抗体医薬である．CCケモカインレセプター4（CCR4）に対するヒト化抗体薬で，脱フコース化による強いADCC活性をもち，成人T細胞白血病/リンパ腫（adult T cell leukemia/lymphoma：ATLL）に対して2012年に世界に先駆けわが国において保険収載されている．

正常のCD4陽性T細胞のサブユニットのうち，Th2細胞，Th17細胞，および制御性T細胞（T-reg）にCCR4は発現しているとされるが，ATLLはT-regを起源としていると考えられ，ATLL患者のうち，約90％以上でCCR4の発現を認めている．わが国で行われた治験では，再発難治性のATLLに対して，約50％の奏功率（部分寛解以上）を認めており[5]，今後の治療成績の向上に期待がもたれる．一方，Infusion reactionが高率に認められるほか，先に述べたように，正常のCD4陽性T細胞にもCCR4が発現するため，免疫バランスが不安定となり，皮膚障害[6]やB型肝炎の再活性化[7]などの有害事象が報告されている．

2. 小分子薬

分子量が小さく，血液脳関門も通過可能であり，細胞膜内の細胞質や核内に侵入し，標的蛋白質と結合し，その蛋白質の活性作用を阻害する．血液疾患領域で使用されている小分子薬として代表的なものとしては，以下のチロシンキナーゼ阻害薬，プロテアソーム阻害薬，ヒストン脱アセチル化酵素阻害薬が実臨床で使用されている．

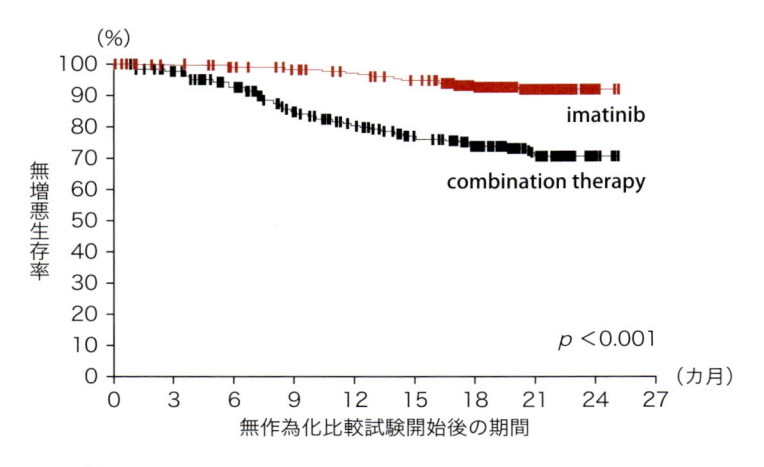

図3 慢性期慢性骨髄性白血病に対するインターフェロンα併用低用量シタラビン療法とイマチニブ単独療法の無増悪生存率の比較
文献8より引用

1 チロシンキナーゼ阻害薬（TKI）：imatinib（グリベック®），dasatinib（スプリセル®），nilotinib（タシグナ®）

　チロシンキナーゼは，蛋白のチロシン残基を特異的にリン酸化する酵素である．チロシンキナーゼが活性化されると，受容体あるいは標的蛋白のリン酸化により，細胞内の分子群が活性化し，シグナル伝達が開始される．慢性骨髄性白血病（chronic myelocytic leukemia：CML）は，BCR-ABL遺伝子から翻訳される蛋白がABLチロシンキナーゼ活性を示すことが発症原因となる．また，一部の急性リンパ性白血病（acute lymphoblastic leukemia：ALL）においても，発症原因となっている．チロシンキナーゼ阻害薬（tyrosine kinase inhibitor：TKI）であるimatinib（イマチニブ）や第二世代のTKI〔dasatinib（ダサニチブ），nilotinib（ニロチニブ）〕はATP結合部分にATPと競合的に結合し，BCR-ABLの活性を阻害する（図3）．

　TKIの主な有害事象としては骨髄抑制であるが，そのほか，各TKIで異なるものが報告されている．dasatinibにおいては，胸水貯留が特徴的な有害事象とされており，ほかにも，心電図上QT延長，肝障害などが報告されている．nilotinibにおいてもQT延長や膵炎が特徴的な有害事象とされている[9]．imatinib投与中の患者において，男女問わず催奇形性のリスクが報告され，imatinibのみでなく，ほかの第二世代TKIにおいても，投与中は避妊指導が必要となる．また，T315IなどのTKI耐性の遺伝子変異をもつCML，ALLが存在し，これらはTKIのみの治療は困難であり，このような場合，若年者においては同種移植が考慮される．

2 プロテアソーム阻害薬：bortezomib（ベルケイド®）

　ユビキチン–プロテアソーム系は，細胞内のさまざまな蛋白分解の主要経路の1つであり，遺

伝子の転写，細胞周期の抑制，アポトーシス，シグナル伝達などの重要な役割に関与する．プロテアソームが調節する転写因子NF-κBは，腫瘍細胞の増殖，アポトーシス，サイトカインなどの遺伝子転写調節に重要な役割を果たしている．

NF-κBは，その阻害蛋白であるIκBと結合して細胞質内に不活性型として存在しているが，IκBがプロテアソームで分解されるとNF-κBが活性化されて核内に移動し，腫瘍細胞を増殖させる．

プロテアソーム阻害薬であるbortezomib（ボルテゾミブ）は，恒常的NF-κB活性化が認められる多発性骨髄腫に対して臨床応用されており，IκBの分解抑制によりNF-κBの活性を阻害することで，骨髄腫細胞にアポトーシスを誘導する．

bortezomibの主な有害事象は末梢神経障害であるが，血小板減少，胸水，間質性肺炎などもある．最近，皮下投与が認められ，有害事象の発症軽減が期待されている[10]．

3 ヒストン脱アセチル化酵素（HDAC）阻害薬：vorinostat（ゾリンザ®）

ヒストン脱アセチル化酵素（histone deacetylase：HDAC）は，クロマチン構造において主要な構成因子であるヒストンの脱アセチル化を行う酵素であり，遺伝子転写制御における重要な役割を果たしている．HDACファミリーの分子は，現在クラスⅠ～Ⅳに分けられ，全部でHDAC1～11まで同定されている．

vorinostat（ボリノスタット）は，抗腫瘍薬としては初のHDAC阻害薬であり，わが国でも，皮膚T細胞性リンパ腫（cutaneous T cell lymphoma：CTCL）に対して使用可能である．クラスⅠ（HDAC1，2および3）およびクラスⅡ（HDAC6）のHDACの触媒ポケットに直接結合し，HDACの酵素活性を低濃度で阻害する．再発・難治のCTCLを対象とした国内第Ⅰ相試験においては，6例中2例に奏効した[11]．今後は単剤投与以外に，ほかの抗腫瘍薬との併用療法などで期待されている．有害事象としては，嘔気嘔吐，血小板減少，腎機能低下，などである．

文献・参考文献

1) Teeling, J. L., et al.：Characterization of new human CD20 monoclonal antibodies with potent cytolytic activity against non-Hodgkin lymphomas. Blood, 104：1793-1800, 2004
2) Coiffier, B., et al.：CHOP chemotherapy plus Rituximab combined with CHOP alone in elderly patients with Diffuse large-B-cell lymphoma. N Engl J Med, 346：235-242, 2002
3) Witzig, T. E., et al.：Phase I/II trial of IDEC-Y2B8 radioimmunotherapy for treatment of relapsed or refractory CD20（＋）B-cell non-Hodgkin's lymphoma. J Clin Oncol, 17：3793-3803, 1999
4) Winkler, U., et al.：Cytokine-release syndrome in patients with B-cell chronic lymphocytic leukemia and high lymphocyte counts after treatment with an anti-CD20 monoclonal antibody（rituximab, IDEC-C2B8）. Blood, 94：2217-2224, 1999
5) Ishida, T., et al.：Defucosylated anti-CCR4 monoclonal antibody（KW-0761）for relapsed adult T-cell leukemia-lymphoma: a multicenter phase II study. J Clin Oncol, 30：837-842, 2012
6) Ishida, T., et al.：Stevens-Johnson Syndrome associated with mogamulizumab treatment of adult T-cell leukemia / lymphoma. Cancer Sci, 104：647-650, 2013
7) Nakano, N., et al.：Reactivation of hepatitis B virus in a patient with adult T-cell leukemia-lymphoma receiving the anti-CC chemokine receptor 4 antibody mogamulizumab. Hepatol Res, 2013, in printing
8) O'Brien, S. G., et al.：Imatinib compared with interferon and low-dose cytarabine for newly diagnosed chronic-phase chronic myeloid leukemia. N Engl J Med, 348：994-1004, 2003
9) O'Brien, S., et al.：NCCN Task Force report: tyrosine kinase inhibitor therapy selection in the management of patients with chronic myelogenous leukemia. J Natl Compr Canc Netw, Suppl 2：S1-25, 2011
10) Arnulf, B., et al.：Updated survival analysis of a randomized phase III study of subcutaneous versus intravenous bortezomib in patients with relapsed multiple myeloma. Haematologica, 97：1925-1928, 2012

11) Wada, H., et al.：Phase I and pharmacokinetic study of the oral histone deacetylase inhibitor vorinostat in Japanese patients with relapsed or refractory cutaneous T-cell lymphoma. J Dermatol, 39：823-828, 2012

プロフィール

中野伸亮（Nobuaki Nakano）
今村病院分院血液内科
2004年，鹿児島大学医学部卒．沖縄県立中部病院内科初期研修終了後，今村病院分院血液内科入局．2009年5月より虎の門病院血液内科にて主に臍帯血移植の研鑽を積み，2011年4月より現職．主なライフワークは，造血幹細胞移植，および成人T細胞白血病/リンパ腫．

第6章 分子標的薬・生物学的製剤の非専門医のための基本

2. 関節リウマチ治療における生物学的製剤の基本

尾崎貴士，山下裕之

● Point ●

- 中等度疾患活動性以上の関節リウマチ（RA）に関しては，アンカードラッグであるMTXを中心に行うことが妥当であるが，それでも効果が得られない場合は，生物学的製剤を考慮すべきである
- わが国で承認されているRAに用いる生物学的製剤として7つの製剤が開発されおり，標的分子別にみると，炎症性サイトカインを標的とした製剤と細胞表面分子を標的とした製剤がある
- TCZは，発熱や炎症反応をほかの生物学的製剤以上に強く抑制するため，感染を合併しても症状がマスクされやすく診断が遅れる懸念があるので注意が必要である
- 投与前に結核およびB型肝炎のスクリーニング，投与時にinfusion reactionに注意することが重要である

はじめに

　関節リウマチ（rheumatoid arthritis：RA）は，関節滑膜を炎症の主座とする慢性の炎症性疾患である．関節炎が進行すると，軟骨・骨の破壊を介してADL障害およびQOL低下が起こる．したがって，RAの発症早期から適切な治療を行わなくてはならない．
　Methotrexate（MTX：メトトレキサート）と生物学的製剤が登場してから寛解導入率は飛躍的に改善した．従来の抗リウマチ薬（disease modifying anti-rheumatic drug：DMARD）では，MTXが最も寛解導入率が高く，十分に使用する（16 mg/週まで可能）ことによって**MTX単独でも30％の患者で臨床的寛解に導ける**といわれているが，生物学的製剤を使用した場合と比べて骨破壊の抑制効果は不十分である．生物学的製剤を併用することによって，**おおむね60％程度が構造的寛解までもたらすことが可能**といわれる．したがって，MTX単独で寛解した**約30％の症例は，MTXのみで治療されたために骨破壊が進行した症例**といえる．このような症例を少しでも減らすために生物学的製剤を検討すべきである．

1. 生物学的製剤の種類（表1，図1）

　わが国で承認されているRAに用いる生物学的製剤として，7つの製剤が開発されている．標

表1 わが国の承認生物学的製剤の種類

	インフリキシマブ (infliximab:IFX)	エタネルセプト (etanercept:ETN)	アダリムマブ (adalimumab:ADA)	ゴリムマブ (golimumab:GLM)	セルトリズマブペゴル (certolizumab pegol:CZP)	トシリズマブ (tocilizumab:TCZ)	アバタセプト (abatacept:ABT)
製品名	レミケード®	エンブレル®	ヒュミラ®	シンポニー®	シムジア®	アクテムラ®	オレンシア®
構造	キメラ抗体	TNFR-IgG1融合蛋白	ヒト型抗体	ヒト型抗体	PEG化ヒト型抗体	ヒト化抗体	CTLA4-IgG1融合蛋白
標的分子	TNF-α	TNF-α/LT1	TNF-α	TNF-α	TNF-α	膜型、可溶性IL-6受容体	T細胞 [CD80/86 (APC)]
投与量	3 mg/kg、効果不十分な場合は10 mg/kg (8週ごと) まで増量可	25〜50 mg	40 mg、効果十分な場合80 mg	50〜100 mg	200〜400 mg	8 mg/kg	162 mg	体重60 kg未満:500 mg、60〜100 kg:750 mg、100 kg以上:1,000 mg	125 mg
投与方法	点滴	皮下注 (自己注射可)	皮下注 (自己注射可)	皮下注 (自己注射不可)	皮下注 (自己注射可)	点滴	皮下注 (自己注射可)	点滴	皮下注 (自己注射可)
投与間隔	0、2、6週、その後8週ごと (最大6 mg/kg、4週ごとまで短縮可)	週1〜2回 (最大50 mg/週)	2週に1回	月に1回	400 mgを0、2、4週、その後は200 mgを2週ごと (症状安定後は400 mgを4週ごとでも可)	月に1回	2週に1回	0、2、4週、その後4週ごと	週に1回 (負荷投与として、初回投与時のみ点滴製剤を併用可)
MTX併用	必須	どちらでもよい	どちらでもよい	どちらでもよい	どちらでもよい	どちらでもよい	どちらでもよい	どちらでもよい
薬価 (月)	100,539/V (100 mg)	15,309/V (25 mg) 30,206/V (50 mgシリンジ) 30,384/V (50 mgペン)	71,097/V (40 mg)	142,184/V (50 mg)	71,297/V (200 mg)	88,094/V (400 mg) 44,535/V (200 mg) 18,076/V (80 mg)	38,056/V (シリンジ) 38,200/V (オートインジェクター)	53,467/V (250 mg)	27,171/V (125 mg)
市販	2003年7月	2005年3月	2008年6月	2011年9月	2013年3月	2008年4月	2013年5月	2010年9月	2013年8月

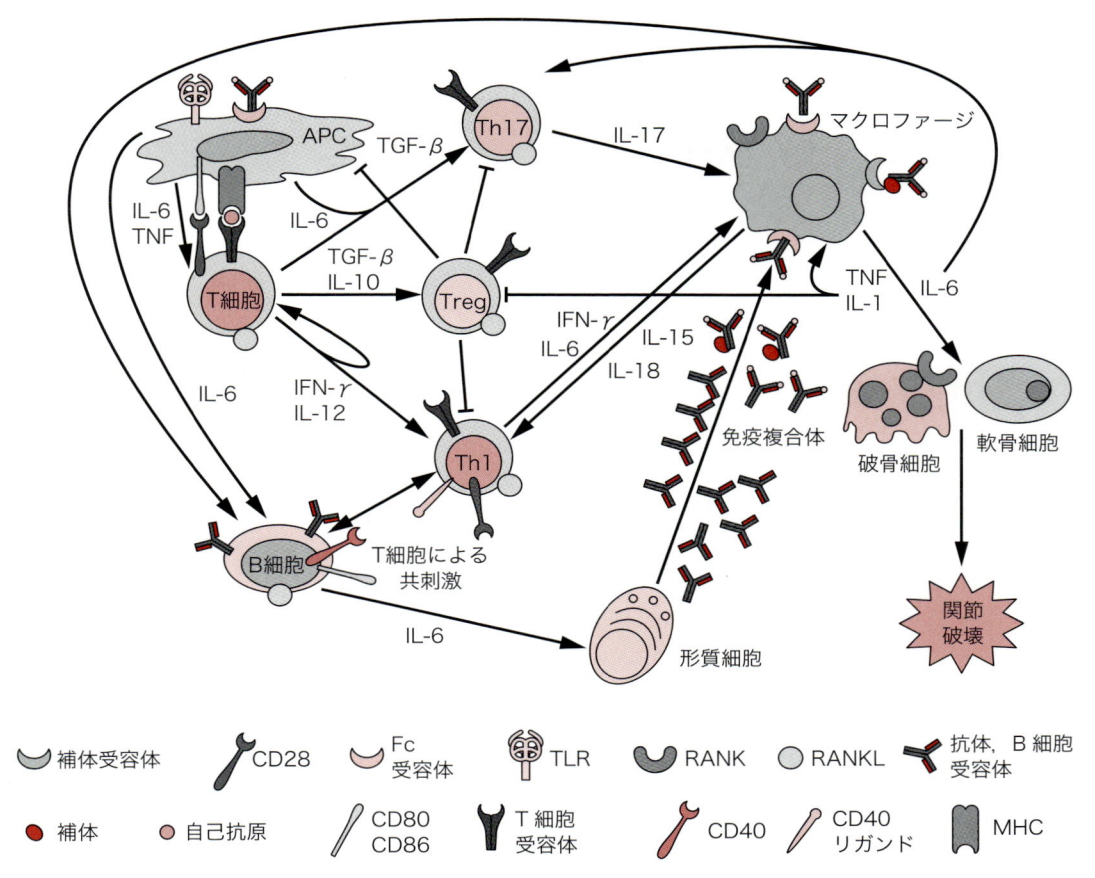

図1　RAの病態とサイトカイン
APC：抗原提示細胞，Treg：制御性T細胞，Th1：Th1細胞，Th17：Th17細胞，TLR：Toll-like受容体，RANKL：receptor activation of nuclear factor-κB ligand，MHC：主要組織適合遺伝子複合体
文献1より引用

的分子別にみると，炎症性サイトカインを標的とした製剤と細胞表面分子を標的とした製剤がある．前者には，腫瘍壊死因子（TNF）を標的としたTNF阻害薬として**インフリキシマブ**（infliximab：IFX，レミケード®），**エタネルセプト**（etanercept：ETN，エンブレル®），**アダリムマブ**（adalimumab：ADA，ヒュミラ®），**ゴリムマブ**（golimumab：GLM，シンポニー®）および**セルトリズマブペゴル**（certolizumab pegol：CZP，シムジア®）の5種類があり，そのほか，インターロイキン6（IL-6）受容体に対するモノクローナル抗体**トシリズマブ**（tocilizumab：TCZ，アクテムラ®）がある．後者には，CD28とCD80/86分子の結合を阻害するCTLA4とIgGの融合蛋白**アバタセプト**（abatacept：ABT，オレンシア®）がある．問題はいずれも価格が高く，3割負担の場合，月に2～4万円程度，費用がかかるということがあげられる．

1 TNF阻害薬

TNF-αは炎症の発生・維持に重要であるばかりでなく，RAにおいては関節破壊の主因の1つである破骨細胞の活性化に強く関与している．したがって，TNF-αの阻害によってTNF-αを頂

点とした炎症カスケードが抑制されると同時に関節破壊も抑制される．TNF阻害薬は現在，わが国において下記の5剤が承認されている．

1）インフリキシマブ（infliximab：IFX）

2003年にRAに対して，わが国で最初に承認された生物学的製剤である．マウスとヒトのキメラ型抗体のため，反復投与によりマウス蛋白に対して3 mg/kgの用量では抗体〔ヒト抗キメラ抗体：human anti-chimeric antibody（HACA）〕が40％産生されるといわれているが，MTXを併用すると，その免疫抑制作用がHACAの産生を抑制し，効果の減弱を防止できる．したがって，RAにIFXを使用する場合はMTXの併用が必須である．

本剤の特徴としては即効性が高く，臨床的寛解を維持した後にIFXを休止できる，いわゆるバイオフリー寛解の可能性が示されている[2]．また，効果減弱がみられた場合，RA疾患活動性に応じた投与量・投与間隔の選択が可能である．一方，二次無効で中止になる割合がETAやTCZより多く，副作用による中止がほかの製剤よりも多い[3]．

2）エタネルセプト（etanercept：ETN）

ヒトTNF受容体の細胞外ドメインとヒトIgG1のFc部分からなる融合蛋白製剤で，抗ETN抗体が産生されにくく，**必ずしもMTXの併用を必要としない**．しかし，ETNとMTXを併用することにより，ETN単独群より関節破壊を強力に抑止することが知られている．

臨床効果は早ければ2週間でみられる．TNF阻害療法のなかでは合併症としての感染症併発の頻度が少なく，結核の発症も少ない．継続率はIFXやADAに比較して優れており[3, 4]，二次無効が少なく副作用による脱落が少ないためと考えられる．また，**生物学的製剤のなかで最も半減期が短い薬剤**であるため，手術前後の休薬がしやすいほか，副作用の前駆症状があった場合の休薬，その後の再投与が可能な薬剤である．

3）アダリムマブ（adalimumab：ADA）

ヒト抗ヒトTNF-αモノクローナル抗体であり，完全ヒト型の製剤なのでMTX併用は必須ではないが，MTXとの強い併用効果が認められており，さらに日本人では抗ADA抗体が産生されやすいため，**MTXを併用しないと二次無効になりやすい**．本剤もバイオフリー寛解の可能性が証明されている生物学的製剤である．

4）ゴリムマブ（golimumab：GLM）

2011年に市販された，ADAと同様，ヒト抗ヒトTNF-αモノクローナル抗体であるが，製法を変え，投与間隔が4週間に延長可能となった[5]．わが国では欧米と異なり，50 mgのみならず100 mgの高用量が承認され，十分量のMTX治療にもかかわらず，疾患活動性が高く，関節破壊の進行が早い例に効果が期待される．抗GLM抗体の出現頻度も4％未満と少なく，さらにMTX併用では0％で長期安定性に優れる可能性がある．

5）セルトリズマブペゴル（certolizumab pegol：CZP）

抗TNFポリエチレングリコール修飾（PEG化）ヒト型Fab抗体セルトリズマブで，PEG化により血中半減期が延長され，2または4週に1回の皮下投与で使用する．わが国のJ-RAPID試験で寛解導入・維持療法に高い効果が示され，安全についてもほかのTNF阻害薬と同様の傾向とされている．

② IL-6阻害薬（トシリズマブ，tocilizumab：TCZ）

日本で開発されたヒト化IL-6受容体モノクローナル抗体である．**必ずしもMTXと併用しなくても十分な効果がある**と考えられ，何らかの理由でMTXが服用できない患者には特に有用と思

われる．一次無効，二次無効がきわめて少なく，生物学的製剤のなかで最も投与継続率がよく，TNF阻害療法無効例にも有効性が期待できる一方[6]，**発熱や炎症反応をほかの生物学的製剤以上に強く抑制するため，感染を合併しても症状がマスクされやすく診断が遅れる懸念がある**．また，副作用として重大なものに消化管穿孔が知られている．一方，infusion reactionがほかの生物学的製剤に比べて比較的少ない．

③ T細胞選択的共刺激調節剤（アバタセプト，abatacept：ABT）

ヒトCTLA4の細胞外領域とヒトIgG1のFc領域を融合させた製剤で，抗原提示細胞（CD80/86）とT細胞（CD28）間の共刺激シグナルを競合的にブロックすることでT細胞の活性化を抑制する作用があり，抗サイトカイン療法よりも上流に位置する治療といえるかもしれない．長所はTNF阻害薬無効例にも有効性が期待でき，ほかの生物学的製剤と比較すると，重篤な有害事象や感染症が少ない傾向があることも指摘されている[3]．また，**MTX併用，非併用で有効性に差がなかったという報告もあるので何らかの理由でMTXが服用できない患者にも有用と思われる**[7]．

2. 日常診療における関節リウマチの治療指針

2012年に改訂されたDMARDと生物学的製剤の使用法に関する米国リウマチ学会（ACR）の推奨では，5種類のDMARDと8種類の生物学的製剤が推奨薬剤として記述されている[8]．日本でも使用可能な薬剤としては3種類のDMARD〔レフルノミド（leflunomide：LEF，アラバ®），MTX（リウマトレックス®），サラゾスルファピリジン（salazosulfapyridine：SASP，アザルフィジンEN®）〕と7種類の生物学的製剤（IFX，ETN，ADA，GLM，CZP，TCZ，ABT）がある．

治療目標は臨床的寛解または低疾患活動性である．ACRの推奨では早期RA（early RA）は発症6カ月以内の患者，早期以外のRA（established RA）は発症6カ月以上または1987年ACR分類基準を満たす患者と定義している．患者ごとに罹病期間，疾患活動性（表2），予後不良因子を評価して個別の治療戦略を決める．わが国のサラゾスルファピリジンの用量は低用量であることを考えると，中等度疾患活動性以上のDMARD単剤療法はアンカードラッグであるMTXを中心に行うことが妥当である．

DMARD併用治療としてMTX+SASP，MTX+LEFはわが国でも使用可能である．LEFはMTXもしくはSASPによる治療3〜6カ月後に低疾患活動性の場合，追加可能であると記載されているが，LEFは副作用として特に日本人において致命的な間質性肺炎を発症する可能性を秘めており，注意が必要である．また，わが国ではDMARDとして，タクロリムス（プログラフ®），ミゾリビン（ブレディニン®），ブシラミン（リマチル®），イグラチモド（コルベット®，ケアラム®）などを考慮してもよいと思われる．

図2，3は米国リウマチ学会が推奨する治療指針である．日本では未承認〔ヒドロキシクロロキン（hydroxychloroquine：HCQ）〕や適応外（リツキシマブ）となっている薬剤が含まれていることに加え，前述の通りわが国では選択可能なDMARDがほかにもあることに注意して頂きたい．治療効果判定は治療開始から3カ月後（非TNF製剤では6カ月後）に行い，治療目標を満たさない場合は次の段階に進む．

表2　関節リウマチの活動性評価

指標	寛解	低疾患活動性	中等度疾患活動性	高度疾患活動性
DAS28	<2.6	≧2.6, <3.2	≧3.2, ≦5.1	>5.1
SDAI	≦3.3	>3.3, ≦11	>11, ≦26	>26
CDAI	≦2.8	>2.8, ≦10	>10, ≦22	>22

- DAS28 = 0.56 × √(圧痛関節痛) + 0.28 × √(腫脹関節痛) + 0.7 × ln (ESR) + 0.014 × GH
  ln：自然対数，ESR (mm/時)，GH (general health)：0〜100 mmの疾患活動性全般評価 (visual analog scale：VAS)
- SDAI (simplified disease activity index) ＝圧痛関節痛＋腫脹関節痛＋医師の疾患活動性全般評価 (VAS 0〜10 cm) ＋患者の疾患活動性全般評価 (VAS 0〜10 cm) ＋CRP (mg/dL)
- CDAI (clinical disease activity index) ＝圧痛関節痛＋腫脹関節痛＋医師の疾患活動性全般評価 (VAS 0〜10 cm) ＋患者の疾患活動性全般評価 (VAS 0〜10 cm)

※上記指標において評価する28関節

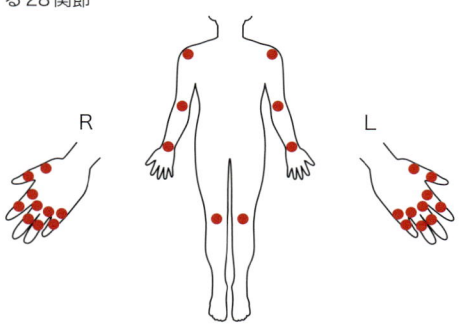

予後不良因子は以下①〜④のうち1つ以上が存在することを指す．①関節外病変（リウマトイド結節，血管炎，Felty症候群など），②X線画像上の骨びらん，③身体機能障害（HAQなどで評価），④リウマトイド因子または抗CCP抗体陽性である

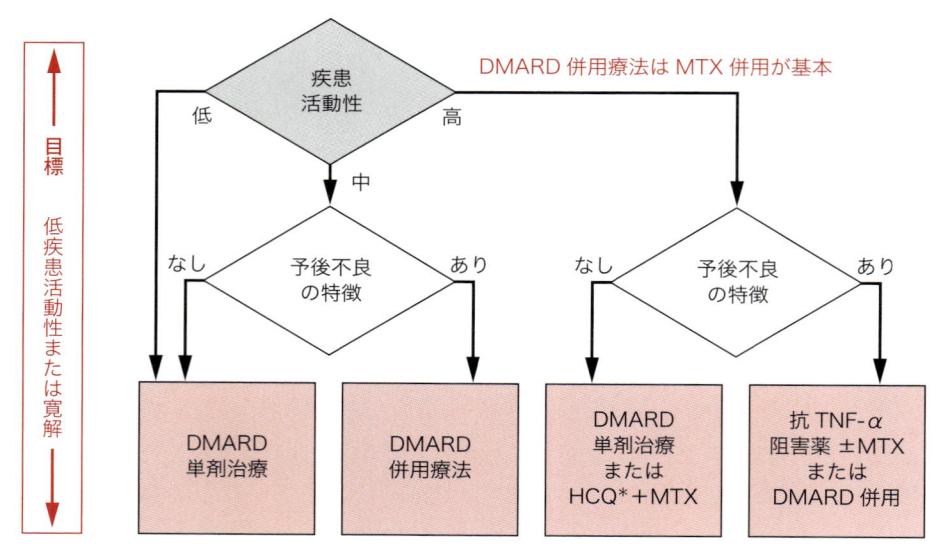

図2　発症6カ月未満の早期RAに対する治療
＊HCQ（hydroxychloroquine ヒドロキシクロロキン）はわが国では未承認
文献7より引用

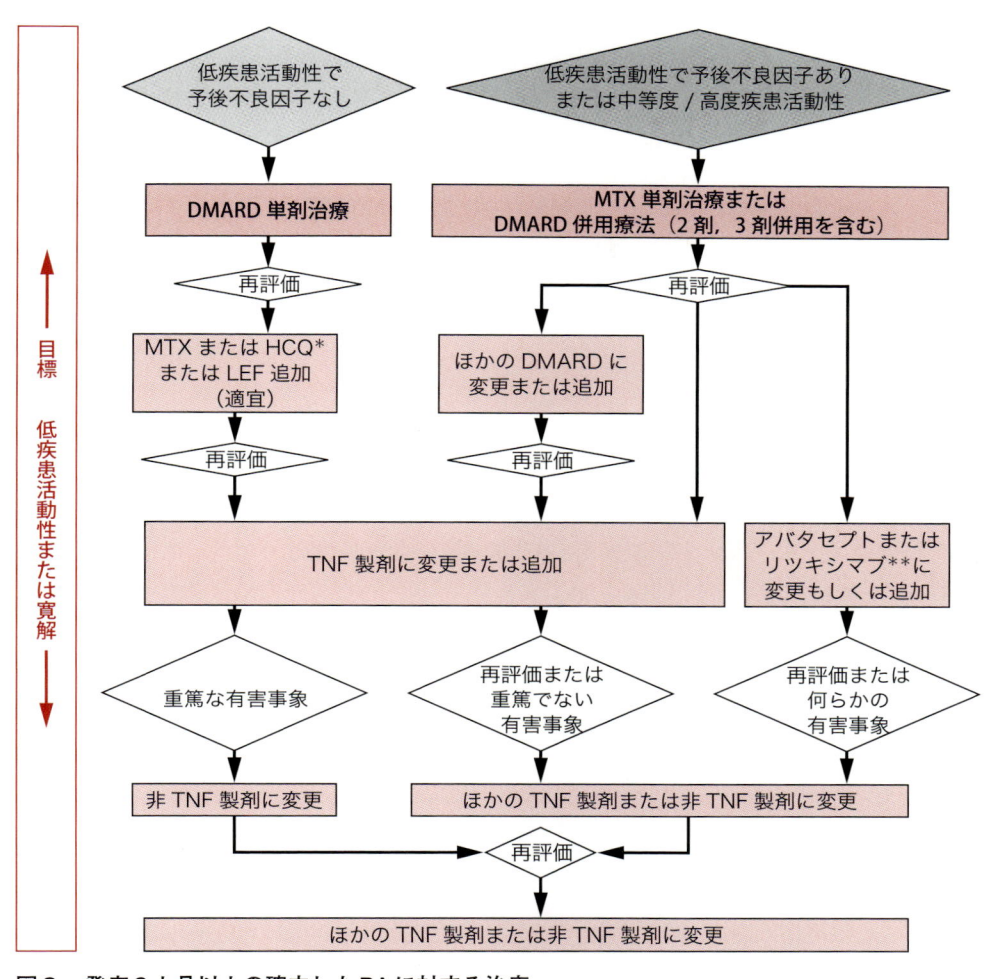

図3 発症6カ月以上の確立したRAに対する治療
＊HCQ（hydroxychloroquine ヒドロキシクロロキン）はわが国では未承認
＊＊リツキシマブはわが国では関節リウマチに対しては適応外
文献7より引用

3. 投与禁忌と慎重投与

1 投与禁忌

　共通した投与禁忌対象として，活動性結核を含む感染症，B型肝炎ウイルス感染症者，薬剤過敏症患者が含まれる．TNF阻害薬療法は，NYHA分類Ⅳ度のうっ血性心不全や脱髄疾患においては投与禁忌となっている．また，生物学的製剤の投与により悪性腫瘍の発生頻度が上昇するというデータは現時点で示されていないが，固形癌では担癌患者もしくは癌治療後5年経過するまでその投与を控えることが推奨されている．

2 慎重投与

　共通した慎重投与対象として，胸部X線写真で陳旧性肺結核に合致する陰影を有する場合，結

核の既往患者が含まれる．TNF阻害薬療法において，NYHA分類Ⅲ度以下のうっ血性心不全は慎重投与となっている．

TCZは，虚血性心疾患・心不全・不整脈の発現（0.5％）が認められており[9]，心機能障害の合併・既往のある患者において投与する場合は，必要に応じて循環器内科専門医にコンサルテーションする必要がある．また，同薬は，腸管憩室（腸管穿孔の危険）のある患者においても慎重投与の対象である．

ABTは慢性閉塞性肺疾患（chronic obstructive pulmonary disease：COPD）を有する患者において，その急性増悪の頻度が増加したことが知られており，注意が必要である．

4. 副作用とその対策

1 結核

結核のスクリーニング・副作用対策の観点から，病歴聴取・ツベルクリン反応・インターフェロン-γ遊離試験キット（クオンティフェロン®）・胸部X線撮影を必須とし，必要に応じて胸部CTを行い，肺結核感染および既往の有無を総合的に判定する．結核既感染が示唆される場合や感染リスクが高い患者では，生物学的製剤開始3週間前よりイソニアジド（イスコチン®）内服（原則300 mg/日）を6〜9カ月行う．このとき，末梢神経障害予防のためビタミンB6を必ず併用する．

2 B型肝炎の再活性化

生物学的製剤投与によりB型肝炎ウイルスの再活性化が引き起こされる可能性があるため，肝炎ウイルス感染の有無をスクリーニングする必要がある[10]．HBs抗原，HBs抗体，HBc抗体の3検査を行う必要がある．HBs抗原，HBs抗体，HBc抗体いずれも陰性の場合，通常の対応が可能である．HBs抗原陽性の場合，生物学的製剤の投与は避け，核酸アナログ投与を考慮する．HBs抗原陰性だがHBc抗体もしくはHBs抗体陽性の場合，HBV-DNA定量を行い，検出感度未満であれば，月1回，HBV-DNA定量測定を行いながら生物学的製剤を慎重投与することが可能である．

3 infusion reaction

重篤なinfusion reactionが起きる可能性があることを考慮し，点滴施行中のベッドサイドで気道確保，酸素，アドレナリン（エピネフリン），副腎皮質ステロイドの投与など緊急処置が直ちにできる環境が必要である．

5. 生物学的製剤の選択（初回投与時）

生物学的製剤のなかでどの製剤を最初に使用するか，現時点で明確な基準（エビデンス）はない．MTXが併用できれば，原則すべての生物学的製剤が選択の対象となる．また，MTXを併用することで，いずれの生物学的製剤においてもより高い効果が期待できる．

何らかの理由（副作用や合併症など）により，MTXが併用できない場合は，IFXは使用できない．生物学的製剤の単剤治療で最もエビデンスがあるのはTCZとされているが，ETNやABTに

もMTX非併用時の有効性についてエビデンスがある[11]．また，前述のとおり，TCZは感染症合併時に発熱や炎症反応をマスクする可能性があるといった特徴があることを考慮したうえで，使用する必要がある．ほかに，ADA（**必須ではないが，十分量のMTX併用が強く推奨されている**），GLM，CZPも生物学的製剤単剤での使用は可能である．

実臨床においては，状況に応じた臨床医の判断により生物学的製剤は使い分けをすることになる．例えば，後述する症例2のように，感染症併発のリスクが高い症例では，最も半減期が短いETNを選択する場面なども考えられる．しかし，前述のとおりABTも重篤な感染症が少ない傾向があるとする報告があるなど，絶対的基準はない．

個々の生物学的製剤の特性を理解したうえで，患者の合併症，患者による自己注射の可否，患者の経済面（薬価），投与回数や通院間隔（患者のライフスタイル），各施設における点滴スペースや医療従事者の人数など，総合的に判断して製剤を決定する．

■ 症例

症例1

生来健康の45歳，女性．1カ月前から多関節痛が出現し，RA（stage I，class II）と診断された．MTX 6 mg/週の内服を開始し，5カ月間でMTX 14 mg/週まで増量したが，圧痛関節数11，腫脹関節数13，CRP 2.3 mg/dL，赤沈40 mm/時，患者VAS 80，医師VAS 70，DAS28 6.6，SDAI 41.3 CDAI 39と高度疾患活動性であった．予後不良因子（リウマトイド因子陽性，抗CCP抗体陽性，日常生活の制限）もあり，生物学的製剤を開始することとした．生物学的製剤投与前のスクリーニング検査では異常所見はなかった．身長163 cm，体重62 kg．

●投与例
インフリキシマブ（レミケード®）1回200 mgを生理食塩液250 mLに溶かして2時間以上＊かけて点滴静注

●ポイント
・MTXのさらなる増量（最大16 mg/週）やほかのDMARDの併用も選択肢であるが，MTX 14 mg/週まで増量しても疾患活動性が高く，日常生活制限もあることから生物学的製剤の導入を行った．レミケード®以外にも，すべての生物学的製剤が選択可能．
＊初回投与時には緩徐に投与を開始し，infusion reaction（投与時反応）に注意しつつ徐々に投与速度を上げていく．長期の中断，休薬後の再投与時にも注意が必要とされている．

症例2

　63歳，女性．7年のRA罹病歴あり（stage Ⅱ，class Ⅱ），そのほかに高血圧と糖尿病を内服薬にて加療中．腎機能障害（Cr：1.5，eGFR：28 mL/分/1.73 m^2）があり，最近はプレドニゾロン5 mg/日とサラゾスルファピリジン500 mg/日で治療していたが，関節症状が徐々に増悪してきた（圧痛関節痛数9，腫脹関節痛数12，CRP 1.1 mg/dL，赤沈32 mm/時，患者VAS 90，医師VAS 80，DAS28 6.4，SDAI 39.1 CDAI 38と高度疾患活動性）．タクロリムス1 mg/日内服を追加するも腎機能悪化のため中止となり，生物学的製剤を導入することとした．身長157 cm，体重45 kg．

●投与例
- エタネルセプト（エンブレル®）1回25 mg　週1回　皮下注

もしくは
- アバタセプト（オレンシア®）1回500 mgを生理食塩液100 mLに溶かして30分かけて点滴静注

●ポイント
- 腎障害のためMTXは使用できず，MTX併用なしで使用可能で効果が期待できる生物学的製剤を選択する．
- 糖尿病や腎機能障害など感染症のリスクを考慮し，本症例では半減期が短いエンブレル®を選択した．
- 本症例のような易感染性のリスクがある症例においては，生物学的製剤の導入は慎重に検討する．投与開始前のスクリーニング検査以外に，肺炎球菌やインフルエンザなどのワクチン接種，ニューモシスチス肺炎予防のST合剤内服も考慮し，日常診療では感染症合併に十分注意する．

Advanced Lecture

1 生物学的製剤の変更（スイッチ）について

　治療効果の有無や副作用を理由に生物学的製剤の変更を治療途中で行うことがある．
- はじめてTNF阻害薬を使用した症例のうち，一次無効，二次無効，副作用などの理由で，その後の1年間でおよそ40％が使用を中止するとの報告がある[12]．
- TNF阻害薬が一次もしくは二次無効になった際，ほかのTNF阻害薬にスイッチするか，TNF阻害以外の機序の生物学的製剤（非TNF製剤）にスイッチするかについての定まった見解はなく，いずれも推奨されている[8]．
- 重篤な副作用が理由でTNF阻害薬を中止した場合は，非TNF製剤への変更が推奨されている[8]．
- 生物学的製剤の効果を評価し，薬剤の変更を検討する時期に関して，TNF製剤に比べて非TNF製剤では効果発現のピークまで長い時間がかかる可能性があることから，TNF製剤では投与開始から3カ月，非TNF製剤は投与開始から6カ月が目安とされている[8]．

2 妊娠・授乳中の投与について
○妊娠期間中

- 妊娠中はしばしばRAの疾患活動性が低下するとされているが，完全寛解は20％以下であり，40～50％で何らかの薬物治療が必要とされている．
- 生物学的製剤投与についてさまざまな報告があるが，現在のところ明確な安全性は確立されておらず，日本，海外いずれにおいても中止することが望ましいとされている．
- 妊娠前に中止が推奨されている生物学的製剤としては，ABT（10週前）があげられる〔MTXも妊娠前（3カ月前）の中止が推奨されている点にも注意する〕[13]．

〇授乳中
- 授乳中の生物学的製剤投与について，現時点で安全性についての明確なエビデンスはなく，いずれの生物学的製剤も日本の添付文書では授乳を避けることが明記されている．ただし，国立成育医療研究センターにおける「妊娠と薬情報センター」のホームページ[14]では，IFXとETNは「授乳中に安全に使用できると思われる薬」のなかに含まれている．

おわりに

　生物学的製剤はRAに対して非常に有効な薬剤であるが，年齢，合併症，RAの疾患活動性や進行度，ほかの抗リウマチ薬との併用，経済面など，総合的に評価したうえで導入の判断を行う必要がある．導入後は免疫抑制作用に伴う感染症に特に注意すべきである．

文献・参考文献

1) Smolen, J. S., et al.：The pathogenesis of rheumatoid arthritis：new insights from old clinical data? Nat Rev Rheumatol, 8：235-243, 2012
2) Tanaka, Y., et al.：Discontinuation of infliximab after attaining low disease activity in patients with rheumatoid arthritis: RRR（remission induction by Remicade in RA）study. Ann Rheum Dis, 69：1286-1291, 2010
3) Singh, J. A., et al.：Adverse effects of biologics: a network meta-analysis and Cochrane overview. Cochrane Database Syst Rev, CD008794, 2011
4) Hetland, M. L., et al.：Direct comparison of treatment responses, remission rates, and drug adherence in patients with rheumatoid arthritis treated with adalimumab, etanercept, or infliximab: results from eight years of surveillance of clinical practice in the nationwide Danish DANBIO registry. Arthritis Rheum, 62：22-32, 2010
5) Shealy, D., et al.：Characterization of golimumab, a human monoclonal antibody specific for human tumor necrosis factor alpha. MAbs, 2, 2010, epub ahead of print
6) Emery, P., et al.：IL-6 receptor inhibition with tocilizumab improves treatment outcomes in patients with rheumatoid arthritis refractory to anti-tumour necrosis factor biologicals: results from a 24-week multicentre randomised placebo-controlled trial. Ann Rheum Dis, 67：1516-1523, 2008
7) Takahashi, N., et al.：Clinical efficacy of abatacept in Japanese rheumatoid arthritis patients. Mod Rheumatol, 2012, epub ahead of print
8) Singh, J. A., et al.：2012 update of the 2008 American College of Rheumatology recommendations for the use of disease-modifying antirheumatic drugs and biologic agents in the treatment of rheumatoid arthritis. Arthritis Care Res (Hoboken), 64：625-639, 2012
9) 中外製薬：アクテムラ®点滴静注80 mg，200 mg，400 mg全例調査最終報告「関節リウマチ」「多関節に活動性を有する若年性特発性関節炎」，2010
10) 厚生労働省/難治性の肝・胆道疾患に関する調査研究班，肝硬変を含めたウイルス性肝疾患の治療の標準化に関する研究班：免疫抑制・化学療法により発症するB型肝炎対策ガイドライン（改訂版），2011：http://www.ryumachi-jp.com/info/news110926_gl.pdf
11) Emery, P., et al.：Biologic and oral disease-modifying antirheumatic drug monotherapy in rheumatoid arthritis. Ann Rheum Dis, doi 10. 1136/annrheumdis-2013-203485. [Epub ahead of print]
12) Papagoras, C., et al.：Strategies after the failure of the first anti-tumor necrosis factor alpha agent in rheumatoid arthritis. Autoimmun Rev, 9：574-582, 2010

13) Østensen, M. & Förger, F. : Management of RA medications in pregnant patients. Nat Rev Rheumatol, 5 : 382-390, 2009
14) 国立成育医療研究センター 妊娠と薬情報センター：ママのためのお薬情報 授乳中の薬の影響：http://www.ncchd.go.jp/kusuri/lactation/druglist.html

プロフィール

尾崎貴士（Takashi Ozaki）
大分大学医学部　内分泌代謝・膠原病・腎臓内科学講座
今後，膠原病に興味のある若手医師が増えることを期待しています．最後に，沖縄での研修医時代にご指導頂き，このような貴重な機会を与えて下さった仲里信彦先生に心より感謝申し上げます．

山下裕之（Hiroyuki Yamashita）
独立行政法人　国立国際医療研究センター膠原病科
現在，「膠原病診療ノート」の著者で有名な三森明夫先生に師事し，PETと膠原病関連で多数の論文執筆にも勤しんでいます．免疫学の進歩は目覚しく，common diseaseだが難治性であった関節リウマチも生物学的製剤により寛解出来る時代が到来し，膠原病は花形ともいえる分野ともいえ，一方で，真のrheumatologistは希少なため，需要は高いと思われます．当科は全国からレジデントが集まっており，共著者の尾崎先生も卒業生の一人です．症例が豊富で勉強会も充実しており，難しい膠原病疾患管理も当科で研修すれば自然と身につくと自負しております．また，学会・論文執筆指導も充実しております．後期研修に膠原病に関心をお持ちの方，是非当科に見学にいらして下さい．

第7章 その他の薬の基本と新常識

1. 末期腎不全や透析時の治療薬

宮良　忠

● Point

・腎性貧血の治療においてESAは重要であるが，同時に鉄の評価をしっかり行う
・CKD-MBDは単に骨の問題だけでなく心血管疾患予後と関連があり，特にPのコントロールが重要

はじめに

　世界的に末期腎不全（end-stage kidney disease：ESKD）による透析患者が増加しており，医療経済上も大きな問題である．わが国でも成人人口の約13％，1330万人が慢性腎臓病（chronic kidney disease：CKD）である[1]．CKDの治療の目的は患者のQOLを著しく損なうESKDへ至ることを阻止，あるいは遅らせることである．さらに心血管疾患（cardiovascular disease：CVD）発症危険因子であるCKDの治療によりCVDの新規発症を予防することである．今回はESKD，透析の治療薬のなかでも重要な病態の治療薬に関して述べる．

1. 貧血管理

1 なぜ腎性貧血は起こるのか？

　CKDとCVDが相互に関連するというcardio-renal-anemia syndrome（CRAS：心・腎・貧血症候群）を構成する病態の1つとして腎性貧血がある[2]．CKDの重要な合併症であり，エリスロポエチン（erythropoietin：EPO）の分泌低下，感受性低下などが原因でみられるため，血中EPO濃度は必ずしも低値を示さない．最近では，腎性貧血はHIF（hypoxia-inducible factor）分解と関連のある酸素濃度の感知機構異常ではないかと考えられている[3,4]．腎性貧血の原因でもあり治療薬として使用されているのがESA（erythropoiesis stimulating agent）である．1991年に遺伝子組換えエリスロポエチン（rHuEPO）が登場し，最近では長時間作用のダルベポエチン，持続型エリスロポエチン受容体活性化剤（continuous erythropoietin receptor activator：C.E.R.A）が上市されている．
　腎性貧血の機序を図1に示す．

2 腎性貧血の治療とCKD進行抑制

　ESAの登場により，それまで輸血に頼らざるを得なかったCKD患者の治療が変化し，患者の

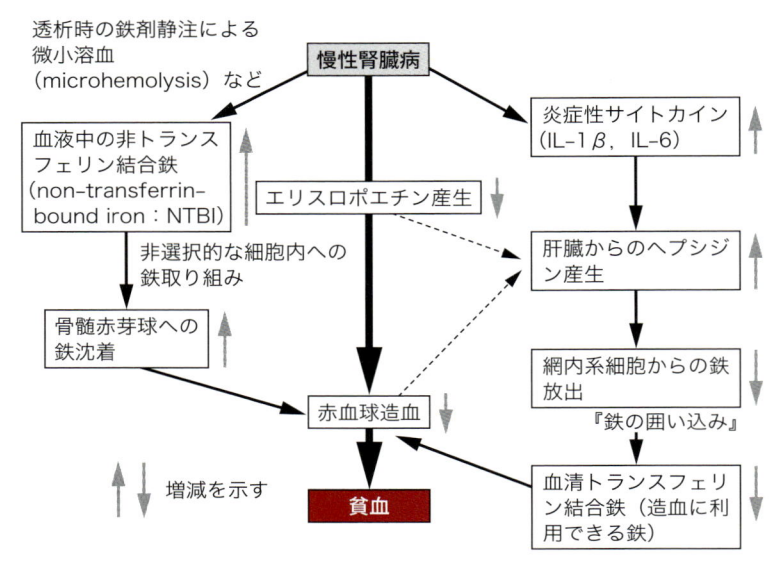

図1 慢性腎臓病における貧血形成機序
文献5より引用

QOL，生命予後の改善がみられた．RENAAL (reduction of endpoints in NIDDM with the angiotensin Ⅱ antagonist losartan) 試験サブ解析ではヘモグロビン (Hb) 値が1 g/dL低下すると4年後の腎死亡率が11％上昇するという報告もあり，早期から貧血の治療を開始することがCKDの進行を抑制することを示唆している[6, 7]．

3 CKDにおける腎性貧血診断

CKDステージ（表1）G3a～G5では貧血の有無を確認する必要がある．CKDにおける腎性貧血は，EPO産生低下や尿毒症性物質による造血障害，赤血球寿命低下などがその要因である．**EPO濃度の測定は腎性貧血の診断に必須ではない．**

CKDに伴う貧血は腎性貧血が多いが，ほかの貧血の原因を見逃してはならない．特にG3bまでに貧血を認めた場合には消化管出血などの腎性貧血以外の原因検索が必要である．

4 CKDでの鉄欠乏性貧血の評価[8]

ESA投与に伴い相対的鉄欠乏性貧血となるため，鉄欠乏性貧血対策は重要である．

ESA療法における鉄補充開始基準（保存期，透析期）
・TSAT（トランスフェリン飽和度）20％以下
　TSAT（％）＝ {Fe（血清鉄）（μg/mL）/TIBC（総鉄結合能）（μg/mL)} ×100
・血清フェリチン値　100 ng/mL以下

一般に血清フェリチン値が12 ng/mL以上あれば骨髄への供給は十分と考えられているが，CKDに伴う高サイトカイン血症等が鉄の利用障害を起こす．そのため血清フェリチン値を目安とした場合，貯蔵鉄から骨髄へ移動させうる数値として100 ng/mLとしている．

表1　CKDの重症度分類

原疾患	蛋白尿区分			A1	A2	A3
糖尿病	尿アルブミン定量（mg/日） 尿アルブミン/Cr比（mg/gCr）			正常	微量アルブミン尿	顕性アルブミン尿
				30未満	30〜299	300以上
高血圧 腎炎 多発性嚢胞腎 移植腎 不明 その他	尿蛋白定量（g/日） 尿蛋白/Cr比（g/gCr）			正常	軽度蛋白尿	高度蛋白尿
				0.15未満	0.15〜0.49	0.50以上
GFR区分 （mL/分/ 1.73 m^2）	G1	正常または高値	≧90			
	G2	正常または軽度低下	60〜89			
	G3a	軽度〜中等度低下	45〜59			
	G3b	中等度〜高度低下	30〜44			
	G4	高度低下	15〜29			
	G5	末期腎不全（ESKD）	<15			

重症度は原疾患・GFR区分・蛋白尿区分を合わせたステージにより評価する．CKDの重症度は死亡，末期腎不全，心血管死亡発症のリスクを　　のステージを基準に，　　，　　，　　の順にステージが上昇するほどリスクは上昇する
（KDIGO CKD guideline 2012を日本人用に改変）
文献1より転載

一方，CKD患者は血清鉄低下が認められることが多いが，これは必ずしも鉄欠乏を意味しない．肝臓で産生されるヘプシジン（鉄代謝ペプチド）を介した網内系への「鉄の囲い込み」現象が起こるためである[8]．静注鉄剤投与にて血清フェリチン濃度改善を認める一方で酸化ストレスマーカー上昇の報告もあるため，最低3カ月に1回は鉄の充足状態を把握する．

注意点　含糖酸化鉄（フェジン®）により，低リン血症が誘発されることがあるので気をつける．連日投与されている場合に低リン血症による溶血や意識障害がみられることがある．

Hbの目標値[9]
・保存期・腹膜透析：Hb 11〜12 g/dL
・血液透析：Hb 10〜12 g/dL
12 g/dLを超えると予想されたら減量し，12 g/dLを超えないように配慮する．

5 ESA使用の実際

透析導入前の腎性貧血〔血清クレアチニン濃度で2 mg/dL以上，あるいはクレアチニンクリアランス（Ccr）が30 mL/分以下〕に対してESAを使用する．

従来のESA製剤と長時間作用型ESA製剤との有効性に関して明確な差を示した研究はほとんどないため，従来型のESA製剤も使用されている．長時間作用型ESAは4週ごとの投与で目標達成，維持ができるため，実際のところはコストや利便性（針刺しや投与量の誤認などのリスク回避）の観点から長時間作用型ESA製剤であるDAやC.E.R.Aへ移行していることが多い．

1）従来型ESA製剤
　エポエチン　アルファ〔遺伝子組換え〕（エスポー®）
　エポエチン　ベータ〔遺伝子組換え〕（エポジン®）
- Ccr 30 mL/分未満で投与し，投与初期には，1回6,000 IUを週1回皮下投与する．
- 貧血改善効果が得られたら，維持量として1回6,000〜12,000 IUを2週に1回皮下投与する．
- rHuEPOはわが国の保険診療では12,000 IU/2週の投与が上限である．

2）長時間作用型ESA製剤
　ダルベポエチン　アルファ〔遺伝子組換え〕（ネスプ®）
- 初回用量は通常，成人には1回30μgを2週に1回皮下または静脈内投与する．
- 2週に1回投与で貧血改善が維持されている場合には，1回60〜180μgを4週に1回皮下または静脈内投与することができる．
- 最高投与量は1回180μgとする．

3）長時間作用型ESA製剤
　エポエチン　ベータ　ペゴル〔遺伝子組換え〕（ミルセラ®）
- 初回用量は，1回25μgを2週に1回皮下または静脈内投与する．
- 貧血改善効果が得られたら，維持用量として1回25〜250μgを4週に1回皮下または静脈内投与する．
- 最高投与量は1回250μgとする．

注意点　急激にHbを上昇させない（週あたり0.3〜0.4 g/dLの上昇を目標）．
　　　　　⇒脳梗塞など血栓症リスクを増加させるため．
　　　　　高血圧に気をつける（過度のHb上昇に伴う）．
　　　　　担癌CKD患者におけるESA投与は癌死増加がみられたという報告もあることから，その得失を検討して実施するか検討する．

6 ESA抵抗性貧血

　貧血改善が得られない場合，漫然とESA製剤を増量すべきではない．明確な定義はないが，ESA製剤をrHuEPOなら9,000 U/週，ダルベポエチンアルファなら60μg/週でも貧血改善が得られないものをESA抵抗性貧血といい，以下の原因検索をすべきである．
① 失血・出血（消化管出血，性器出血など），鉄欠乏性貧血が最多．
② 造血阻害・障害・造血基質欠乏（ACD：anemia of chronic disease，急性・慢性感染症，悪性腫瘍，葉酸，ビタミンB6・B12欠乏）
③ 血液疾患：造血器腫瘍（多発性骨髄腫，抗ESA抗体発現を伴う赤芽球癆など）
④ 透析不足・透析液清浄化
⑤ 栄養障害（カルニチン，亜鉛欠乏など）
⑥ 薬剤（骨髄抑制，溶血亢進など．アンジオテンシン変換酵素（ACE）阻害薬はESA抵抗性貧血をきたすことがある）
⑦ 妊娠

2. 高カリウム血症

　CKDステージが進むと腎機能低下のためK代謝異常をきたすことが多い（高カリウム血症と低カリウム血症，実は両方みられる！）．特に併存する代謝性アシドーシスのため血清K値が上昇しやすい．また，腎機能低下がある場合は循環器疾患合併も多いことからRAA（レニン・アンジオテンシン・アルドステロン）系阻害薬〔直接的レニン阻害薬，ACE阻害薬，ARB（アンジオテンシンⅡ受容体拮抗薬），スピロノラクトン〕，β遮断薬を内服している方は要注意である．消化管出血も高カリウム血症の要因となる．

1 緊急治療

- 血清K5.5 mEq/L以上を高カリウム血症といい，血清K値7 mEq/L以上では緊急治療の適応となる．
- 心電図異常（T波増高，PQ延長，P波消失，QRS拡大）などがある．
- 腎機能低下がわかっている場合，徐脈，低血圧をみたら高カリウム血症を疑うことは大事である．

● 高カリウム血症緊急症の治療
① グルコン酸Ca10 mLを5分で静注
② 10％ブドウ糖500 mL＋レギュラーインスリン10単位を60分以上かけて点滴静注
　もしくはレギュラーインスリン10単位＋50％ブドウ糖50 mL〜100 mL静注
③ 7％炭酸水素Na20 mLを5分で静注（AG正常の代謝性アシドーシスに有効）
④ 血液透析

---

2 時間の余裕がある高カリウム血症治療（外来など）

　内服療法を行う．

1）陽イオン交換樹脂

● 処方例
- ポリスチレンスルホン酸カルシウム（カリメート®）1回5g　1日1〜3回
- ポリスチレンスルホン酸カルシウム（カリメート®ドライシロップ）1回5.4g　1日1〜3回
- ポリスチレンスルホン酸カルシウム（カリメート®経口液）1回5g　1日1〜3回
- ポリスチレンスルホン酸ナトリウム（ケイキサレート®）1回6.54g　1日1〜3回
- ポリスチレンスルホン酸ナトリウム（ケイキサレート®ドライシロップ）1回6.54g　1日1〜3回
- ポリスチレンスルホン酸カルシウム（アーガメイト®ゼリー）1回5g　1日1〜3回

　Na型イオン交換樹脂は高カリウム血症の治療のみではなく，代謝性アシドーシス改善効果も若干あるといわれている（腸管のNH_4^+を吸着や放出されたNa^+がHCO_3^-と反応し腸管から吸収されるためと考えられている）．

2）利尿薬

自尿がある程度あれば投与可能である．なるべく午前，昼までに内服終了するのがよい（夜間尿のため）．

> ●処方例
> ・フロセミド（フロセミド）1回20～40 mg　1日1～2回
> ・アゾセミド（ダイアート®）1回30～60 mg　1日1回　朝食後

注意点　保存期の場合，腎機能悪化に気をつけながら投与する．

3. 代謝性アシドーシス

腎機能低下により酸排泄が低下すると，重炭酸イオン消費により高Cl性代謝性アシドーシス〔アニオンギャップ（anion gap：AG）正常〕をきたす．さらに進行すると，硫酸，リン酸など無機酸塩の排泄低下が加わりAG開大性代謝性アシドーシスとなる．CKDステージG3～5において重曹投与で腎機能低下の抑制や，急速に腎機能低下する症例の頻度も低く末期腎不全が少ないと報告されている．アルカリ化薬で代謝性アシドーシスの是正は腎保護作用があると考えられる[10]．

■診断

- 動脈血，静脈血の重炭酸イオン濃度で診断を行うが，血清Na－血清Cl＜36 mEq/Lも参考になる．［Na］－［Cl］＜36の場合，AG上昇しない代謝性アシドーシスによるHCO_3低下の可能性がある．ほかに呼吸性アルカローシスの腎性代償やAGの低下（低アルブミン血症など）．
- 動脈血重炭酸濃度20 mEq/L以上，静脈血22 mEq/L以上をめざす．

> ●処方例
> ・重曹（炭酸水素ナトリウム）　1回0.5～1 g　1日3回

4. CKD-MBD

腎臓はミネラル代謝調節に大きな役割を果たしており，CKD-MBD（chronic kidney disease-mineral and bone disorder：慢性腎臓病に伴う骨・ミネラル代謝異常）と総称されている疾患は，骨代謝だけではなく血管石灰化を介した全身の代謝疾患と捉えられている．CKD-MBDは透析導入前の保存期から出現し，CKDステージ進行とともに連続的に変化する．また，生命予後に及ぼす影響は保存期の段階から始まっており，保存期からの積極的な介入が予後の改善につながる可能性が示唆されている．

最も頻度が高い病態は二次性副甲状腺機能亢進症である．Pが負荷されると骨より線維芽細胞増殖因子（fibroblast growth factor 23：FGF23）が分泌され骨代謝回転が高まる．CKDステー

ジ G3aでは血清P濃度上昇をきたすほどではないがPの体内への貯留がすでに始まっており，FGF23とPTH（副甲状腺ホルモン）の作用によりPは排泄されるので，血清P値が上昇するのはステージG4以降である[11]．

> ● FGF23とは
> Pの負荷に反応して骨細胞で産生されるホルモン．腎機能低下で高値となる．腎臓でのP排泄促進，ビタミンD活性化の抑制，PTH分泌抑制が主たる作用である．これに加えて，CKD患者の腎予後，生命予後（心血管イベント）の予測因子となりうることが注目されている．

1 血清P値，Ca値の管理

正常範囲上限やわずかに超える程度の血清P値の上昇が死亡，CKD進展のリスクとなることが報告されている．食事療法と薬物療法が治療の中心となる．Pの吸着薬として以前はCa製剤，アルミニウム製剤が使用されたが，アルミニウム製剤は骨など組織蓄積性から長期使用は推奨されない．Ca製剤は摂取したCaにより長期的使用で異所性石灰化が懸念される．そのため，Ca非含有P吸着薬であるポリマー製剤や炭酸ランタンが開発された．しかしながら，**現時点**でわが国の保険診療では**保存期**におけるP吸着薬は炭酸Ca，Ca非含有P吸着薬では**炭酸ランタン**があるが，**塩酸セベラマーやビサロマーは使用できない**．

Ca含有P吸着薬の使用は血管石灰化とP負荷軽減を天秤にかけて使用は慎重にする．

> ● 保存期管理目標[12]
> P：2.5〜4.5 mg/dL，Ca：8.4〜10.0 mg/dL，intact PTH（iPTH）：おおむね65 pg/mLを超えない，とするよう推奨されている．至適範囲は各施設基準値を用いる．
> ● 透析期管理目標[12]
> P：2.5〜4.5 mg/dL，Ca：8.4〜10.0 mg/dL，iPTH：60〜240 pg/mL

P＞Ca＞PTHの順に優先して管理することが重要．
実際の投薬はP, Ca治療管理法「9分割図」を参考にすると理解しやすい（図2）．

1）血清P濃度のコントロール（表2，3）
・炭酸Caは補正Ca＜10.0 mg/dLの範囲で使うことが重要である．
・Ca非含有P吸着薬（セベラマー塩酸塩，炭酸ランタン）はCa値によらずその使用を検討する．
・場合によっては活性型ビタミンDを減量，中止を考慮する．
・シナカルセト塩酸塩（二次性副甲状腺機能亢進症治療薬）はPを減少させることが報告されている．

2）血清Ca濃度のコントロール（表2，3）
・補正Ca値が高い場合，活性型ビタミンD薬や炭酸Caを減量，中止する．
・PTH高値の場合はシナカルセトの開始，増量を考慮する．
・高カルシウム血症が持続する場合は不動や悪性腫瘍の有無を検索する．透析液濃度の調整も考慮する．
・補正Ca値が低い場合，活性型ビタミンD薬や炭酸Caの開始，増量を検討する．

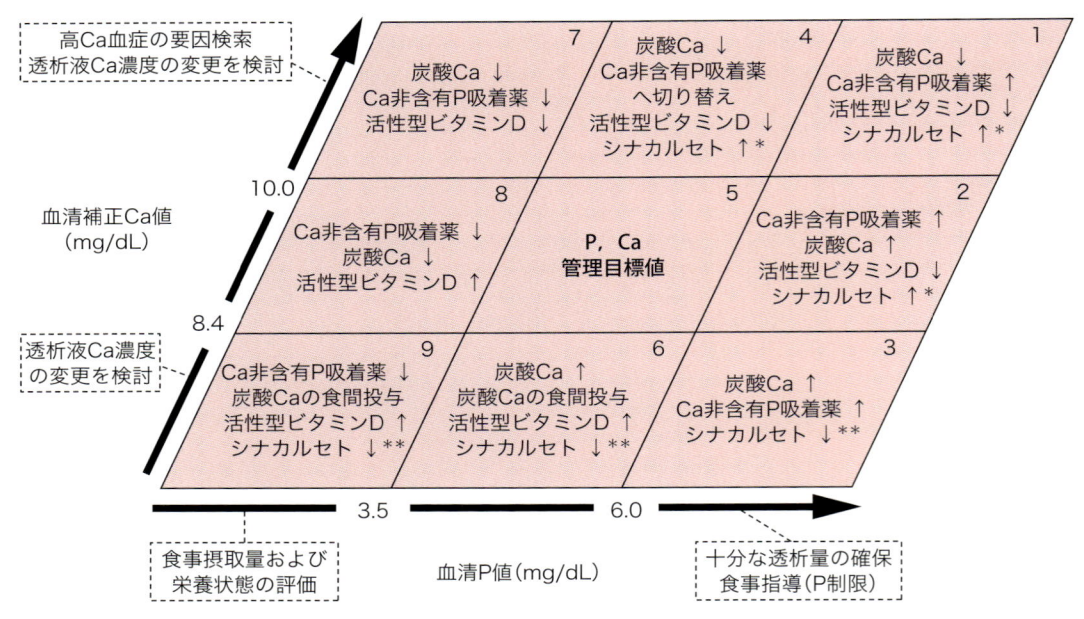

図2 P，Caの治療管理法『9分割図』

「↑」は開始または増量，「↓」は減量または中止を示す．
＊血清PTH濃度が高値，＊＊もしくは低値の場合に検討する．

血清P濃度と血清補正Ca濃度を指標に9つのパターンに分け治療法を選択する．
1）血清P濃度が高値の場合
　　血清Ca濃度にかかわらず，十分な透析量の確保とP摂取に関する食事指導が前提となる．
・血清補正Ca濃度が高値の場合（1）：炭酸Ca，活性型ビタミンD製剤の減量/中止や，Ca非含有P吸着薬の開始/増量を検討する．血清PTH濃度が高値の場合には，シナカルセト塩酸塩の開始/増量を考慮する．
・血清補正Ca濃度が管理目標値内の場合（2）：Ca非含有P吸着薬，炭酸Caの開始/増量や，活性型ビタミンD製剤の減量/中止を検討する．血清PTH濃度が高値の場合には，シナカルセト塩酸塩の開始/増量を考慮する．
・血清補正Ca濃度が低値の場合（3）：炭酸Ca，Ca非含有P吸着薬の開始/増量を検討する．血清PTH濃度が低値の場合には，シナカルセト塩酸塩の減量/中止を考慮する．その他，P吸着薬を確実に服用しているかを確認する．
2）血清P濃度が管理目標内の場合
・血清補正Ca濃度が高値の場合（4）：炭酸Ca，活性型ビタミンD製剤の減量/中止や，炭酸CaからCa非含有P吸着薬への切り替えを検討する．血清PTH濃度が高値の場合には，シナカルセト塩酸塩の開始/増量を検討する．
・血清補正Ca濃度が管理目標値内の場合（5）：現行の治療を継続するとともに，PTH値の適正化を図る．
・血清補正Ca濃度が低値の場合（6）：炭酸Ca，活性型ビタミンD製剤の開始/増量や炭酸Caの食間投与を検討する．血清PTH濃度が低値の場合には，シナカルセト塩酸塩の減量/中止を考慮する．
3）血清P濃度が低値の場合
　　血清Ca濃度にかかわらず，まず十分な食事ができているかどうか，また低栄養状態でないかどうかを評価して是正することが前提となる．
・血清補正Ca濃度が高値の場合（7）：炭酸Ca，Ca非含有P吸着薬，活性型ビタミンD製剤の減量/中止を検討する．
・血清補正Ca濃度が管理目標値内の場合（8）：Ca非含有P吸着薬，炭酸Caの減量/中止や活性型ビタミンD製剤の開始/増量を検討する．
・血清補正Ca濃度が低値の場合（9）：Ca非含有P吸着薬の減量/中止や炭酸Caの食間投与，または活性型ビタミンD製剤の開始/増量を検討する．血清PTH濃度が低値の場合には，シナカルセト塩酸塩の減量/中止を考慮する．
＊注：上記の治療を行っても高Ca血症もしくは低Ca血症が持続する際には，その原因を検索するとともに，透析液Ca濃度の変更を考慮する．
文献12より転載

表2　リン吸着薬

薬剤名	投与法	主な特徴，注意点
炭酸カルシウム	食直後に服用	・食欲低下時には高Ca血症の原因になりやすい ・胃酸分泌抑制薬との併用によりその効果が減弱する ・他剤に比べて，消化器系副作用が少ない ・比較的，安価である
セベラマー塩酸塩	食直前に服用	・Caを含まない ・血管石炭化の進展を抑制する効果が期待される ・LDLコレステロール低下作用がある ・便秘・腹部膨満などの消化器症状が多い
炭酸ランタン	食直後に，噛み砕いて服用	・Caを含まない ・リン吸着能に優れる ・吐き気，嘔吐などの消化器症状がある ・長期投与における蓄積のエビデンスが十分とはいえない

文献12より転載

表3　シナカルセト塩酸塩

薬剤名	主な特徴，注意点
シナカルセト塩酸塩	・毎日，同じ時間に服用する．服用後PTH濃度は4〜8時間で，Ca濃度は8〜12時間で最低になることを考慮して，評価することが望ましい ・開始はCa濃度9.0 mg/dL以上の条件下で行う ・吐き気，嘔吐などの消化器症状がある

文献12より転載

- 炭酸Caの食間内服もCa値上昇に有効である．
- PTH値が低い場合にはシナカルセトの減量，中止を検討する．
- アドヒアランスも重要であるため，きちんと指導する．

2 CKDにおける骨ミネラル代謝異常に使用される薬剤

1）P吸着薬

　炭酸Ca（保存期・透析）は1回1 g 1日3回となっているが，石灰化の観点から1.5 g/日以上使用しない方がよい．

●処方例
- セベラマー塩酸塩（レナジェル®）（透析のみ）1回4〜8錠を1日3回
- 炭酸ランタン（ホスレノール®チュアブル錠，ホスレノール®顆粒分包）1回250 mg 1日3回より開始．最高用量1日2,250 mg（透析のみ）
- ピキサロマー（キックリン®カプセル）（透析のみ）1回500 mg 1日3回より開始．最高用量1日7,500 mg

2）活性型ビタミンD製剤

●処方例
- 経口製剤　アルファカルシドール（ワンアルファ®，アルファロール®）1回0.5～1μg　1日1回
　　　　　　カルシトリオール（ロカルトロール®）1回0.25～0.75μg　1日1回
　　　　　　ファレカルシトリオール（ホーネル®，フルスタン®）1回0.15～0.3μg　1日1回
- 静注製剤　カルシトリオール（ロカルトロール®）1回0.5～1.5μgを週1～3回透析後静注
　　　　　　マキサカルシトール（オキサロール®）1回2.5μg～10μgを週1～3回透析後静注

3）Ca受容体作動薬

●処方例
- シナカルセト塩酸塩（レグパラ錠®）1回25 mg　1日1回より開始．1日25～75 mgの間で調整

●ここがポイント
シナカルセト塩酸塩と活性型ビタミンDの使い方
シナカルセトは主にPTH抑制目的として用いられるが，同時にP，Caの低下作用もある．また，PTHコントロールとP，Caは密接に関連している．そのため，PTH濃度が高い場合において，CaもしくはPをコントロールする方法の1つにシナカルセト投与を考慮する．
活性型ビタミンD薬の使用が血清Ca，P，PTH値とは独立して総死亡，心血管死亡の低リスクと関連していることが示されており，これまでのPTH抑制薬としてだけでなく，不足ホルモンの補充という観点が必要である．そのため，P 6.0 mg/dL以下，Ca 10.0 mg/dL以下の範囲で投与することが推奨されている[13]．

5. 尿毒症性物質

　末期腎障害のため全身の諸臓器病変の症状が出る病態を尿毒症という．尿毒症は腎障害患者の体内に蓄積した毒性物質により引き起こされていると考えられており，これらの物質はウレミックトキシン（尿毒症毒素）と呼ばれている．そのなかの代表的物質がインドキシル硫酸である．経口摂取した蛋白質のなかで必須アミノ酸の一種であるトリプトファンは大腸内で腸内細菌によりインドールへ変換され，腸管で吸収された後，肝臓において硫酸抱合を受けインドキシル硫酸となって尿中へ排泄される．このインドキシル硫酸はCKD進行促進を示し，最近では心血管疾患の進行にも関与していることが報告され，心腎連関でキープレイヤーの可能性が示唆されている[14]．

■ 球形吸着炭　クレメジン®

クレメジン®は直径0.2〜0.4 mmの球形微粒多孔質炭素からなる経口可能な活性炭である．腸管内でインドールを吸着し，糞便に排泄し，インドキシル硫酸の血中濃度および尿中排泄を低下させる．

2012年にEPPIC試験（Evaluating Prevention of Progression In CKD）が報告され，クレメジン®の腎機能改善に関して否定的な結果であった．しかしながら，わが国でのいくつもの研究でCCr値やeGFR値の低下速度を有意に低下させる報告があり，CKD進行抑制の可能性があるということで現時点では投与されていることが多い．

■ 球形吸着炭の開始時期[15]

CKDステージG4，G5では本剤による効果が期待できるとされているが，ステージG3bから投与してもよいと思われる．

●処方例
- クレメジン®カプセル　1回2g　1日3日
- クレメジン®細粒分包　1回2g　1日3日
- 球形吸着炭カプセル「マイラン」　1回2g　1日3日
- 球形吸着炭細粒「マイラン」　1回2g　1日3日
- キューカル®カプセル　1回2g　1日3日
- キューカル®細粒分包　1回2g　1日3日

文献・参考文献

1) 「CKD診療ガイド2012」（日本腎臓学会/編），東京医学社，2012
2) Silverberg, D. S., et al.：The interaction between heart failure and other heart diseases, renal failure, and anemia. Semin Nephrol, 26：296-306, 2006
3) Bernhardt, W. M., et al.：Inhibition of prolyl hydroxylases increases erythropoietin production in ESRD. J Am Soc Nephrol, 21：2151-2156, 2010
4) Nangaku, M.：Chronic hypoxia and tubulointerstitial injury: a final common pathway to end-stage renal failure. J Am Soc Nephrol, 17：17-25, 2006
5) 生田克哉：生体内鉄代謝からみた腎性貧血．透析会誌，42：815〜817，2009
6) de Zeeuw, D., et al.：Proteinuria, a target for renoprotection in patients with type 2 diabetic nephropathy: lessons from RENAAL. Kidney Int, 65：2309-2320, 2004
7) de Zeeuw, D., et al.：Albuminuria, a therapeutic target for cardiovascular protection in type 2 diabetic patients with nephropathy. Circulation, 110：921-927, 2004
8) 岩崎富人，秋葉　隆：CKDにおける貧血管理のあり方．Mebio，29：86-90，2012
9) 日本透析医学会：2008年版　慢性腎臓病患者における腎性貧血治療ガイドライン．透析会誌，41：661-716，2008
10) De Brito-Ashurst, I., er al.：Bicarbonate supplementation slows progression of CKD and improves nutritional status. J Am Soc Nephrol, 20：2075-2084, 2009
11) Eddington, H., et al.：Serum phosphate and mortality in patients with chronic kidney disease. Clin J Am Soc Nephrol, 5：2251-2257, 2010
12) 日本透析医学会：慢性腎臓病に伴う骨・ミネラル代謝異常の診療ガイドライン．透析会誌，45：301-356，2012
13) 「慢性腎臓病に伴う骨・ミネラル代謝異常（CKD-MBD）改訂版」（横山啓太郎/編，深川雅史/監），医薬ジャーナル社，2013
14) 特集：見逃されてきたウレミックトキシンを再考する―ウレミックトキシンは，心腎症候群のリスクファクターか．腎・高血圧の最新治療，2，2013
15) 「CKD早期発見・治療ベストガイド―寛解につながる慢性腎臓病へのアプローチ―」（佐中　孜/著），医学書院，2013

プロフィール

宮良　忠（Tadashi Miyara）
那覇市立病院内科
毎日熱心な研修医に刺激されながら日常診療をしております．何かしら発見できる毎日を楽しんでいます．

第7章　その他の薬の基本と新常識

2. 排尿障害の治療薬

西垂水和隆

Point

- 排尿障害は蓄尿障害と排出障害の2つの障害から考える
- 前立腺肥大はサイズとは関係なく排出障害を起こし得る
- 投薬する場合は，病歴聴取・検尿・残尿測定は必ず行う
- 男性へのα_1受容体遮断薬，女性への抗コリン薬は試してみてもよい治療薬であるが，病歴聴取・検尿・残尿測定は必ず行う

はじめに

　下部尿路の機能は，尿をいったん膀胱に溜め（蓄尿），溜まった尿を体外へ出す（排出）ことである．そのためそのどちらかが障害されると排尿障害となる．
　まずは病歴から**蓄尿障害と排出障害のどちらが主体か**を考えて，それぞれに合わせて，きちんと尿を溜める薬と尿を出しやすくする薬とを使い分けることになる．さらに蓄尿障害を膀胱の過収縮によるものと広がりが悪いものに分け，排出障害を出口が狭いものと，膀胱の収縮力が弱いものにそれぞれ分けて考えると，治療薬も分類されやすい（図1，表1）[1]．

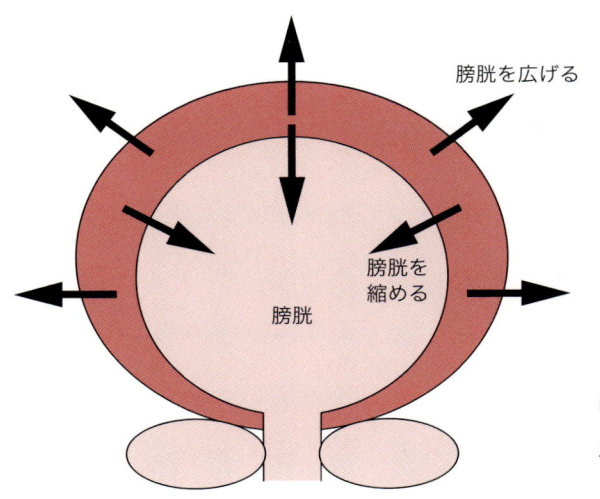

蓄尿障害
すぐ縮んでしまう…収縮を弱める…抗コリン薬
溜められない…膀胱を広げる…β_3受容体活性薬

排出障害
出口が狭い…出口を広げる…α_1受容体遮断薬
　　　　　　　　　　　　　抗男性ホルモン薬
収縮力が弱い…収縮力を強める…副交感神経作動薬

図1　蓄尿障害および排尿障害の治療薬

表1 蓄尿障害と排出障害

	症状	疾患名	薬剤
排出障害	・尿勢低下 ・尿線分割・散乱・途絶 ・排尿遅延 ・腹圧排尿 ・終末滴下 ・尿閉	・前立腺肥大症 ・尿道狭窄 ・神経因性膀胱 ・心因性尿閉	排尿筋収縮力の増強 ・副交感神経作動薬 膀胱出口部抵抗軽減 ・α₁受容体遮断薬 ・抗男性ホルモン薬 ・PDE5阻害薬＊ ・ボツリヌス毒素＊
蓄尿障害	・頻尿 ・夜間頻尿 ・尿意切迫感 ・尿失禁	・腹圧性尿失禁 ・切迫性尿失禁 ・過活動膀胱 ・神経因性膀胱 ・心因性頻尿	膀胱収縮抑制 ・抗コリン薬 膀胱弛緩 ・β₃受容体活性薬 ・ボツリヌス毒素＊

＊保険適応外
文献1を参考に作成

表2 神経疾患による排尿障害のパターン
（合併することも多く，必ずしも疾患別できれいに分類されることはない）

障害	尿失禁タイプ	病態	病変部位	基礎疾患	特徴
蓄尿障害	切迫性尿失禁	排尿筋過活動	脳幹部橋排尿中枢より上位	脳血管障害 脳腫瘍 認知症（DLB）	頻尿傾向 尿意切迫感
			脳幹部橋	パーキンソン病 多発性硬化症 多系統萎縮症	排出障害も同時に起こりやすい
	反射性尿失禁		仙髄より上位の脊髄障害	高位脊髄損傷 脊髄腫瘍 多発性硬化症	尿意なし
排出障害	溢流性尿失禁	排尿筋低活動	仙髄または末梢神経障害	脊髄髄膜腫 糖尿病性ニューロパチー 腰部脊柱管狭窄症 骨盤内臓器摘出術後	残尿あり

DLB：dementia with Lewy bodies
文献3を参考に作成

　性別からだけでも男性は排出障害がメインで，女性は蓄尿障害が多い傾向にある．さらに基礎疾患や病変部位からも起こりやすい障害が推定される（表2）[2, 3]．
　プライマリケアレベルで行える治療アルゴリズムとして図2に記すが，大切な点は**初期評価として必ず病歴と検尿，残尿測定を行う**ことである．病歴では神経因性膀胱の原因となる基礎疾患や悪性疾患，再発性尿路感染症，放射線治療や骨盤内手術などの既往がないか？排尿障害をきたす薬物を飲んでいないか？肉眼的血尿や発熱はないかなどを尋ねる．基礎疾患（神経疾患や複合疾患）がある場合や血尿がみられたときには最初から泌尿器科にコンサルトすべきである．膿尿に対してはまず抗菌薬投与での反応をみてみるが，男性の場合は最初から泌尿器科コンサルトでもよい．排尿後の残尿の有無は，その後の治療薬選択に大きく関与してくる[4]．

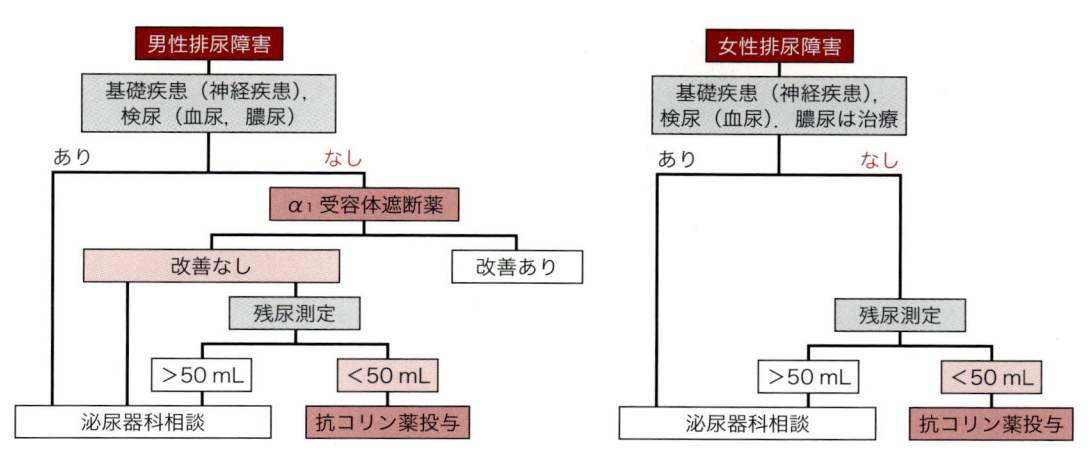

図2　プライマリケアレベルでの排尿障害の治療アルゴリズム
文献4を参考に作成

1. 排出障害治療薬

多くは男性での前立腺肥大症が対象疾患となり，膀胱出口部抵抗を軽減する薬剤が中心となる．**前立腺肥大症には明確な基準がなく**，一般的には前立腺の腫大と下部尿路閉塞を示唆する症状を呈するものをいう．そして前立腺肥大症による排尿障害は機械的閉塞と機能的閉塞に分けられるため，前立腺のサイズがさほど大きくなくても閉塞症状をきたすことは知っておくべきである．ただし，どちらのタイプでも薬物療法は同じである[5]．

1　α_1受容体遮断薬

前立腺および膀胱頸部のα_1アドレナリン受容体を阻害し，平滑筋を弛緩させることで，下部尿路の閉塞症状を改善させる．**排出障害がみられる患者では，前立腺のサイズによらず投与してみてよい**．即効性があり，長期有効性がある．2/3の症例で効果があるとされるが，大きい前立腺では長期成績が不良である．サブタイプ選択的と非選択的の2種類があり，効果は同等であるが，非選択的なものは心血管系に発現するα_{1b}受容体にも作用するため，起立性低血圧などの副作用に注意する必要がある．α_{1d}受容体は脊髄や膀胱に優位に発現しているため，非選択的なものは蓄尿症状も改善する効果がある．

●副作用
・めまい・起立性低血圧：α_{1b}受容体への作用で起こるため，サブタイプ非選択的なもので多い．特に夜間頻尿で起きたときの転倒に注意すべきである．
・射精障害：α_{1a}受容体に選択性の高い薬剤に多く，逆行性射精と無射精がある．

一般名	商品名	用量・(容量)・用法	サブタイプ選択性	特徴
ウラピジル	エブランチル®	30〜90 mg/日 (15, 30 mg) 1日2回	なし	唯一神経因性膀胱にも適応(女性も使用可)
タムスロシン	ハルナール®	0.2 mg/日 (0.1, 0.2 mg) 1日1回	$\alpha_{1a} > _{1d} > _{1b}$	世界のトップシェア
ナフトピジル	フリバス®	25〜75 mg/日 (25, 50, 75 mg) 1日1回	$\alpha_{1d} > _{1a} > _{1b}$	蓄尿症状も比較的改善 射精障害少ない
シロドシン	ユリーフ®	8 mg/日 (2, 4 mg) 1日1回	$\alpha_{1a} > _{1d} >> _{1b}$	心血管に対する作用が少ない

2 抗男性ホルモン薬(5α還元酵素阻害薬)

テストステロンからジヒドロテストステロンへの変換を阻害することにより,前立腺の容積を減少させる薬剤.30 mL以上の大きな容積の前立腺肥大症に適応.効果発現に3カ月以上を要する.α_1受容体遮断薬との併用で手術例を減少させる.

●副作用
勃起不全,性欲減退,乳房障害などがある.プラセボに比べ悪性度の高い前立腺癌の発現率が2倍という報告がある.

一般名	商品名	用量・(容量)・用法	特徴
デュタステリド	アボルブ®	0.5 mg/日 (0.5 mg) 1日1回	PSA(前立腺特異抗原)値を下げるので,解釈に注意が必要

3 副交感神経作動薬

低活動性膀胱の治療として排尿筋の収縮力を増強させる目的で使用.ムスカリン受容体に直接作用するベタネコールとコリンエステラーゼ阻害薬のジスチグミンがある.適応は泌尿器科に任せた方がよいが,どちらも副作用としてコリン作動性クリーゼ(後述のAdvanced Lecture参照)があり,これはすべての医師が把握しておかねばならないことである.

一般名	商品名	用量・(容量)・用法	特徴
ベタネコール	ベサコリン®散	30〜50 mg/日 (50 mg/g) 1日3〜4回	喘息,冠動脈疾患,パーキンソニズム,甲状腺機能亢進症では禁忌 コリン作動性クリーゼに注意
ジスチグミン	ウブレチド®	5 mg/日 (5 mg) 1日1回	コリン作動性クリーゼに注意

2. 蓄尿障害治療薬

1 抗コリン薬

　蓄尿期の無抑制収縮を抑制して，機能的膀胱容量を増大させる．主に過活動膀胱（overactive bladder：OAB）に用いる．OABとは「尿意切迫感を必須とした症状症候群であり，通常は頻尿と夜間頻尿を伴う」であり，日本での頻度は40歳以上の12.4％と多い．

> ●副作用
> 残尿の増加，口渇，便秘，散瞳による視力障害．

一般名	商品名	用量・(容量)・用法	特徴
プロピベリン	バップフォー®	20〜40 mg/日 (10, 20 mg) 1日1〜2回	収縮能を保ち，残尿が少ない 自動車運転は禁止
トルテロジン	デトルシトール®	4 mg/日 (2, 4 mg) 1日1回	脂溶性が低いため認知機能への影響が少ない？
ソリフェナジン	ベシケア®	5〜10 mg/日 (2.5, 5 mg) 1日1回	半減期が長い 副作用少ない
イミダフェナシン	ウリトス® ステーブラ®	0.2〜0.4 mg/日 (0.1 mg) 1日2回	抗コリンの副作用少なめ
フェソテロジン	トビエース®	4〜8 mg/日 (4, 8 mg) 1日1回	トルテロジンのプロドラッグ

2 交感神経系β₃受容体活性薬

　β_3受容体が蓄尿期の膀胱弛緩作用に関与することから，抗コリン薬と異なり，排尿時の膀胱収縮力を低下させずに膀胱容量を増大させる．
　下部尿路閉塞を伴う過活動性膀胱にも使用可能．

> ●禁忌・副作用など
> 催不整脈作用やQT延長の可能性があるため，フレカイニドやプロパフェノンとは併用禁忌．ラットへの投与で一部前立腺や子宮の重量低下がみられたため生殖可能年齢には投与を避ける必要がある．安全性は高く，便秘が主な副作用．

一般名	商品名	用量・(容量)・用法	特徴
ミラベグロン	ベタニス®	50 mg/日 (25, 50 mg) 1日1回	生殖可能年齢では男女とも投与しない

Advanced Lecture

1. コリン作動性クリーゼ

　アセチルコリンが過剰状態となって起こる副作用．ベサコリン®やウブレチド®の投与後2週間以内が最も多いが，3年以上経過していての発症例もあり，筆者の印象としてもいつでも起こり得ると感じている．70歳以上の高齢者が8割を占め，ウブレチド®の1日投与量10 mg以上で重症例が多いが，5 mg以下でも発症する．初期症状としては下痢，嘔吐，腹痛，気道・唾液分泌過多，発汗などがみられる．なお，発症時はコリンエステラーゼが全例低下しているが，低下していても発症していないことも多く，指標にはならない．治療はアトロピン投与．

2. 残尿測定法

　排尿後に測定する．導尿が最もよいが，膀胱にエコーを当てて，横断面での長径×矢状断での前後径×短径×0.5 mLでも求められる．

文献・参考文献

1）武田正之 ほか：排尿障害治療薬．医薬ジャーナル，49：514-525, 2013
2）木村俊紀 ほか：排尿・排便障害．medicina, 49：626-629, 2012
3）横山 仁 ほか：神経疾患に随伴する排尿障害．診断と治療，100：1335-1339, 2012
4）中川晴夫：排尿障害患者を専門医に送るタイミングとその治療．診断と治療，100：1393-1398, 2012
5）小島祥敬 ほか：排尿障害における交感神経α1遮断薬．診断と治療，100：1365-1370, 2012

プロフィール

西垂水和隆（Kazutaka Nishitarumizu）
今村病院分院救急・総合内科

第7章 その他の薬の基本と新常識

3. 疼痛治療薬

仲谷 憲

● Point

・1986年WHOは，がん疼痛治療ガイドライン"がんの痛みからの解放"[1]を刊行した
・痛み（疼痛）は，不快な感覚であり情動である
・疼痛は，侵害受容性（内臓痛・体性痛），神経障害性，心因性に分類される

はじめに

1986年WHO（世界保健機関）は，すべてのがん患者を痛みから解放することを目的に，鎮痛薬，特にオピオイド鎮痛薬の適切な使い方を示したガイドラインを示した．これを契機にわが国のオピオイドの使用方法は劇的に変化した．しかし，オピオイドがすべての痛みに効くわけではない．痛みは，その原因により侵害受容性疼痛（内臓痛・体性痛），神経障害性疼痛，心因性疼痛に分類され，それぞれ非ステロイド抗炎症薬（NSAIDs）・オピオイド・神経ブロック，神経ブロック・鎮痛補助薬，精神科的・心療内科的アプローチがその治療の中心となる．

症例

80歳，女性．胆嚢がんの腹膜転移で，外科主治医から鎮痛について緩和ケアチームにコンサルトされた．患者は痛みで会話もしてくれず，うずくまって苦痛様表情でこちらを見ている．経口摂取不可，50歳代の娘が付き添っている．

1. がんの痛みからの解放（WHO）（がん疼痛治療ガイドライン1986年）

1987年に日本語版[2]が出版され，鎮痛薬，特にオピオイドの使用方法が劇的に変化した．かつてわが国での1日最大量60 mgであったモルヒネの上限は撤廃され，多くのがん患者がガイドラインを参考に治療を受けることになった．ガイドラインは，目標を設定し5つの原則に従った治療を行うことを推奨している（表1，2）．表2中3のby the ladder（図1）は，問題はあくまで患者さんの痛みの程度であり，順にNSAIDs（もしくはアセトアミノフェン），弱オピオイド，強オピオイドと使用する必要はなく，痛みが強ければ強オピオイドから使用する．このとき，NSAIDsを併用することは，薬自体の副作用以外問題はない．

表1 WHOがん疼痛治療のガイドライン 目標設定

第1目標	痛みで眠りをじゃまされない（薬を使いはじめてから1〜2日で）
第2目標	安静にしていれば痛まない（薬を使いはじめてから2〜3日で）
第3目標	体を動かしても痛みが強くならない（薬を使いはじめてからなるべく早く）

文献3より引用

表2 WHOがん疼痛治療のガイドライン 鎮痛薬使用法の5原則

1	by mouth	経口的に
2	by the clock	時間を決めて規則正しく
3	by the ladder	除痛ラダーにそって効力の順に
4	for the individual	患者ごとの個別的な量で
5	attention to detail	そのうえで細かい配慮を

文献3より引用

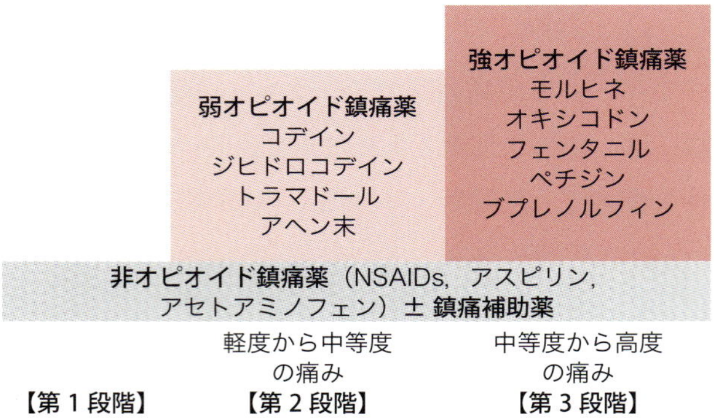

図1 WHO三段階除痛ラダー
オピオイド鎮痛薬については国内で使用可能な薬剤のみを記載
文献3を参考に作成

第1段階：非オピオイド鎮痛薬（NSAIDs，アスピリン，アセトアミノフェン）± 鎮痛補助薬
第2段階：弱オピオイド鎮痛薬（コデイン，ジヒドロコデイン，トラマドール，アヘン末）軽度から中等度の痛み
第3段階：強オピオイド鎮痛薬（モルヒネ，オキシコドン，フェンタニル，ペチジン，ブプレノルフィン）中等度から高度の痛み

> **症例の治療　その1**
> がんの腹膜播種があり，腫瘍による内臓痛と考えた．内臓痛は侵害受容性疼痛の1つである．経口摂取ができないので，モルヒネ塩酸塩皮下注[4]の治療を選択した．1日量10 mg持続皮下注で痛みが消失し，夜間に約6時間の睡眠が確保された．家族や医療スタッフと会話ができるようになった．

2. 痛み（疼痛）の定義（国際疼痛学会（IASP）1979年）

1974年に国際疼痛学会（IASP）が発足し，5年の歳月をかけて痛みの公式定義を発表した．
Pain is an unpleasant sensory and emotional experience associated with actual or potential tissue damage, or described in terms of such damage.（痛みは，実質的または潜在的な組織損傷に結びつく，あるいはこのような損傷を表す言葉を使って述べられる不快な感覚・情動体験である）
ここで，痛みは不快な感覚であり情動でもあると定義される．使用される言葉は，その個人が

生活している環境や文化が大きな影響を与える．組織損傷と痛みとの間に固定した相関がないことや，不快感を伴わない純粋な痛みだけを経験することはできない．すなわち，痛みはいつも主観的で，人の成長過程が痛みの体験に多大な影響を与える．

3. 痛みの分類

痛みの分類は多く存在する．既述のとおり原因別では，侵害受容性疼痛・神経障害性疼痛・心因性疼痛に分類できる．侵害受容性疼痛は，切り傷，火傷，骨折，がん等による炎症や刺激による痛みであり，NSAIDsおよびオピオイドが有効である．神経障害性疼痛は，帯状疱疹，糖尿病性神経障害，がんの神経浸潤等により神経（末梢・中枢）が障害されたときの痛みであり，鎮痛補助薬が用いられることが多い．"持続的で焼けるような""締め付けられる""びりびりする""電気が走る"と表現される場合は抗うつ薬が，"電撃痛""焼けるような痛み"には抗けいれん薬が繁用される．心因性疼痛には，認知行動療法などの精神科的・心理的アプローチが用いられる．

4. NSAIDsとアセトアミノフェン

NSAIDsは多くの薬剤が使用可能である．剤型も経口薬，貼付薬，坐剤，静注薬と多種類である．主な副作用は，胃腸障害と腎機能障害である．

NSAIDsは，シクロオキシゲナーゼ（COX）を阻害し解熱および鎮痛作用を呈する．COXは，COX-1とCOX-2があり，消化性潰瘍予防にはCOX-2選択的阻害薬が有利である．

NSAIDs使用時には，潰瘍予防にプロトンポンプ阻害薬（PPI）が使用されることが多い．また，腎機能保護の観点からeGFRが60 mL/分/1.73 m^2以下の症例へのNSAIDs使用は勧められない．

1 ジクロフェナクナトリウム（ボルタレン®，ナボール®，ほか）

強力なNSAIDsであり，消炎・鎮痛・解熱作用が期待できる[5]．胃部不快感や消化管出血の頻度が高く，長期間の投与には向かない．長くても1カ月程度を目安に他剤への変更を考慮する．頓用で使用されることが多いが，効果が強いため他剤への変更は患者さんが抵抗する場合がある．本剤を使用する場合は，胃腸粘膜保護に配慮しPPIを併用する．

2 セレコキシブ（セレコックス®）

COX-2選択的阻害薬であり，消化管[6]・腎機能[7]への負担は少ない．

COX-2選択的阻害薬は，心血管合併症リスクの増大が懸念されている．COX-1活性を阻害しないためトロンボキサンA2は産生され，血小板凝集に働く．さらに，COX-2活性を阻害するためプロスタサイクリン2（PGI2）が減少し，血小板凝集抑制が阻害され血栓形成傾向となると考えられる．しかし，セレコキシブはヒト末梢血血小板におけるアラキドン酸惹起血小板凝集の抑制作用はなく[8]，わが国ではセレコキシブ使用による心血管合併症増大の報告はない．

3 アセトアミノフェン（カロナール®，ナパ®，ほか）

解熱・鎮痛作用を有するがその作用機序は解明されていない．Reye症候群が懸念される小児，腎機能低下症例，喘息の既往歴等がありNSAIDsの使用がためらわれる症例にはよい適応である．日本での1日最大使用量は4,000 mgと拡大されたが，用法・用量を守ればこの使用量で肝不全に陥る可能性は低い．

5. オピオイド

オピオイド受容体に作用する薬物の総称である．はじめて使用する際は，3大副作用の便秘・嘔気・眠気対策と患者さんへの説明は必須である．オピオイドを使用している限り便秘対策は必要であるが，嘔気・眠気は1〜3週程度で耐性が生じ制吐薬を中止できることが多い．副作用が強い場合や鎮痛効果が弱い場合は，オピオイドの薬剤変更（いわゆるオピオイドローテーション，後述）を考慮する．日本でよく使用されているものについて概説する．

1 トラマドール（トラマール®，トラムセット®）

WHO 3段階除痛ラダーでは，第2段階の薬物である．単剤とアセトアミノフェンとの合剤が使用できる．μオピオイド受容体に作用するほか，ノルアドレナリンやセロトニンの再取り込み阻害作用[9, 10]を併せもつ特異なオピオイドである．がん性疼痛のほか，慢性腰痛症や帯状疱疹後神経痛などへの有効性も示されている[11, 12]．モルヒネと比較して便秘は30〜50％と少なく，重篤な呼吸抑制はほとんどない．麻薬指定を受けていないため，麻薬処方箋が必要ない．

2 オキシコドン（オキシコンチン®，オキノーム®，オキファスト®）

経口の徐放薬・速効薬に加え，2012年に静注製剤が発売された．肝代謝であるが，腎で排泄される活性代謝産物がほとんどないために，腎機能障害患者にも使用しやすい．オピオイドの効果が少ないとされる神経障害性疼痛[13]およびがんの骨転移[14]にも効果が期待されている．

3 フェンタニル（フェンタニル，デュロテップ®，フェントス®）

合成麻薬で，鎮痛効力はモルヒネの50〜200倍と非常に強い．周術期疼痛管理で硬膜外・静脈内投与が頻用されている．貼付薬があり，1日用と3日用が使用できる．フェンタニルの体内への吸収は皮膚の状況によるばらつきが大きいことや効果発現・消失に時間がかかることから，貼付薬でのきめ細かい投与量の調節は困難である．

2013〜2014年にかけて数種類の速効製剤が使用できる予定である．

4 モルヒネ（MSコンチン®，アンペック®，オプソ®ほか）

オピオイドの標準薬であり，最もよく研究され臨床面でのエビデンスも多い．

多くの剤型[4, 5]がありさまざまな投与経路に対応できるが，活性代謝産物であるM-6-Gが腎排泄で腎機能低下症例では傾眠・鎮静を起こしやすい．逆に鎮静を必要とする症例に使用されることもある．

5 ナロキソン（ナロキソン）

オピオイドによる過剰な呼吸抑制・鎮静への拮抗薬である．１Ａ（0.2 mg）を投与し効果をみてから必要なら３～５分後に追加投与する．作用時間が約40分であるため，オピオイドの作用時間が長い場合は再投与が必要となる．

6 オピオイドの変更（オピオイドローテーション）

オピオイドの種類を変更することで，副作用の改善や鎮痛効果の増強を目的とする．頑固な便秘が持続する場合は比較的便秘が少ないフェンタニルへ，神経障害性疼痛もしくは骨転移がある場合はオキシコドンへの変更を考慮する．鎮静が必要なときは，モルヒネ製剤へ変更することがある．

オピオイドローテーションは，強オピオイド間で行う．弱オピオイドのペンタゾシン・ブルレノルフィンから強オピオイドへの変更は行われるが，逆はない．

7 オピオイドの量

天井効果がないため１日あたりで1,000 mg以上のモルヒネが使用され，オリンピックゲームさながらに使用量を競うような時期があった．しかし，現在では経口モルヒネ換算で１日量150～200 mgのオピオイドを使用しても疼痛が残る場合は，診断をやり直すかほかの治療法（鎮痛補助薬，神経ブロック，精神科的アプローチなど）も考慮し，専門家へコンサルトする．

> **症例のその後**
>
> 夜間の約６時間の睡眠が確保され，本人にも笑顔がみられるようになった．２～３日後に主治医から右手がしびれるとの訴えがあるとコールされた．頸部CTでC6椎体への転移が認められ神経を圧迫していた．また，担当看護師からは患者が次のように話しているとチームに相談があった．「私は何もできずにごめんなさい．皆さんにお世話になっているのに，何のお礼もできずにいて．家族にも何もしてあげられない．申し訳ない．」

6. 鎮痛補助薬

鎮痛補助薬は，主に神経障害性疼痛に用いられる．抗うつ薬・抗不整脈薬・抗けいれん薬・静脈麻酔薬・ステロイドと多くの薬剤がある．有効率は高くても60％程度で副作用（主に眠気）があるために，鎮痛効果と副作用とのバランスをとりながら使用する[4]．

1 プレガバリン（リリカ®）

カルシウムチャネルに作用してカルシウムの神経細胞内への流入を阻害[15]し，神経間隙に伝達物質が放出されるのを抑制する．ほとんど代謝を受けずに腎排泄されるために，腎機能障害症例では用量の調節が必要である．

2 デュロキセチン（サインバルタ®）

セロトニンとノルアドレナリンの再取り込み阻害薬（serotonin & norepinephrine reuptake inhibitor：SNRI）[16]である．これらのシナプス間隙の濃度を高め，下行性疼痛抑制系を賦活する

ことで効果を発揮する．同時にセロトニンの増加は不安感を和らげ気分を楽に，ノルアドレナリンの増加は意欲を高めるとされる．効果発現に2～3週間必要な場合がある．

3 ステロイド（リンデロン®）

ベタメタゾン4～8 mg/日を朝1回もしくは朝，昼の2回に分けて使用する．3～5日使用し効果があれば，0.5～4 mg/日に減量維持し，効果がなければ中止する[4]．

> **症例の治療　その2**
> 主治医にプレガバリンを勧めたところ75 mg/日が投与され，患者はめまいとフラフラ感を訴え中止となった．現在，デュロキセチン20 mg/日を服用開始したところである．家族内での役割の喪失や社会とのつながりとの途絶に関する心の問題は，精神科にコンサルトされた．娘の「お母さん，心配しなくてもいいのよ．お母さんは私たちを育ててくれたし，十分みんなのために尽くしたのよ．今は，病気で入院しているのだから自分のことを考えていいのよ」との言葉に頷いていた．

まとめ

痛みには多くの種類があり，万能の治療薬・治療法はない．患者の話からその痛みの特性を推察し，必要な検査を施行する．薬を使用する場合は，その特性をよく知り副作用対策も行う．疼痛治療の基本は，患者さんの話をよく聞き共感し寄り添うことである．

Column

オピオイドと麻薬

オピオイドは，オピオイド受容体に作用する物質のことである．代表的な麻薬のモルヒネ，フェンタニル，オキシコドンは，オピオイドであるが，2007年，麻薬取締法でオピオイド受容体に作用しないケタミンが麻薬に指定されたため，必ずしもオピオイドと麻薬は同義ではない．また，"麻薬"という言葉のイメージが悪いために医療現場では，"医療用麻薬"もしくは"オピオイド"という用語を使用することが多い．

文献・参考文献

1) World Health Organization：Cancer Pain Relief, 1986：http://www.who.int/iris/handle/10665/43944
2) 「がんの痛みからの解放―WHO方式がん疼痛治療法 付：オピオイド鎮痛薬の規制ガイド」（世界保健機関/編，武田文和/訳），金原出版，1987
3) 「がんの痛みからの解放―WHO方式がん疼痛治療法 付：オピオイド鎮痛薬の規制ガイド（第2版）」（世界保健機関/編，武田文和/訳），金原出版，pp. 14-19，1996
4) 「がん緩和ケア ガイドブック」（日本医師会/監），青海社，2010
5) 「がん疼痛治療のレシピ 2007年版」（的場元弘/著），春秋社，2006
6) Sakamoto, C., et al.：Comparison of gastroduodenal ulcer incidence in healthy Japanese subjects taking celecoxib or loxoprofen evaluated by endoscopy：a placebo-controlled, double-blind 2-week study. Aliment Pharmacol Ther, 37：346-354, 2013

7）木本愛之 ほか：新規シクロオキシゲナーゼ-2選択的阻害薬セレコキシブ（セレコックス®錠）の薬理学的特性および臨床試験成績．日本薬理学雑誌，131（2）：127-136, 2008

8）Yoshino, T., et al.：Pharmacological profile of celecoxib, a specific cyclooxygenase-2 inhibitor. Arzneimittelforschung, 55：394-402, 2005

9）Driessen, B. & Reimann, W.：Interaction of the central analgesic, tramadol, with the uptake and release of 5-hydroxytryptamine in the rat brain in vitro. Br J Pharmacol, 105：147-151, 1992

10）Bamigbade, T. A., et al.：Actions of tramadol, its enantiomers and principal metabolite, O-desmethyltramadol, on serotonin (5-HT) efflux and uptake in the rat dorsal raphe nucleus. Br J Anaesth, 79：352-356, 1997

11）Schnitzer, T. J., et al.：Efficacy of tramadol in treatment of chronic low back pain. J Rheumatol, 27：772-778, 2000

12）Boureau, F., et al.：Tramadol in post-herpetic neuralgia：a randomized, double-blind, placebo-controlled trial. Pain, 104：323-331, 2003

13）Watson, C. P., et al.：Controlled-release oxycodone relieves neuropathic pain: a randomized controlled trial in painful diabetic neuropathy. Pain, 105：71-78, 2003

14）黒岩ゆかり：多様な痛みが混在した骨転移による痛みにオキシコドン注射剤が奏効した2症例．新薬と臨牀，62：1314-1318, 2013

15）Bauer, C. S., et al.：The increased trafficking of the calcium channel subunit alpha2delta-1 to presynaptic terminals in neuropathic pain is inhibited by the alpha2delta ligand pregabalin. J Neurosci, 29：4076-4088, 2009

16）Knadler, M. P., et al.：Duloxetine: clinical pharmacokinetics and drug interactions. Clin Pharmacokinet, 50：281-294, 2011

プロフィール

仲谷　憲（Ken Nakatani）
市立貝塚病院麻酔科
近い将来にレッドデータブックに載りそうな麻酔科勤務医の1人．釣りをしながら種の繁栄をいかにして達成すべきかを考慮中．

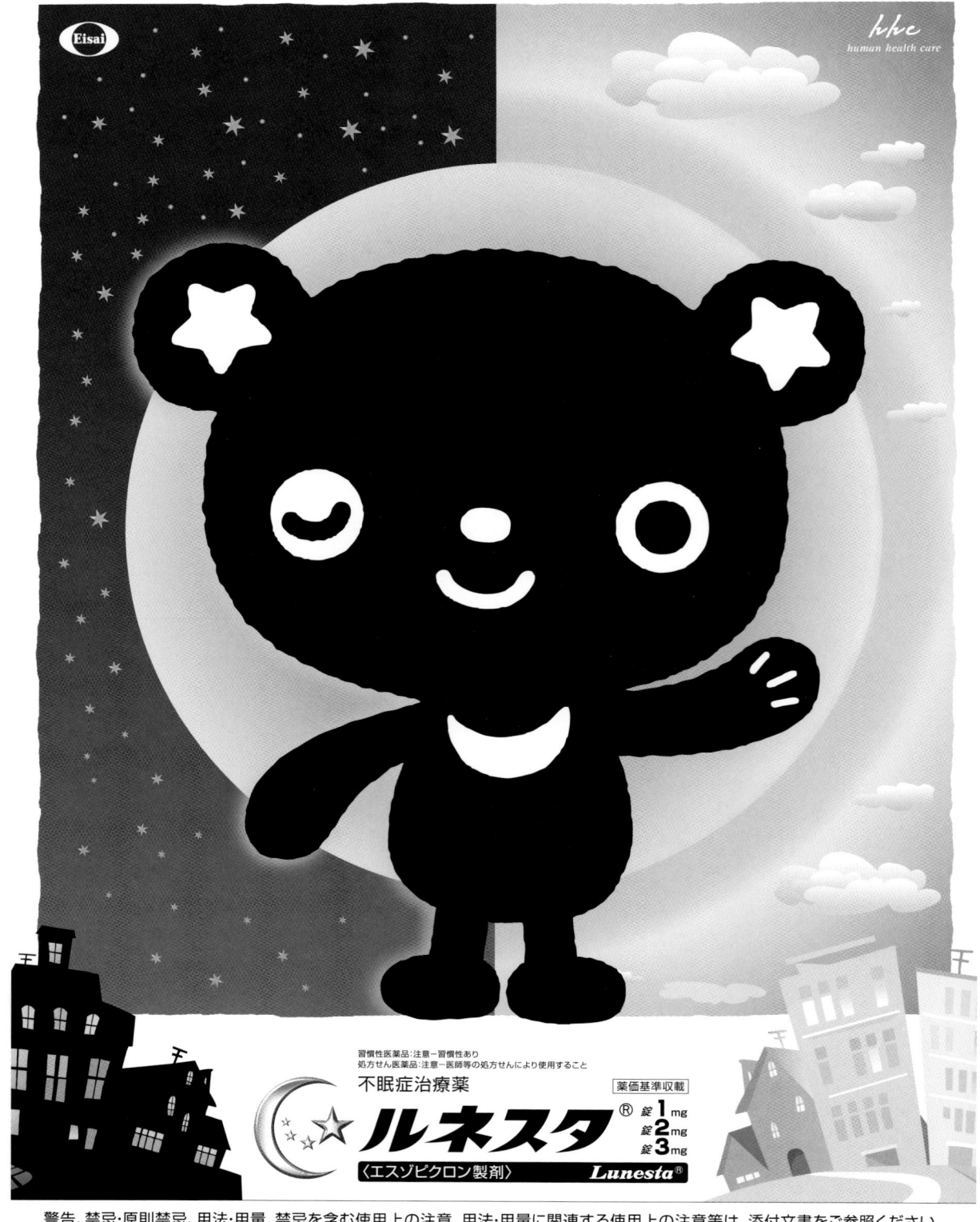

習慣性医薬品:注意-習慣性あり
処方せん医薬品:注意-医師等の処方せんにより使用すること

不眠症治療薬

薬価基準収載

ルネスタ® 錠1mg / 錠2mg / 錠3mg
〈エスゾピクロン製剤〉
Lunesta®

警告、禁忌・原則禁忌、用法・用量、禁忌を含む使用上の注意、用法・用量に関連する使用上の注意等は、添付文書をご参照ください。

製造販売元
Eisai エーザイ株式会社
東京都文京区小石川4-6-10

提携
Sunovion Pharmaceuticals Inc.

文献請求先・製品情報お問い合わせ先:
エーザイ株式会社 お客様ホットライン
フリーダイヤル 0120-419-497　9〜18時（土、日、祝日9〜17時）

LUN1210M03

2012年10月作成

第7章　その他の薬の基本と新常識

4. 抗不安薬と睡眠薬の使い方
ベンゾのべからず7カ条

井上幸代

Point

- ベンゾジアゼピン系薬剤（以下，ベンゾ）は不眠・不安によく使われる向精神薬である
- ベンゾは臨床用量でも依存形成しやすいため，安易な処方は禁物
- 不眠であれ不安であれ，薬物療法の前に原因検索と療養指導を
- 研修医には，ベンゾ以外の向精神薬を推奨

はじめに

　不眠や不安は日常の臨床においてよくみられる症状であるが，皆さんは，どのくらい自信をもって対応しているだろうか？　身体症状の対応に追われ多忙を理由に放置したり，対応に自信がないからと患者の訴えを聞かなかったことにしてはいないだろうか？　あるいは逆に，よく使われているからといって，安易にベンゾを処方していないだろうか？

　本稿では，不眠・不安に対するベンゾの処方について，特に注意すべき点を「ベンゾのべからず7カ条」（表1）としてあげ，ベンゾ以外の向精神薬を含め，抗不安薬，睡眠薬の適正な使い方についてまとめた．ベンゾを使い慣れていないうちは，この7カ条を肝に銘じていただきたい．

1. ベンゾジアゼピン系薬剤とは

　ベンゾは，GABA（γ－アミノ酪酸：gamma amino butyric acid）ベンゾジアゼピン受容体に結合することで大脳辺縁系の神経活動を抑制し，抗不安，鎮静作用をもたらす向精神薬である．抗不安薬と睡眠薬は異なる向精神薬のように分類されていることが多いが，そのほとんどがベンゾであり，抗不安作用の強いものが抗不安薬，催眠作用の強いものが睡眠薬と呼ばれている．なお，「Z系」（頭文字がZ）といわれる非ベンゾジアゼピン系睡眠薬〔ゾルピデム（マイスリー®）・ゾピクロン（アモバン®）等〕も，化学構造は異なるが，基本的な薬理作用はベンゾと同じであるため，本稿ではまとめてベンゾとして扱う．

　ベンゾの副作用として，過鎮静（眠気），筋弛緩（ふらつき）・転倒，前向性健忘（服用後の記憶の欠損），日中の作業能力の低下，高容量で呼吸抑制，長期使用で認知機能低下等がある．ベンゾ以前に使用されていたバルビツール酸系等に比較すると，致死的な副作用は激減したため，精神科のみならず，あらゆる診療科で処方されており，わが国は世界的にみてもベンゾの処方量が

表1　ベンゾのべからず7カ条

第1条　原因検索することなく処方すべからず
第2条　療養指導なくして処方すべからず
第3条　高力価・短期作用型を投与すべからず
第4条　長期投与すべからず
第5条　急激に中断すべからず
第6条　多剤併用すべからず
第7条　禁忌に投与すべからず

表2　睡眠障害の背景となる代表的疾患

身体疾患	中枢神経系	パーキンソン病，進行性核上性麻痺，Huntington病，脊髄小脳変性症
	循環器	不整脈，狭心症，心筋梗塞，高血圧症
	呼吸器	気管支喘息，COPD（chronic obstructive pulmonary disease：慢性閉塞性肺疾患），睡眠時無呼吸症候群
	消化器	逆流性食道炎，胃・十二指腸潰瘍
	内分泌・代謝	糖尿病
	泌尿器・腎	頻尿をもたらす疾患，慢性腎不全
	その他	痒みをもたらす皮膚疾患，腰痛・神経痛などの疼痛をもたらす疾患，更年期障害
精神疾患		うつ病，双極性障害，統合失調症，アルコール依存症

文献3を参考に作成

多い．しかし，海外では1970年代，すでにベンゾの乱用や依存が問題化し，1980年代になると，臨床用量内であっても身体依存が形成され，投薬中止に伴って離脱症状が出現することが報告[1]されている．わが国の精神科病床を有する医療施設における依存薬物の実態調査でも，ベンゾの乱用・依存は，2010年度は覚せい剤についで第2位[1]，2012年度は覚せい剤，ハーブについで第3位になったことが報告[2]されており，精神科医療の現場では，すでにベンゾの処方に警鐘が鳴らされている．

2. ベンゾのべからず7カ条（表1）

1 原因検索することなく処方すべからず

慢性の不眠については，その背景に表2にあげた身体疾患や精神疾患が存在することが多い[3]．また，慢性の不安や，生活に支障をきたすような重度の不安については，うつ病，不安障害，アルコール依存症等，不安の背景にある精神疾患を鑑別するという視点が重要である．当然のことながら，それらの疾患が存在する場合には，不眠や不安にだけ対処しても根本的解決にはならない．背景の疾患を探り，その治療をすることで，不眠・不安を改善させることが重要である．

表3 プライマリケアにおける，うつ・不安・不眠に対して具体的な指導はたった5つ

1. 1日7時間以上，週50時間以上の睡眠（年齢による若干の補正必要）
2. 平日休日の起床時刻時間差を2時間未満に
3. 週3日の断酒日を（薬物療法するなら完全断酒）
4. 1日最低30分は外出，週1回は半日程度の外出
5. 1日最低1回は人と会って話す

文献4より引用

表4 睡眠障害対処12の指針

1. 睡眠時間は人それぞれ，日中の眠気で困らなければ十分
2. 刺激物を避け，眠る前には自分なりのリラックス法
3. 眠たくなってから床に就く，就床時刻にこだわりすぎない
4. 同じ時刻に毎日起床
5. 光の利用でよい睡眠
6. 規則正しい3度の食事，規則的な運動習慣
7. 昼寝をするなら，15時前の20〜30分
8. 眠りが浅いときは，むしろ積極的に遅寝・早起きに
9. 睡眠中の激しいイビキ・呼吸停止や足のぴくつき・むずむず感は要注意
10. 十分眠っても日中の眠気が強いときは専門医に
11. 睡眠薬代わりの寝酒は不眠のもと
12. 睡眠薬は医師の指示で正しく使えば安全

文献5より引用

● **ここがポイント！**
不眠・不安の原因を検索することなく「とりあえずベンゾ」は，発熱のワークアップをすることなく解熱剤を処方するのに等しい．

2 療養指導なくして処方すべからず

例えば，糖尿病に対しては，まず食事療法・運動療法を行ってから薬物療法を導入するように，慢性の不眠や不安に対しても，薬物療法を開始する前に必ず療養指導をしていただきたい．療養指導の詳細については，書面の都合上ほかの成書に譲るが，井原裕先生（獨協医科大学越谷病院こころの診療科）による，うつ・不安・不眠に対する療養指導[4]を表3に，さらに不眠については，厚生労働省の指針[5]を表4にあげたので参考にしてほしい．

● **ここがピットフォール！**
言うまでもないが，アルコールとベンゾの併用は禁忌である．「寝酒をするくらいなら，睡眠薬の服用がまし」であるが，患者には必ず断酒の指導を徹底し，断酒が約束できない患者にベンゾの処方はしないこと．

3 高力価・短期作用型を投与すべからず

ベンゾは臨床用量でも依存をきたす．そのリスクファクターを図1にあげた．高力価・短期作用型のベンゾほど依存形成しやすいが，特に睡眠薬のトリアゾラム（ハルシオン®），抗不安薬のエチゾラム（デパス®）は最も依存形成しやすいため，減薬や投薬中止をイメージできない状態であれば，最初からは投与しない方が望ましい．なお，ベンゾの力価，作用時間については図2を参考にしてほしい．

図1 臨床用量依存のリスクファクター

ベンゾ自体の要因
- 半減期(T1/2)が短い
- 最高血中濃度への到達時間(Tmax)が短い
- 高力価
- レム睡眠や深睡眠を抑制する
- 抗不安作用が強い

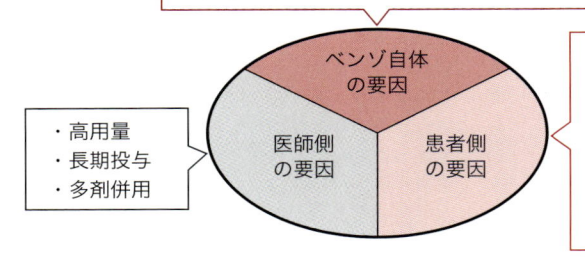

医師側の要因
- 高用量
- 長期投与
- 多剤併用

患者側の要因
- 症状が重症
- アルコールとの併用
- 依存症の既往（アルコール，他の薬物）
- 性格傾向（受動的，依存的，慢性不安，心気的）
- ストレスの存在
- 合併症（精神疾患，身体疾患）
- 高齢

睡眠薬 作用時間（T1/2）と用量力価（1日最大用量の逆数）による位置づけ

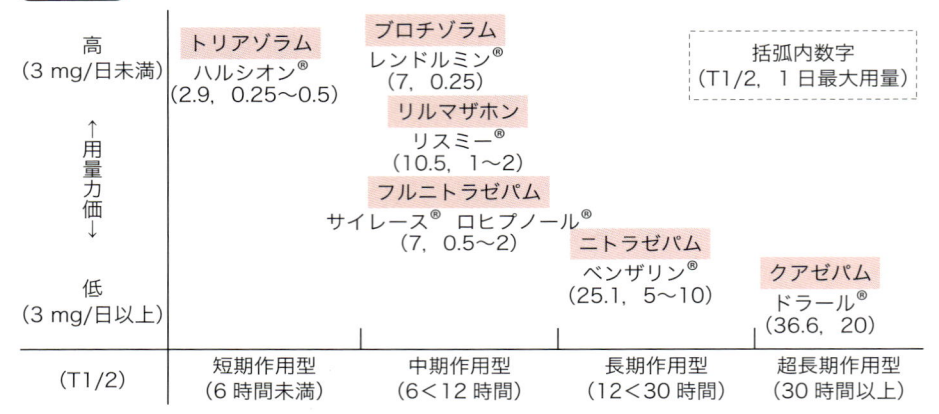

用量力価 高（3 mg/日未満）→ 低（3 mg/日以上）

- 短期作用型（6時間未満）: トリアゾラム ハルシオン® (2.9, 0.25〜0.5)
- 中期作用型（6<12時間）: ブロチゾラム レンドルミン® (7, 0.25) / リルマザホン リスミー® (10.5, 1〜2) / フルニトラゼパム サイレース® ロヒプノール® (7, 0.5〜2)
- 長期作用型（12<30時間）: ニトラゼパム ベンザリン® (25.1, 5〜10)
- 超長期作用型（30時間以上）: クアゼパム ドラール® (36.6, 20)

括弧内数字（T1/2, 1日最大用量）

※ミダゾラムは注射剤のみ．

抗不安薬 作用時間（T1/2）と用量力価（1日通常用量の逆数）による位置づけ

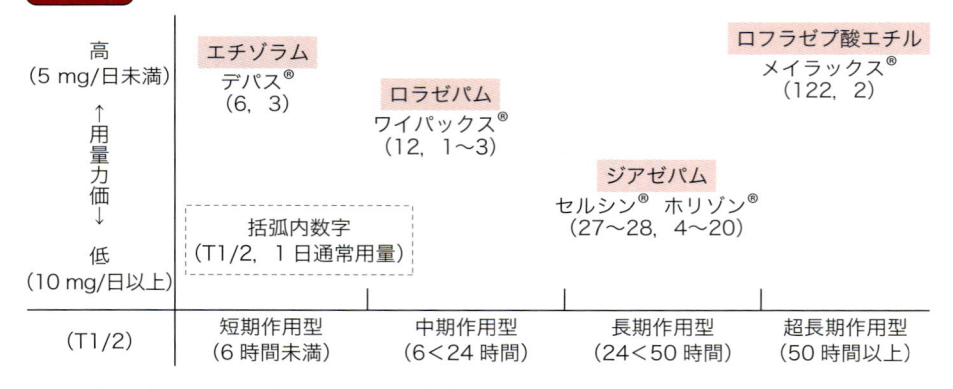

用量力価 高（5 mg/日未満）→ 低（10 mg/日以上）

- 短期作用型（6時間未満）: エチゾラム デパス® (6, 3)
- 中期作用型（6<24時間）: ロラゼパム ワイパックス® (12, 1〜3)
- 長期作用型（24<50時間）: ジアゼパム セルシン® ホリゾン® (27〜28, 4〜20)
- 超長期作用型（50時間以上）: ロフラゼプ酸エチル メイラックス® (122, 2)

括弧内数字（T1/2, 1日通常用量）

図2 作用時間と用量力価によるベンゾジアゼピン系薬剤の位置づけ
催眠・鎮静薬，抗不安薬，治療薬マニュアル2013，（北原光夫，上野文昭，越前宏俊/編，高久史麿，矢崎義雄/監），p. 169, p. 193, 2013，医学書院 より改変して転載

4 長期投与すべからず

　本来ベンゾは，短期間（目処として4週間未満），あるいは一過性の不眠・不安に対して処方するものである．漫然と長期投与を続けると耐性を生じ，同量では効果が期待できなくなることで，さらにベンゾにベンゾを重ねるという悪循環に陥ってしまう．また，臨床用量内であっても，目安として8カ月間連用すると，依存を生じることを覚えておいてほしい．ベンゾを開始した場合は，4週間を目処にベンゾ以外のほかの向精神薬に置換すること．

●ここがポイント！
依存形成されるため，ベンゾを使うなら4週間まで．症状が長引きそうな場合は，早めに精神科にコンサルト！

5 急激に中断すべからず

　ベンゾは身体依存を生じるため，急激に投薬を中止すると離脱を生じる．ほかの向精神薬に置換する際も漸減を経て中止すること．

●ここがピットフォール！
忘れがちなのが，ICU等で使用されるミダゾラム．持続静注していたにもかかわらず，抜管と同時に中止すると，アルコール離脱と同様の離脱症状が生じる．ミダゾラムの身体依存を形成する目安は約10日間であるため，10日以上使用した場合は漸減が必要．

6 多剤併用すべからず

　効果が不十分だからといって，ベンゾにベンゾを重ねて処方すると依存や副作用のリスクが増大する．もしベンゾ単剤で効果不十分であれば，作用機序の異なる向精神薬の使用を検討する．なお，一部の診療科ではベンゾ3剤以上の併用は保険点数上もペナルティがある．

●ここがポイント！
特に，短期作用型ベンゾ同士の併用はやってはいけない．

7 禁忌に投与すべからず

　ベンゾの禁忌は，急性狭隅角緑内障および重症筋無力症．禁忌ではないが，呼吸抑制や筋弛緩のため，慢性閉塞性肺疾患，睡眠時無呼吸症候群に関しては，禁忌に準ずると考えてほしい．また，高齢者や術後の不眠・不安にベンゾを投与すると，せん妄のトリガーになる可能性を忘れてはいけない．

3. じゃあ，何を処方するの？ ～なるべくベンゾ以外を使おう～

1 不眠に対して

1）不安を伴わない入眠困難には？

ベンゾではなく，ラメルテオン（ロゼレム®）を使う．

・ラメルテオン（ロゼレム®）

ロゼレム®は日本で開発されたメラトニン受容体作動薬で，2010年7月から販売されている．厳密には向精神薬に含まれない睡眠薬であり，メラトニン受容体MT1・MT2に選択的に結合し，MT1受容体作用により催眠，MT2受容体作用により概日リズム調整（位相の前進）が行われる．

GABA受容体やドパミン受容体に結合しないため，反跳性不眠や離脱が認められず，**乱用や依存が起こりにくい**のが，最大のお勧めポイントである．また，目立った有害作用も報告されていないので高齢者にも使いやすいが，小児に対する安全性は確立していないので注意が必要である．なお，抗不安作用はないので，**不安を伴わない不眠に対して効果が期待**できる．

当院では，はじめて睡眠薬を投与する場合や，高齢の入院患者，せん妄リスクの高い入院患者の不眠に処方することが多い．

> ●処方例
> ラメルテオン（ロゼレム®）1回8 mg　1日1回（眠前）
> 満腹時は血中濃度が上がらないので，空腹時に服用．

2）中途覚醒には？

ベンゾではなく，鎮静作用のある抗うつ薬トラゾドン（デジレル®，レスリン®）や抗精神病薬クエチアピン（セロクエル®）を使う．

・トラゾドン（デジレル®，レスリン®）

鎮静作用のある抗うつ薬で，50 mg投与で半減期が6～7時間程度であり，睡眠段階におけるステージ3・4の深睡眠を阻害しないので，比較的質のよい睡眠が得られる．抗うつ薬として使用する場合は200 mg/日まで増量するが，不眠に対して使う場合は，25～50 mg程度で十分である．なお，即効性がないため，不眠時頓用としてはお勧めしない．

当院ではせん妄に対して最も処方する薬剤であり，特に入院中のせん妄リスクの高い高齢者にも使いやすい．

ただし適応症はうつ病，うつ状態である．

> ●処方例
> トラゾドン（デジレル®）1回25～50 mg　1日1回（夕食後あるいは眠前）

・クエチアピン（セロクエル®）

鎮静作用のある抗精神病薬で，25 mg投与で半減期が3時間程度であり，中途覚醒に対しての定期投与だけでなく，**不眠時頓用としても使える**．統合失調症の治療薬として使用する場合は，

150〜600 mg/日程度，最大750 mg/日投与するが，不眠やせん妄に対して使用する場合は，25〜100 mg程度で十分である．

最も注意すべき有害作用は耐糖能低下であり，**糖尿病には禁忌**である．

なお，2011年9月，「器質性疾患に伴うせん妄・精神運動興奮状態・易怒性」に対して，保険診療が認められ（厚生労働省保険局医療課長通達，保医発0928第1号），以来当院では，せん妄リスクの高い入院患者の不眠に対して，デジレル®と双璧をなす薬剤である．

●処方例
　クエチアピン（セロクエル®）1回25〜50 mg　1日1回（眠前）

2 不安に対して

1）軽い不安には？

療養指導や精神療法を優先し，薬物療法をしないという選択肢もあるが，もし処方するなら，ベンゾではなく，**タンドスピロン（セディール®）** を使う．

・タンドスピロン（セディール®）

セロトニン1A受容体部分作動薬で，ベンゾではない抗不安薬である．ベンゾにみられる筋弛緩，依存性，認知障害等が少なく，**比較的長期投与しやすく，高齢者にも望ましい**．ただし，**効果発現まで約2週間かかる**こと，力価が弱いことがデメリットである．

通常30〜60 mg/日を1日3回で処方するが，20 mg投与で半減期が1.2〜1.4時間と短いので，筆者は頓用として使うこともある．

●処方例
　・タンドスピロン（セディール®）1回10〜20 mg　1日3回（毎食後）
　　あるいは
　・タンドスピロン（セディール®）1回10〜20 mg　1日3回まで（不安時頓用）

●ここがピットフォール！
すでにベンゾが処方されている患者について，タンドスピロン（セディール®）に置き換える場合には，ベンゾと交差耐性がないため離脱に注意する．

2）生活に支障をきたす重度の不安には？

即効性が必要であるため，ロラゼパム（ワイパックス®）を使う．ただし，4週間以内にSSRI（selective serotonin reuptake inhibitors：選択的セロトニン再取り込み阻害薬）の**セルトラリン（ジェイゾロフト®）** に置換する．

・ロラゼパム（ワイパックス®）

ベンゾのなかでも，ワイパックス®は，肝薬物代謝酵素を介さず，直接グルクロン酸抱合されるため，薬物相互作用と無関係で，肝疾患の患者や治療薬をたくさん服用している患者にも使い

やすい．低用量で強い抗不安作用を示す高力価タイプであるが，半減期は1mg投与で約12時間の中期作用型であり，筋弛緩作用は比較的弱い．**依存性があるため，早めにSSRIを開始し，4週間以内に中止をめざす**．

・セルトラリン（ジェイゾロフト®）

　SSRIは，抗うつ薬に分類されているが，抗不安作用が強く，筆者は「抗うつ薬」というより「抗不安薬」と考えている．世界生物学的精神医学会の治療ガイドラインでも，SSRIは不安障害の各亜型で第一選択薬になっている[7]．ただし，効果発現まで約2週間かかることがデメリットである．

　有害作用で頻度が高いのは，投与初期の吐き気であるが，4～5日で慣れるため，実際に嘔吐することがなければ制吐薬は必要ない．

　最も注意すべき有害作用は，投与初期のアクチベーションシンドローム（中枢神経刺激症状）であり，特に**未成年や若年成人（20代前半）では自殺念慮や攻撃性・衝動性を誘発する可能性が報告**されているため，慎重な経過観察下で使うことが肝要である．

　また，抗うつ薬全般にいえることだが，投与により躁転のリスクはSSRIにもある．躁転すると精神科以外での対応は困難となるため，過去に「寝るのも惜しいほど過活動で絶好調な時期」があった患者には，投与の前に精神科にコンサルトすることを強くお勧めする．

　現在，わが国では4種のSSRIが販売されているが，まずはセルトラリン（ジェイゾロフト®）をマスターすることをお勧めする．肝薬物代謝酵素に対する阻害作用が弱いため，薬物相互作用が比較的少ないこと，増薬した際に急激な血中濃度上昇をきたさず，ほかのSSRIに比較してアクチベーションシンドロームが出現しにくいので，使いやすい．半減期が100mg投与で約24時間と長く，1日1回投与ですむこともメリットである．

●処方例
・ロラゼパム（ワイパックス®）1回0.5～1mg　1日3回（毎食後）
　効果があれば，4週間以内に以下に置き換え．
・セルトラリン（ジェイゾロフト®）1回25mg　1日1回（夕方）　1～2週ごとに25mgずつ増量，最大100mgまで．

Advanced Lecture

■ ベンゾのやめ方

　ベンゾの中止方法として，①投与量を徐々に減らしていく方法（**漸減法**），②投与間隔を徐々に長くしていく方法（**隔日法**）があり，実際は両者を組み合わせて，なるべく離脱症状の出ない工夫をしている．

　標準的には漸減法がお勧めである．具体的には，1～2週ごとに，服用量の1/4量ずつ，4～8週かけて減量していく．もしすでに多剤併用になっている場合は，半減期の短いベンゾから順に減量，中止する．

短期作用型単剤の場合は，離脱を避けるために，いったん半減期の長いベンゾに置き換えてから漸減法を行うとうまくいくことが多い．一方，長期作用型のベンゾの場合は，隔日法で減薬，中止することが多い．

　なお，漸減していく場合も，薬物療法のみならず，心理サポートや療養指導の充実が成功の秘訣である．認知行動療法を併用することでベンゾの減量，中止がより確実になるため，早めに精神科にコンサルトすることをお勧めする．

おわりに

　本稿の執筆と時を同じくして，厚生労働省より「睡眠薬の適正な使用と休薬のための診療ガイドライン」[8]が公表され，わが国においてもベンゾの長期服用による乱用・依存を防止するための取り組みが進みつつある．不眠・不安に対し適切な処方を行うためには，プライマリケアにおける薬の第一選択が非常に重要となる．覚せい剤やハーブと違って，ベンゾは処方薬であり，医師が処方しない限り患者は入手できない．われわれ医師が「薬（ヤク）の売人」にならぬことを願ってやまない．

文献・参考文献

1) 松本俊彦 ほか：わが国における最近の鎮静剤（主としてベンゾジアゼピン系薬剤）関連障害の実態と臨床的特徴―覚せい剤関連障害との比較―．精神神経学雑誌，113：1184-1198，2011
2) 松本俊彦 ほか：全国の精神科医療施設における薬物関連精神疾患の実態調査．平成24年度厚生労働科学研究費補助金（医薬品・医療機器等レギュラトリーサイエンス総合研究事業）分担報告書，pp.111-144，2013
3) 「睡眠障害の対応と治療ガイドライン 第2版」（内山　真/編），じほう，2012
4) 「プライマリケアの精神医学－15症例，その判断と対応－」（井原　裕/著），p.168，中外医学社，2013
　　↑井原先生の著書はどれも明解．プライマリケアでうつ・不眠・不安を診るときの具体的な療養指導がよくわかる！
5) 厚生労働省精神疾患研究委託費「睡眠障害の診断・治療ガイドライン作成とその実証的研究班」：平成13年度研究報告書（2002）
6) 「治療薬マニュアル2013」（北原光夫 ほか/編，高久史麿 ほか/監），pp.169-193，医学書院，2013
7) 井上　猛：不安障害の薬物療法．精神神経学雑誌，114：1085-1092，2012
8) 「睡眠薬の適正な使用と休薬のための診療ガイドライン―出口を見据えた不眠医療マニュアル―」（厚生労働科学研究・障害者対策総合研究事業「睡眠薬の適正使用及び減量・中止のための診療ガイドラインに関する研究班」，日本睡眠学会・睡眠薬使用ガイドライン作成ワーキンググループ/編），2013
　　↑国立精神神経センターWebサイトからダウンロードできる．Q&A方式で，そのまま患者の療養指導に使える．また不眠症の評価尺度，ベンゾ依存質問票，ベンゾ退薬症候評価スケールもついている．

プロフィール

井上幸代（Yukiyo Inoue）
沖縄県立南部医療センター・こども医療センター精神科
20年目の精神科医ですが，思うところあって，今年度から心機一転ERでも診療（研修）中．ER医にも頼りにされる精神科をめざして奮闘しています．総合病院で精神科後期研修をやってみたい人，全国から募集中．転科も歓迎．責任もって指導いたします．

第7章 その他の薬の基本と新常識

5. 海外旅行のときに気をつける感染症の予防

加藤康幸

> ● Point ●
> ・海外では罹患しやすい感染症の種類が異なる．特に，マラリアの高度流行地はサハラ以南アフリカである
> ・予防接種とマラリア予防内服が海外旅行における感染症予防の最も重要な手段である
> ・旅行前の相談は，成人が予防接種を見直す絶好の機会である

はじめに

　2012年の日本人出国者数は1,849万人余りで過去最高となり，外国人入国者も917万人に達し，わが国も本格的な国際化を迎えている．海外旅行にこれから出かける人の感染症予防相談や来日した外国人を診察する機会も増えることが予想される[1]．わが国には常在しないが，国際的に問題となっている感染症の流行地や臨床像についてすべての医師が知識をもつ必要がある．

1. マラリア予防内服 (Malaria chemoprophylaxis)

> **症例**
> 　20代女性．西アフリカ（ガーナ）で3週間のボランティア活動を予定しており，マラリアのことが心配で相談のために来院した．

　マラリアはマラリア原虫による発熱性疾患である．サハラ以南アフリカの熱帯で流行している熱帯熱マラリアによる死亡者は年間66万人いると推定されている．ハマダラカ（蚊の一種）により媒介されるため，蚊帳や防虫剤の塗布などの防蚊対策が重要な予防手段である．実用化されているワクチンはないが，抗マラリア薬を内服することにより発症を予防することができる．

■ 渡航者におけるマラリア
1）疫学状況

　渡航者における，いわゆる輸入マラリアの発生は世界で年間3万人に上るともいわれている．そのほとんどはサハラ以南アフリカで罹患している（図1）．予防内服をせずに同地に滞在した場合，1カ月あたり数％の罹患が想定される．近年，母国に帰省した際に罹患する移民の増加が指

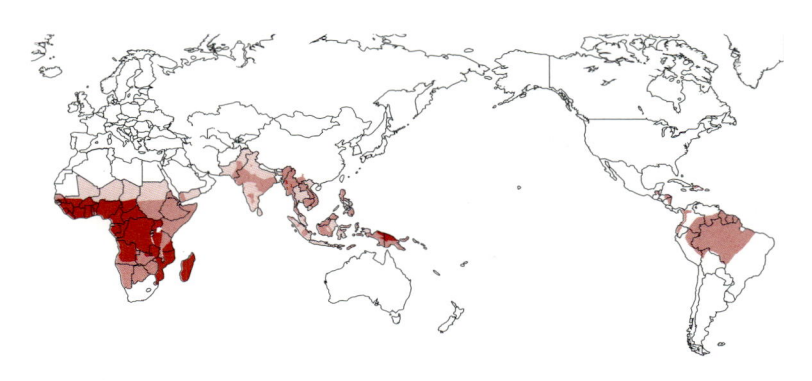

図1 マラリアの流行地
サハラ砂漠以南のアフリカ，パプアニューギニアが最も感染しやすい地域である
文献2より引用

表1 マラリア予防内服の適応

絶対適応	次の2項目が両方満たされる場合 ・熱帯熱マラリアの高度流行地域（サハラ以南アフリカ，パプアニューギニア，ソロモン諸島，南米アマゾン川流域）に滞在する ・マラリア発症後に適切な医療対応が期待できない（流行地に7日以上滞在する場合など）
相対適応	上の2項目を両方満たさない．防蚊対策を中心に予防のアドバイスをする．

文献3を参考に作成

摘されている．また，高齢者で致死率が高いことが指摘されており，受診や診断の遅れもその一因となっている．

わが国では年間70例程度の輸入マラリアが報告されている．患者は男性に多く，20代〜30代が好発年齢である．推定感染地域は，アフリカが最も多い（約60％）．

2）予防内服の適応

渡航地，渡航期間から感染リスクを評価し，現地で発症した場合，適切な治療を受けられるかどうかなども考慮して適応を判断する．マラリアの潜伏期は7日以上であるから，7日以内の旅行であれば，現地で発症することはないと考えられる．表1にマラリア予防専門家会議による指針を示した．

3）実際の処方

わが国では，2種類の抗マラリア薬が予防用として承認されている．効果はいずれも同等だが，メリット，デメリットを考慮して処方する（表2）．

●処方例

メフロキン（メファキン「ヒサミツ」）　1回275 mg　週1回（食後）

渡航1週前から開始し，帰国後4週まで継続（忍容性を確かめるため，2〜3週前から始めるのが望ましい）

表2 抗マラリア薬の比較

	メフロキン	マラロン®
長期渡航	◎長期滞在に適している	△長期滞在にやや適している
短期渡航	○短期滞在に適している	◎短期滞在に適している
用量調整	体重45 kg未満の場合，調整する	体重40 kg以下の場合，調整する
妊婦適応	なし（要相談）	なし
小児適応	なし（要相談）	体重40 kg以上（要相談）
薬価 （2012年現在）	827.90円／1錠 〔2週間渡航の場合，約7,000円（8錠）〕	484.30円／1錠 〔2週間渡航の場合，約11,000円（22錠）〕
服用方法 （例：西アフリカのガーナに，約2週間の旅行をする場合）	8週間（8錠）服用 ・渡航の1〜2週間前に，1錠服用（副反応の確認） ・1週間に1回，1錠服用（帰国から4週間後まで） ＊体重が30 kg〜45 kgの場合，3/4錠とする	23日（23錠）服用 ・渡航の1〜2日前に，1錠服用 ・1日に1回，1錠服用（帰国から1週間後まで）

平成24年度厚生労働科学研究費補助金「病原体及び毒素の管理システムおよび評価に関する総括的な研究」
研究分担者：加藤康幸・氏家無限
研究代表者：西條政幸
文献2より改変して転載

●処方例
アトバコン・プログアニル合剤（マラロン®）1回1錠　1日1回（食後）
渡航1日前から開始し，帰国後7日まで継続

●ここがポイント
メフロキンは帰国後4週まで継続する！

2. 海外渡航者のための予防接種（Travelers' vaccine）

> **症例**
> 66歳の男性．基礎疾患は特になし．約1カ月後に妻と東アフリカ（ケニアとタンザニア）へサファリ旅行（9日間）に出かける．ツアーを主催する旅行社から黄熱予防接種が旅行に必要といわれ，相談のため来院した．

予防接種は感染症予防における最も重要な手段である．症例では，黄熱予防接種のほかにA型肝炎，破傷風の予防接種も推奨される．このように複数の予防接種を実施するには，スケジュールを計画する必要があり，1カ月以上の期間が必要となることが多い（図2）．

海外渡航者のための予防接種は，3つのR：必須（Required），推奨（Recommended），定期（Routine）に分類されることが多い[4]．主に成人を対象とした予防接種を中心に解説する．

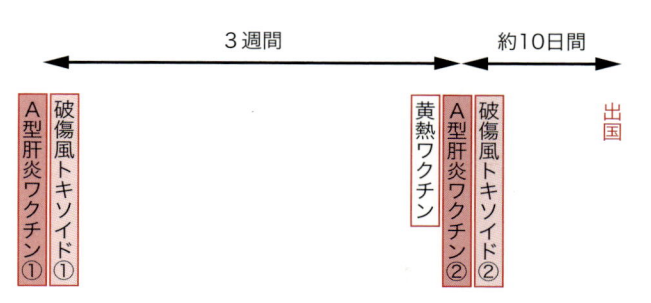

図2　予防接種スケジュールの例

1 入国に必須な予防接種（Required）：黄熱ワクチン

　黄熱は黄熱ウイルスによる発熱性疾患である．アフリカ，中南米の熱帯に分布し，年間20万人の患者，3万人の死亡者が発生していると推定される．主に熱帯地方に広く生息するネッタイシマカ（蚊の一種）により媒介される感染症である．感染した渡航者により常在地の拡大が懸念されるため，国際保健規則（International Health Regulation）で予防接種が義務づけられている．

　わが国で使用される黄熱ワクチンは，弱毒化生ワクチン（17D-204株）である．予防接種の対象は，免疫不全のない生後9カ月以上の小児および成人である．副反応は一般に軽度だが，重篤な副反応として，黄熱ワクチン関連神経疾患と臓器疾患が知られている．それぞれ，10万回接種あたり数件以内の発生と考えられるが，症例のような高齢者では，発生率が高い可能性があり，慎重に適応を判断する必要がある．

　わが国では，全国24の検疫所などでのみ接種が行われている[5]．接種後には黄熱予防接種の国際証明書（いわゆるyellow card）が発行される．入国に際し，この証明書を提示する必要のある国がある．症例のツアーは，ケニアからタンザニアに入国するため，証明書が必須となっている．国ごとの情報は検疫所のホームページにまとめられている．

●ここがポイント
　生ワクチンの接種後は27日間以上，不活化ワクチンの接種後は6日間以上，接種の間隔を空けることになっている．複数のワクチンを同時に接種することは一般に安全で，医師の判断のもと実施できる．

2 渡航にあたり推奨される予防接種（Recommended）

　渡航地によらず推奨される予防接種として，A型肝炎，B型肝炎，インフルエンザがあげられる[6]．また，特定の渡航地に考慮する予防接種として，日本脳炎，狂犬病があげられる．

1）A型肝炎

　A型肝炎ウイルスに汚染された食品の摂取や感染者と接触することにより感染する．潜伏期は約28日間で，発熱後に黄疸が出現することが多い．開発途上国に広く分布しており，特にサハラ以南アフリカ，インド周辺国で罹患率が高い．小児では症状が軽度であるが，40代を超えると重症化率が高くなる．日本人の血清疫学調査では，60代の半数以上，50代以下のほとんどはA型肝炎に免疫をもたないことがわかっている[7]．症例のような年齢の方では，まず血清A型肝炎抗体価により免疫の有無を判定してから接種を判断してもよい．出国までに時間がない場合は，す

ぐに接種をしてもよい．ワクチンの副反応は一般に軽度である．

> ●処方例
> 乾燥組織培養不活化A型肝炎ワクチン（エイムゲン®）　1回0.5 mL
> 筋肉内または皮下接種　2〜4週間後と24週後にも同量を接種

> ●ここがポイント
> A型肝炎ワクチンは安全性も高く，免疫原性にも優れていることから，海外渡航者にまず勧められるワクチンである．

2）B型肝炎

　B型肝炎ウイルスを含む血液，体液との接触で感染する．潜伏期は約4カ月である．サハラ以南アフリカ，中国，東南アジアで有病率が高い．長期滞在，渡航地における新規パートナーとの性交渉，医療処置を受ける，などが危険因子である．一般に年齢が上がるほど，予防接種後の血清HBs抗体陽転率が低下する．症例のような60代以上では，陽転率は65％程度である．男性，喫煙者，肥満も陽転化しにくい危険因子である．危険因子や陽転率を考慮すると，症例ではB型肝炎ワクチン接種を強く推奨するまでには至らないと判断した．

> ●処方例
> 組換え沈降B型肝炎ワクチン（ビームゲン®，ヘプタバックス®）
> 1回0.5 mL　皮下または筋肉内接種　4週間後と20〜24週後にも同量を接種

> ●ここがポイント
> B型肝炎ワクチンは世界の80％以上の国で小児の定期接種に組み入れられている．安全性も高いことから，海外渡航者にまず勧められるワクチンである．
> ●ここがピットフォール
> 予防接種後に血清HBs抗体が陽転化しない方（non-responder）がいる．血液曝露など感染リスクが高い場合には，接種後に抗体検査を行うのが望ましい．

3）インフルエンザ

　北半球および南半球の温帯ではインフルエンザは冬の数カ月にのみ流行するが，熱帯では通年罹患する可能性がある．症例のような高齢者や基礎疾患がある渡航者には，インフルエンザ予防接種が勧められる．実際は，日本における流行時期を過ぎるとワクチンを入手することが難しい．

> ●ここがポイント
> 熱帯では通年インフルエンザに罹患する機会がある．

4）日本脳炎

　日本脳炎の流行地は中国，東南アジア，インドである．日本も常在地に含まれるため，日本脳

炎は定期予防接種対象疾患に含まれている．アカイエカ（蚊の一種）によって媒介されるウイルス性疾患なので，雨期に多く，水田が広がるような郊外で罹患率が高い．

5）狂犬病

狂犬病は主にイヌ咬傷により感染する致死的なウイルス性神経疾患である．常在地は世界中にある．インドや東南アジアを中心に，年間5万人以上の患者の発生が推定されている．わが国では，1957年を最後に国内で感染した症例は発生していないが，1974年，2006年にそれぞれネパール，フィリピンからの輸入症例が報告されている．受傷前に行う曝露前予防接種は，長期滞在者や現地で曝露後予防接種を受けられない渡航者などに勧められる．

●処方例
　組織培養不活化狂犬病ワクチン　1回1.0 mL　皮下接種
　4週間後と6〜12カ月後にも同量を接種

症例のようなサファリツアーは野生動物の観察はするものの，自動車での移動が多い比較的管理された内容であることから強く推奨するまでには至らないことが多い．

●ここがポイント
医療事情が悪い地域への渡航者には，狂犬病曝露前予防接種を考慮する．動物咬傷の際に，入手しにくい抗狂犬病グロブリンの接種が不要となる．

6）ポリオ

2013年6月現在，ポリオの常在地は，ナイジェリア，アフガニスタン，パキスタンの3カ国に限られる．基礎免疫を得るのに，本来は3回以上の接種が必要だが，2012年8月まで日本では小児期に2回の接種しか行われていなかったため，一律に追加接種を勧める考えもある．

3 これまでにもれがないかを確認する予防接種（Routine）

渡航前の予防接種に関する相談は，これまでに受けておくべき予防接種を見直す貴重な機会と考えるべきである．

1）破傷風

一般に10年ごとの追加接種が推奨される．わが国で破傷風トキソイド含有予防接種が定期接種となったのは1968年頃であり，50歳以上の世代は破傷風に基礎免疫を有しないことが多い．

●処方例
　沈降破傷風トキソイド　1回0.5 mL　皮下または筋肉内接種
　（基礎免疫のない場合）3〜8週後と12〜18カ月後にも同量を接種

破傷風のほかにジフテリアトキソイドを含有する二種混合ワクチン（DT），さらに百日咳菌成分も含有する三種混合ワクチン（DPT）は，成人では局所の副反応が強くなるため接種は推奨されない．国外ではこの問題点を解消したワクチン（Td，およびTdaP）が成人にも使用されている．

2）麻疹，風疹

麻疹と風疹の混合ワクチン（MRワクチン）の2回接種が定期接種となったのは2006年からである．風疹は2012年〜13年にかけて，国内で成人男性を中心に流行がみられたが，これは1978年〜94年まで中学生女子のみが予防接種対象だったことによる．麻疹は2015年度までに国内から排除するという目標が掲げられているため，わが国にこれらの疾患を持ち込まない，流行させないという視点が重要である．おおむね20〜30代の方には予防接種歴を母子手帳などで確認し，接種が2回未満であれば追加接種を勧める．

3）ムンプス，水痘

任意の予防接種であるため，成人でも感受性者がいる．予防接種歴や既往の確認を行う．

4）ヒトパピローマウイルス感染症

子宮頸癌の原因となるヒトパピローマウイルス16型，18型に対して効果のあるワクチンが2013年4月より12歳〜16歳の女子に定期接種となった（副反応を詳細に調査するため同年6月に積極勧奨は中止となった）．一般に26歳までの女性には接種を推奨している国が多い．

5）肺炎球菌

高齢者や基礎疾患がある場合には，肺炎球菌ワクチンの接種を受けることが勧められる．

> ●処方例
> 肺炎球菌多糖体ワクチン（ニューモバックス®NP）　1回0.5 mL　筋肉内または皮下接種

3. 狂犬病曝露後発症予防
(Post-exposure prophylaxis for rabies)

> **症例**
> 26歳，男性．インドで野犬に咬まれた．現地のクリニックで創の手当と，狂犬病グロブリン，狂犬病ワクチン，破傷風トキソイドの接種を受けて帰国した．

狂犬病は一度発症すると致命的な疾患だが，受傷直後に一連の手順を適切に実施することで発症を予防することができる（曝露後発症予防）．動物咬傷の際には，まず受傷部を石けんと流水で十分に洗い流し，すみやかに医療機関を受診するよう指導する．

曝露後発症予防で中心となる予防接種は世界保健機関が推奨するスケジュール（抗狂犬病グロブリンに加えて，ワクチン計5回接種）に従う．国内で承認を受けているワクチンは，受傷後90日に6回目を接種する独特なスケジュールとなっている．なお，わが国では，抗狂犬病グロブリンは入手できない．

> ●処方例
> 組織培養不活化狂犬病ワクチン　1回1.0 mL　皮下接種
> 初回を0日として，3，7，14，30，90日に同量を接種

> ●ここがポイント
> 動物咬傷は破傷風リスクもある．破傷風曝露後発症予防も同時に実施する．

Advanced Lecture

■ ドラッグ・ラグ

　海外で開発・承認された薬が，国内で承認され医療現場で広く利用できるまでに時間差が生じることをいう．主に抗癌剤で問題となっているが，海外渡航者を対象としたワクチンとしても，腸チフス，髄膜炎菌，ダニ脳炎，コレラワクチンなどがあげられる．すでに前2者のワクチンは，厚生労働省が製薬企業に開発要請を行っており，早期の承認が待たれる．

■ おわりに

　海外渡航者の感染症予防において，マラリア予防内服と重要な予防接種を中心に解説した．

文献・参考文献

1) Leder, K., et al.：GeoSentinel surveillance of illness in returned travelers, 2007-2011. Ann Intern Med, 158：456-468, 2013
2) 独立行政法人国立国際医療研究センター国際感染症センタートラベルクリニック：マラリア予防 Pocket Guide, 2012
3) 「日本の旅行者のためのマラリア予防ガイドライン」（マラリア予防専門家会議），2005
　日本寄生虫学会ホームページからダウンロード可
　http://jsp.tm.nagasaki-u.ac.jp/modules/tinyd3/index.php?id=2
4) CDC Health Information for International Travel 2012: The Yellow Book（Brunette, G.W., et al. eds.）, Oxford University Press, 2011
5) 氏家無限 ほか：日本における黄熱予防接種の実際とその問題点．日本渡航医学会誌，6：56-58, 2012
6) Travel Medicine, 3rd edition（Keystone, J.S., et al. eds.）, Elsevier Saunders, 2013
7) 清原知子 ほか：わが国におけるA型肝炎の血清疫学．病原微生物検出情報（IASR），31：286-287, 2010

プロフィール

加藤康幸（Yasuyuki Kato）
独立行政法人国立国際医療研究センター国際感染症センター国際感染症対策室
東京の中心にある国立国際医療研究センター病院では，国内ではめずらしい熱帯感染症の症例を診療することが稀ではありません．渡航前の相談から帰国後の診療をカバーする施設は日本国内ではまだ数が限られています．研修医の興味がある先生はぜひ見学に来てください．

第7章 その他の薬の基本と新常識

6. 抗HIV療法（ART）

今村顕史

Point

- 抗HIV療法によって，HIV感染症の予後は大きく改善してきている
- 薬剤選択では，短期・長期の副作用，相互作用などを考慮する
- 服薬アドヒアランスの維持が，抗HIV療法の重要なポイントである

はじめに

　HIV感染症は，かつては「エイズ＝死」というイメージの致死的な疾患であった．しかし，抗HIV薬による多剤併用療法（抗HIV療法）の進歩によって，近年はコントロール可能な慢性疾患となってきている．新しい抗HIV薬の開発は今も続けられており，「どの組み合わせがよいのか？」というガイドラインも毎年のように改訂されている．このような状況から，抗HIV薬の選択が複雑になってしまい，経験の少ない医師にとっては理解するのが難しくなってしまった．本稿では，この抗HIV療法を理解する，そのポイントをわかりやすく解説していきたい．

1. 抗HIV療法の難しさ

　1996年頃からはじまった複数の抗HIV薬を併用する抗HIV療法は，HAART（highly active antiretroviral therapy）と名づけられ，今は単にART（antiretroviral therapy）と呼ばれるようになっている．この抗HIV療法は，血中のウイルス量を検出できないほど抑制することができ，一度低下した免疫機能さえも徐々に回復させることが可能である．そして，その後のHIV感染症の予後も，劇的に改善することとなったのである[1]．

　これまでに，多くの抗HIV薬が開発され，日本でもすでに20種類以上の抗HIV薬が承認されている．治療薬の選択については，効果，副作用，薬剤耐性など，新たに分かってくる情報によって，毎年のようにガイドラインによる推奨選択が変更されているというのが現状である[2, 3]．

　また，妊娠に関する母親への治療，小児の治療，そして医療における針刺しなどによるHIV曝露などでは，選択される抗HIV薬も限られる．したがって，これらの状況における抗HIV療法については，個々の条件における推奨治療を確認する必要がある[3]．

2. 抗HIV療法の基本

現在行われている抗HIV療法を知るためには，その基本的な考え方を理解しておくとよい．

HIVは薬剤耐性を起こしやすいウイルスであり，耐性の出現を防ぐために複数の抗HIV薬を組み合わせることが必要となる．抗HIV薬の組み合わせは『バックボーン』と『キードラッグ』の2つのグループに分けられており，それぞれのグループから適切な抗HIV薬の組み合わせを選ぶことになっている．

3. バックボーンとキードラッグ

抗HIV薬は，その作用機序の違いによって，いくつかの種類に分けることができる．そして『バックボーン』には，核酸系逆転写酵素阻害薬という種類の薬を2つ選ぶことになっている．ここではわかりやすく，これらの薬を「○」で表すことにしよう．

『バックボーン』＝○＋○

『バックボーン』が決まったら，次は『キードラッグ』を決めて組み合わせることが必要となる．『キードラッグ』というグループのなかに含まれている薬には，プロテアーゼ阻害薬，非核酸系逆転写酵素阻害薬，インテグラーゼ阻害薬という3つの異なった種類がある．そこで，これらの3種類を仮に「●」，「▲」，「■」としておこう．

『キードラッグ』＝●or▲or■

4. 効果増強剤と合剤について

抗HIV療法では，相互作用のある薬をわざと組み合わせるということも行われている．強力な相互作用をもつ薬剤を少量だけ加えることで，一部の抗HIV薬の効果をさらに高めることが可能となる．ここでは，この少量で効果を高める薬を「※」としておく．

また最近は，少しでも飲む薬の錠数を減らそうと複数の薬を1剤にした合剤も増えてきた．そこで，「／」という表現で合剤であることを示すことにしよう．

『少量加えて効果増強』→例えば●※
『合剤』→例えば○／○

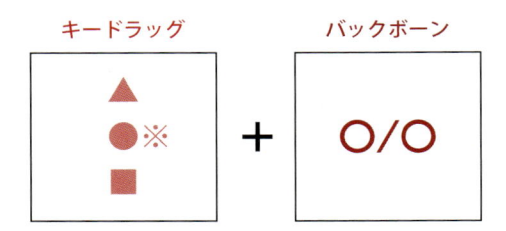

図1 現在の治療ガイドラインのイメージ
文献4より引用

表1 初回療法として推奨される組み合わせ

キードラッグ		バックボーン
NNRTIベース	【▲】EFV	【○/○】TDF/FTC
PIベース	【●※】ATV＋RTV	
	【●※】DRV＋RTV	【○/○】ABC/3TC
INSTIベース	【■】RAL	

○→核酸系逆転写酵素阻害薬(NRTI)
●→プロテアーゼ阻害薬(PI)
▲→非核酸系逆転写酵素阻害薬(NNRTI)
■→インテグラーゼ阻害薬(INSTI)
※→効果を高めるための薬

EFV：エファビレンツ
ATV：アタザナビル
DRV：ダルナビル
RTV：リトナビル
RAL：ラルテグラビル
TDF/FTC：テノホビル/エムトリシタビン
ABC/3TC：アバカビル/ラミブジン
文献3を参考に作成

5. 現在の治療ガイドラインを再確認

　ここで，現在の治療ガイドラインを記号によるイメージ図にしてみよう（図1）．
　バックボーンでは，○の2剤を合剤とした「○/○」がある．そして，キードラッグには，「▲」，「■」，そして●に増強作用のある※を加えた「●※」の選択肢があげられているのがわかる．このように，抗HIV療法においては基本的なパターンがあるため，それを理解して薬剤を選択することがポイントとなっている．
　以上を理解したうえで，2013年7月時点の日本における治療開始時の推奨薬ガイドラインを，前述したイメージ図の記号を組み合わせて掲載する（表1）．複雑なガイドラインではあるが，バックボーンとキードラッグ，合剤や作用増強のための処方という基本に沿ってつくられていることが理解できるだろう．

●ここがポイント
抗HIV療法はパターンで覚えよう．

6. 抗HIV薬の副作用

　抗HIV薬の副作用は，短期副作用と長期副作用に分けると理解しやすい．例えば早期に出現しやすい副作用としては，嘔気，下痢，発疹などがある．そして，長期副作用としては，腎障害，脂質異常症などがあげられる．また，短期副作用の多くは2週間以内に起こることが多い．そして，長期副作用については内服継続によって次第に悪化してくることがあるので，定期的な経過観察が必要となる．

　抗HIV療法では，複数の抗HIV薬を併用することが基本となる．たとえ同じ作用機序の抗HIV薬でも，起きやすい副作用や出現頻度は異なるため，投与する個々の薬剤における副作用を確認しておかなければならない．

7. 相互作用には注意が必要

　抗HIV薬のなかには，ほかの薬剤との相互作用が問題となりやすいものが多くある．併用注意薬や禁忌薬も含まれているため，ほかの治療薬がある場合には，必ず抗HIV薬との相互作用を確認しなければならない．特にHIV感染症の合併症として起こる結核の治療薬やリンパ腫などにおける抗癌剤，長期合併症でみられやすい脂質異常症の治療薬，あるいは向精神薬などについては，相互作用を考慮した治療選択を行っていく必要がある．また，一部の抗HIV薬においては，胃潰瘍などの治療薬との併用が禁忌となっているものがある（吸収に胃酸を必要とするため）．

8. 薬剤耐性と服薬アドヒアランス

　HIVは薬剤耐性を起こしやすいウイルスである．このため，抗HIV療法においては，複数の薬を組み合わせて内服することが基本となっている．そして，飲み忘れや，用量を減らした内服など，中途半端な飲み方がくり返されると，薬剤耐性のウイルスが出現して治療が効かなくなってしまう．したがって，抗HIV療法においては，規則正しい内服を維持していくことが必要となる．

　従来の「コンプライアンス」という言葉には，医師の決定に従って患者が服薬できるかということを示しているような印象があった．これに対して，患者自身が主役となって治療に参加し，医療者がそれを支援していくという姿勢を重視し，「アドヒアランス」という用語が使われるようになっている．抗HIV療法を成功させるためには，服薬アドヒアランスを長期的に保っていくことが重要なポイントとなっているのである．

　表2に，2013年7月時点で日本において承認されている抗HIV薬の一覧を示した．抗HIV薬の開発も，服薬アドヒアランスを重視するようになり，1日1回の内服薬や，複数薬の合剤も増えてきている．

● ここがポイント
服薬アドヒアランスは治療成功への鍵．

表2 日本で承認されている抗HIV薬（2013年7月現在）

一般名	略号	商品名
核酸系逆転写酵素阻害薬（NRTI）		
ジドブジン	AZT（ZDV）	レトロビル®
ジダノシン	ddI	ヴァイデックスEC®
ラミブジン	3TC	エピビル®
サニルブジン	d4T	ゼリット®
アバカビル	ABC	ザイアジェン®
エムトリシタビン	FTC	エムトリバ®
テノホビル	TDF	ビリアード®
ジドブジン/ラミブジン	AZT/3TC	コンビビル®
テノホビル/エムトリシタビン	TDF/FTC	ツルバダ®
アバカビル/ラミブジン	ABC/3TC	エプジコム®
非核酸系逆転写酵素阻害薬（NNRTI）		
ネビラピン	NVP	ビラミューン®
エファビレンツ	EFV	ストックリン®
エトラビリン	ETR	インテレンス®
プロテアーゼ阻害薬（PI）		
インジナビル	IDV	クリキシバン®
ネルフィナビル	NFV	ビラセプト®
リトナビル	RTV	ノービア®
サキナビル	SQV	インビラーゼ®
アタザナビル	ATV	レイアタッツ®
ホスアンプレナビル	FPV	レクシヴァ®
ロピナビル/リトナビル	LPV/RTV	カレトラ®
ダルナビル	DRV	プリジスタ®
インテグラーゼ阻害薬（INSTI）		
ラルテグラビル	RAL	アイセントレス®
侵入阻害薬（CCR5阻害薬）		
マラビロク	MVC	シーエルセントリ®
NRTI＋INSTI配合剤		
エルビテグラビル/コビシスタット/エムトリシタビン/テノホビル	EVG/COBI/FTC/TDF	スタリビルド®

9. 長期合併症と治療開始時期

　抗HIV療法の進歩によって日和見疾患による死亡が減少してきた一方で，近年は，心血管疾患，慢性腎臓病，肝疾患，骨疾患，HIV関連神経認知障害，そして非エイズ関連腫瘍などの長期合併症が，患者の予後に大きくかかわるようになってきた．そして，このような長期合併症は，治療薬の選択にも影響を与えはじめている．抗HIV療法がはじまった頃は短期的な副作用への対応が中心であったが，今は脂質異常症や慢性腎障害などの長期副作用を避けることの重要性が高まっている．

　最近のさまざまな大規模試験の結果によって，長期合併症による死亡率を引き下げるために，

表3　抗HIV薬による治療開始基準

臨床症状		推奨
AIDSを発症していない場合*1, 2	CD4数 >500/μL	結論が出ておらず，個々の患者ごとに判断．患者が積極的な治療を希望すれば，開始を考慮する（B/C-Ⅲ）．
	CD4数 351～500/μL	経過観察してもよいが，積極的な治療開始が勧められる（A/B-Ⅱ）．ただし，専門家の間でも意見は統一されていない．
	CD4数 ≦350/μL	治療を開始する（AⅠ）．
	妊婦（AⅠ） HIV関連腎症患者（AⅡ） B型肝炎の治療を開始する患者（AⅢ）	CD4数にかかわらず治療を開始する．
	C型肝炎合併患者（CⅢ） 心血管疾患のリスクの高い患者（BⅢ）	早期の治療開始を考慮する．
AIDSを発症している場合*3, 4		治療を開始する（AⅠ）．

*1：治療開始にあたっては，服薬アドヒアランスの確保が重要である
*2：感染早期でCD4数の回復が期待できる場合は，経過観察してもよい
*3：AIDS指標疾患が重篤な場合は，その治療を優先する必要のある場合がある
*4：免疫再構築症候群が危惧される場合は，AIDS指標疾患の治療を先行させる
A：強く推奨　　B：中等度の推奨　　C：任意
さらにそれを示すデータの質の高い順にⅠ→Ⅱ→Ⅲと表記している
文献3を参考に作成

より早くからの治療開始が進められるようになってきた．2013年7月時点におけるわが国での抗HIV療法の開始基準を**表3**に示す．米国ではすでに，CD4数にかかわらず治療を開始するというガイドラインも出てきている．わが国における治療開始基準も，今後はさらに早期となる可能性がある．

Advanced Lecture

　最近，抗HIV薬の投与によって，パートナーへの感染を96％減少させたという臨床試験（HPTN052試験）の報告があった[5]．抗HIV療法による予防効果が示されたということは，今後の世界における対HIV戦略においても重要な意味をもっている．残念ながらHIVに対するワクチン開発が思うように進んでいない．このような状況のなか，抗HIV療法には，世界における感染予防としての期待も高まってきているのである．

おわりに

　抗HIV療法の進歩は，HIV感染症の予後を劇的に改善した．そして，HIV感染者の長期療養化に伴い，必要とされる医療も変化してきている．今後さらに増加が予想されるさまざまな長期合併症に対しては，これまで以上に他科との連携が重要となってくるだろう．また，HIV感染者の高齢化も徐々に進んできていることから，それを支える地域医療なども整えていかなければなら

ない．HIV 感染症は，もはや一部の専門医のみが診療するような疾患ではない．これからは，いろいろな分野で活躍する若手医師が，HIV 診療へ積極的にかかわっていくことを期待している．

文献・参考文献

1) Lohse, N., et al.：Survival of persons with and without HIV infection in Denmark, 1995-2005. Ann Intern Med, 146：87-95, 2007
   ↑HIV 感染者の余命を研究したデンマークのコホート調査．HIV 感染者（C型肝炎重複感染を除外）では，一般住民集団との余命の差が約10年となっていることが報告された．
2) Guidelines for the Use of Antiretroviral Agents in HIV-1-Infected Adults and Adolescents. 2013：http://aidsinfo.nih.gov/guidelines
   ↑米国保健福祉省（Department of Health and Human Services：DHHS）による抗HIV療法のガイドライン．日本においても，この米国ガイドラインを主に参考としたガイドラインがつくられている．
3) 平成24年度厚生労働科学研究費補助金エイズ対策研究事業 HIV 感染症及びその合併症の課題を克服する研究班：抗HIV治療ガイドライン．2013：http://www.haart-support.jp/guideline.htm
   ↑日本における抗HIV療法のガイドライン．複数のメンバーによる研究班によって作成されている．
4)「知りたいことがここにある HIV 感染症診療マネジメント」（今村顕史/著），医薬ジャーナル社，2013
   ↑抗HIV療法だけでなく，HIV 診療に必要なさまざまな情報がわかりやすくまとめられている．
5) Cohen, M. S., et al.：Prevention of HIV-1 infection with early antiretroviral therapy. N Engl J Med, 365：493-505, 2011
   ↑抗HIV療法によるパートナーへの感染予防効果を示した重要な報告である．

プロフィール

今村顕史（Akifumi Imamura）
がん・感染症センター都立駒込病院感染症科

これまで，多くの医師にHIV 感染症の講義を続けてきました．抗HIV療法や日和見疾患など，HIV 感染症は全体像を把握するのが難しい疾患だと思われがちです．しかし，それぞれのポイントをおさえながら少しずつ理解していけば，その視界は急に開けてきます．
また何かの機会に，皆さんと直接お会いできることを楽しみにしています．

第7章 その他の薬の基本と新常識

7. パーキンソン病治療薬の新しい展開

神里尚美

●Point●
- 日本神経学会パーキンソン病治療ガイドラインの改訂のポイントを押さえる
- 新薬の理解（特に薬理効果），従来薬の新規保険収載内容を知る

はじめに

　パーキンソン病（Parkinson's disease：PD）は加齢とともに有病率の増加する疾患であるが，若年で発症し就労しながら治療を継続している症例もあり，われわれ臨床家は患者の人生に寄り添って長期に及ぶ治療を組み立てていく必要がある．

　基礎・臨床研究により開発された新薬の投与により治療効果が得られたときの喜びに加え，脳深部刺激手術などの機能神経外科が明らかにした脳の可塑性への期待，患者の皮膚線維芽細胞から得られたiPS細胞由来ドパミン（dopamine：DA）神経を用いた研究から得られた新たな知見など，PDの病態研究はまさに日進月歩である．

1. 病態と治療の概要

- PDの運動症状の発現より5〜10年前から嗅球や延髄・橋におけるαシヌクレイン蓄積などの病理変化がはじまり，PD非運動症状として抑うつや嗅覚低下，レム睡眠行動異常などを呈するようになる．
- 黒質緻密部のDA神経細胞が指数関数的な急激な減少を示すころにPDの運動症状が発現する[1]．
- ELLDOPA studyなどの大規模臨床研究から，枯渇している神経伝達物質を早期から補うことの重要性，補充が遅れることで不可逆的な神経可塑性の変化を生じるリスクが示された．
- PDの治療を開始するにあたっては，現状の運動機能を改善すること，将来の運動・非運動合併症を軽減することの両方を十分に考慮することが重要である．
- PD治療ガイドライン2011[2]の早期治療のアルゴリズム（図1）では，日常生活機能に支障を生じてきた時点，就労など社会的機能に影響を生じてきた時点より薬物治療が開始される．
- 治療開始時の第一選択は，L-Dopa（L-ドパ）またはDA作動薬である．

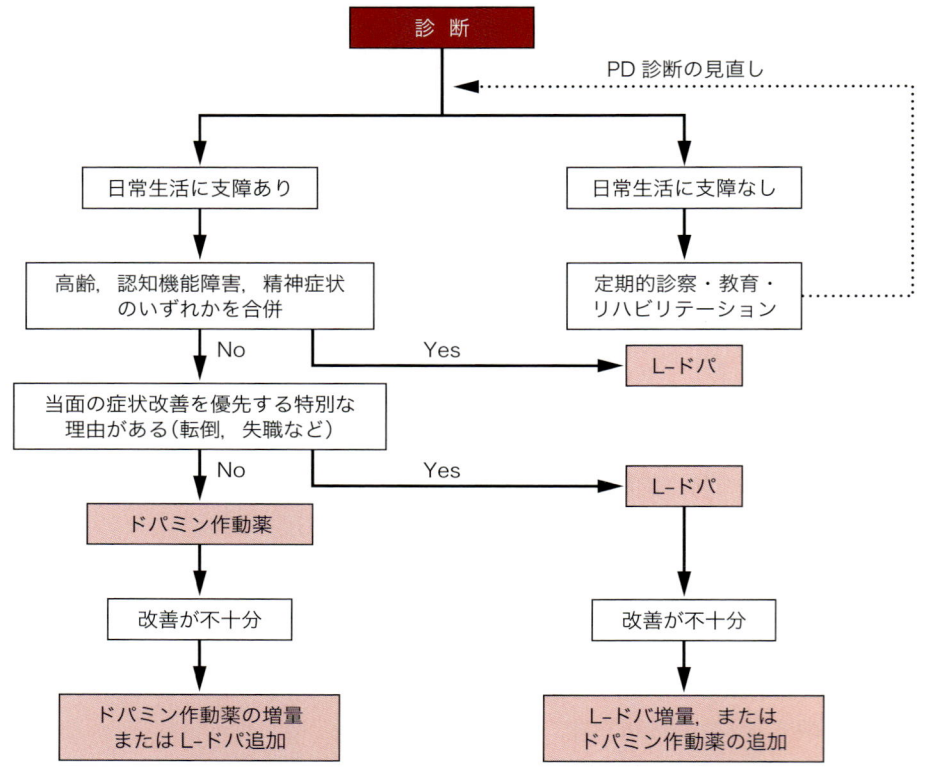

図1 パーキンソン病早期（未治療）の治療アルゴリズム
L-ドパ投与のタイミングが遅れないことを重視している
文献2を参考に作成

2. L-Dopa（L-ドパ）

- L-ドパは内服後すみやかに上部小腸で吸収されるが，脳内に移行するまでに約90％が血中のドパ脱炭酸酵素により分解されてしまう．そのため，ドパ脱炭酸酵素阻害薬（decarboxylase inhibitor：DCI）との合剤が推奨されている．本邦ではカルビドパ10％配合剤と，ベンセラジド25％配合剤の2種類がある（表1）．

- L-ドパ/DCI合剤の消失半減期（T1/2）は1時間程度であるが，線条体DA神経に存在するドパミントランスポーターによりDAが再取り込み・再使用されるため，比較的長時間の薬効を得ることができる．

- しかし病気の進行によりDA神経が減少し，ドパミントランスポーターを介したシナプス間隙のDA濃度の緩衝性が低下することによるDA濃度の急激な変動が，運動症状の日内変動（wearing-off現象）や，ジスキネジアを引き起こす．

- L-ドパを高用量で慢性・間歇的に投与すると，シナプス後のD1受容体の過剰発現を引き起こし，直接路のシグナル伝達が過剰となりジスキネジアを誘発する[3]．D1受容体は線条体以外に側坐核などにも分布するため，L-ドパに対する極端な依存症（DA調節異常症候群：dopamine dysregulation syndrome）を招くリスクもある．

- 以上より，われわれは患者の行動パターンや生活環境を数年後まで見据えたうえで，用量を個

表1　L-Dopa製剤一覧

製品名	規格（100 mg錠）	維持用量（mg）	製薬会社	薬価（円）
a．L-ドパ/カルビドパ水和物				
メネシット®	素錠, 13×7×3 mm	150〜1,500	MSD	43
ネオドパストン®	素錠, 13×7×3 mm	150〜1,500	第一三共	43
レプリントン®*	素錠, 8×8×4 mm	150〜1,500	辰巳化学	13
b．L-ドパ/ベンセラジド塩酸塩				
イーシー・ドパール®	素錠, 9×9×4 mm	150〜600	協和発酵キリン	37
マドパー®	素錠, 9×9×3 mm	150〜600	中外製薬	37
ネオドパゾール®	素錠, 9×9×3 mm	150〜600	第一三共	37
c．L-ドパ単剤				
ドパストン®静注	バイアル, 10 mL（25 mg）	内服用量の約1/2	大原薬品工業	153

＊後発品は複数社より代表して掲載

別に設定する必要がある．
- L-ドパ単剤は主に静脈投与で使用される．腹部手術などで術前・術後の服用ができない場合，胆嚢炎やイレウスなど上部小腸での吸収障害がある場合などに静脈投与を利用する．
- 現在治験中のL-ドパ/DCI製剤として，デュオドパ®がある．経胃瘻的にカテーテルを空腸に留置し，夜間を除き持続投与を行うもので，高額な医療費負担が想定されている．

3. ドパミン作動薬

- 現在本邦では7種類のDA作動薬（agonist）が市販されており，L-ドパと並ぶPD治療薬の柱である〔注：タリペキソール（ドミン®）は2012年より販売一時中止となっており，表2より除外〕．
- DA作動薬の特徴はL-ドパよりも作用時間が長く，持続的DA刺激作用（continuous dopaminergic stimulation：CDS）を達成しやすく，後シナプスのDA受容体を刺激するため，シナプス前のDA神経が減少した進行期でも薬効が期待できる．
- 早期よりL-ドパと併用することにより，L-ドパ用量の減少が期待できる，L-ドパ投与により誘発される運動合併症の発現を抑える，などの理由から高齢者や認知症以外のPD例で推奨される．
- DA受容体にはD1ファミリー（D1/D5），D2ファミリー（D2/D3/D4），があり，線条体では直接路，および間接路として運動の神経調整をしている（図1）．

1）第二世代（非麦角系）（表2-a）
- DA作動薬は第二世代の非麦角系から第一選択とする．副作用として，日中の過度の眠気が28％の頻度で認められ，第一世代の麦角系における13％よりも高頻度である[4]．突発性睡眠は1％以下の頻度で認められる[5]．さらに約8％の頻度で病的賭博（パチンコ）や病的買い物，食欲・性欲の亢進などの衝動制御障害[6]をきたすことがあり，家族が観察した情報にも留意する．
- 近年より発売されたDA作動薬の徐放製剤は，持続的DA送達（continuous drug delivery：

表2　ドパミン作動薬一覧

製品名	規格	維持用量 (mg)	製薬会社	薬価 (円)
a. 第二世代　非麦角系				
プラミペキソール				
ビ・シフロール®	0.125 mg, 素錠, 6×6×2 mm 0.5 mg, 素錠, 11×8×3 mm	0.37〜4.5	日本ベーリンガーインゲルハイム	54 186
ミラペックス®LA	0.375 mg, 素錠, 9×9×4 mm, 丸飲み 1.5 mg, 素錠, 14×7×5 mm, 丸飲み			151 519
プラミペキソール塩酸塩[*1]	0.125 mg, 0.5 mg	0.25〜4.5	共和薬品工業	0.5 mg/112
ロピニロール				
レキップ®	0.25 mg, フィルムコート, 8×8×4 mm 1 mg, フィルムコート, 8×8×4 mm	0.75〜15	グラクソ・スミスクライン	57 196
レキップ®CR	2 mg, フィルムコート, 13×7×6 mm, 丸飲み 8 mg, フィルムコート, 13×7×6 mm, 丸飲み	2〜16		273 941
b. 第三世代　非麦角系				
ロチゴチン				
ニュープロ®パッチ	2.25 mg, 4.5 mg, 9 mg, 13.5 mg, 貼付剤	4.5〜36	大塚製薬	2.25 mg/270 4.5 mg/416 9 mg/641 13.5 mg/826
アポモルヒネ				
アポカイン®皮下注	30 mg, 皮下注, ペン型インジェクター (1 mg=0.1 mL)	1〜6 mg×最高5回/日	協和発酵キリン	7,550[*2]
c. 第一世代　麦角系				
ブロモクリプチン				
パーロデル®	2.5 mg, 素錠, 7×7×3 mm	2.5〜15.0	ノバルティスファーマ	138
アップノール®B錠[*1]	2.5 mg, フィルムコート, 9×6×4 mm	2.5〜15.0	高田製薬	29
カベゴリン				
カバサール®	0.25 mg, 素錠, 6×6×3 mm 1 mg, 素錠, 7×4×3 mm	0.25〜3.0	ファイザー	1 mg/368
カベルゴリン錠[*1]	0.25 mg, 1 mg	0.25〜3.0	沢井製薬	174
ペルゴリド				
ペルマックス®	50 μg, 素錠, 12×6×4 mm 250 μg, 素錠, 12×6×4 mm	150〜1,250	協和発酵キリン	250 μg/266
ベセラール®[*1]	50 μg, 250 μg	150〜1,250	テバ薬品	160

*1 後発品は複数社より代表して掲載
*2 2週間の使用期限

表3　ドパミン作動薬の特徴

	受容体親和性							消失半減期 T1/2（時）	特徴
	D1	D5	D2	D3	D4	5HT$_{2A}$	5HT$_{2B}$		
プラミペキソール	<5	<5	6.02	7.98	6.89	<5	<5	8〜9	振戦，抑うつ，痛みに有効
ロピニロール	<5	<5	6.17	7.43	6.07	<5	<5	6	高用量で確実な運動症状改善
ロチゴチン	7.08	8.27	7.89	9.15	7.82	5.00	5.71	5〜6	夜間〜早朝の症状改善
アポモルヒネ	6.43	7.83	7.46	7.59	8.36	6.92	6.88	0.7〜1	唯一のレスキュー効果
ブロモクリプチン	6.16	6.27	8.30	8.17	6.43	6.97	7.25	3〜7	悪性症候群治療薬[13]
カベルゴリン	6.67	7.65	9.21	9.10	7.25	8.21	8.93	63〜110	持続的DA刺激
ペルゴリド	6.47	7.48	7.50	8.26	7.23	8.08	8.15	27	頻尿やワーキングメモリーの改善

CDD）を目的とした徐放製剤（ミラペックス®LA，レキップ®CR）である．われわれは，大型の剤形の丸飲みが困難な例で喉頭蓋谷へ陥入する嚥下障害例が約8％の頻度で認められ，内服時の留意が必要であることを報告した[7]．

2）第一世代（麦角系）（表2-c）

・第一世代の麦角系DA作動薬はいずれも作用時間が長くCDSを達成しやすいが，セロトニン受容体（5HT$_{2A/2B}$）への親和性を保持するため，高用量の投与により臓器の線維化を生じ得ることが判明し，定期的な心エコー検査などのフォローが必要となっている[8]．

3）第三世代（非麦角系）（表2-b）

・近年より発売された第三世代[9]のDA作動薬は，経皮投与が特異的で，経口投与と異なり食事や腸管の内部環境の影響を受けず血中濃度が安定する．
・ニュープロ®パッチは経皮投与のbioavailabilityが約46％[10]と低く，副反応を生じた場合に抜去後のT1/2が約5時間と短時間で薬効が消失する点で管理しやすい．夜間〜早朝の運動・非運動症状の改善効果[11]が期待される．
・アポカイン®皮下注は皮下投与のbioavailabilityは静脈投与と同等で，10〜20分で血漿濃度の約10％が髄液へ移行し線条体で作用，その後の消失半減期は約40分とすみやかであることから，オフ時間のレスキュー投与が可能となった（アポカイン®皮下注は希少疾病用医薬品指定）[12]．
・第三世代DA作動薬の受容体親和性は，D2受容体のみならずD1受容体およびセロトニン受容体（5HT$_{2A/2B}$）にも高く，運動刺激が高まる可能性があるが，麦角構造を有さないにしても高用量投与により臓器の線維化を生じる可能性は否定できず，今後の注意深い管理が必要である．
・DA作動薬の薬理学的な違い，および特徴を表3に示す．

4. その他のパーキンソン病治療薬

1 アマンタジン（表4-a）

・DA神経終末からのDA放出促通や再取り込み阻害作用により，意欲・自発性の改善，偽性球麻

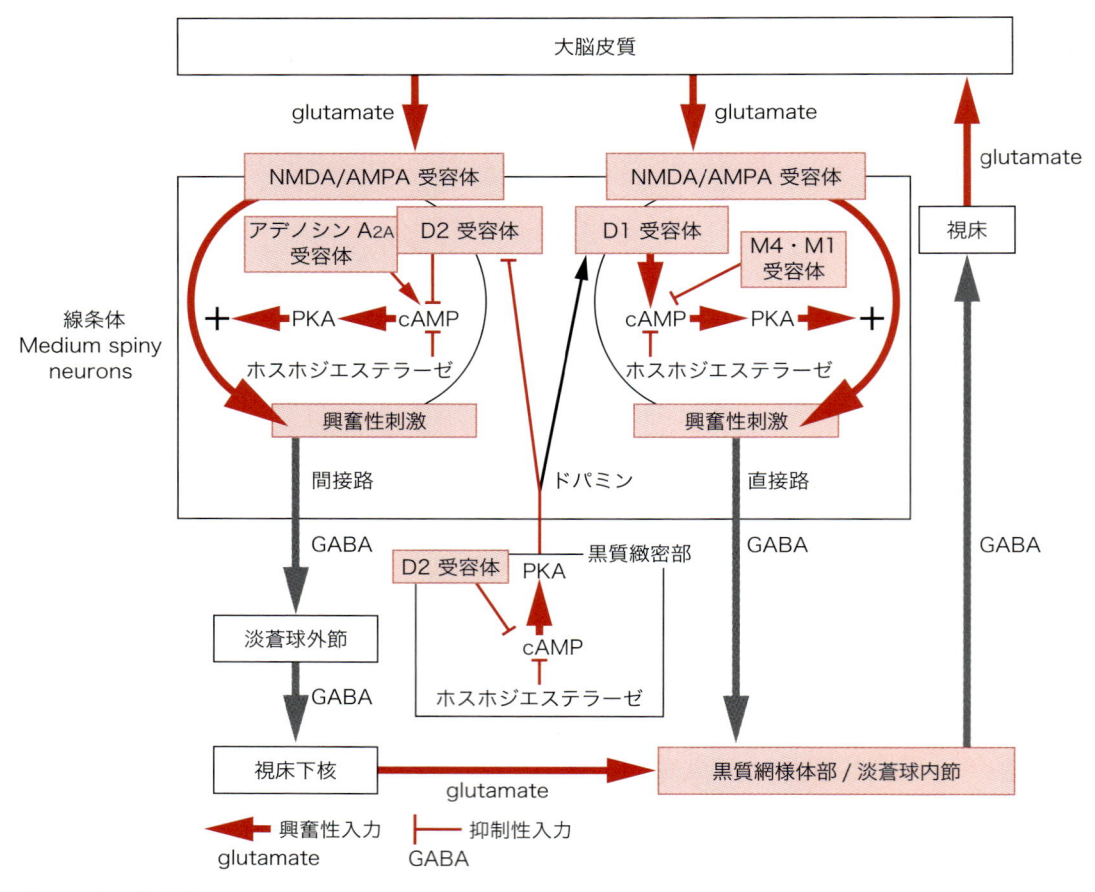

図2　大脳基底核のニューロネットワーク
・D1受容体の活性化はアデニル酸シクラーゼを活性化し細胞内cAMP濃度の上昇，プロテインキナーゼ（PKA）の活性化により即時型遺伝子の発現上昇により神経細胞の発火をきたす
・D2受容体の活性化はcAMPの分解により神経細胞の発火を抑制する
　間接路ではD2受容体にD1/D3が共発現し，δ受容体やアデノシンA2A受容体が相反性に影響する
・直接路ではD1受容体にD3が共発現し，アセチルコリンM4・M1受容体が相反性に影響する
　文献9，13を参考に作成

痺例で嚥下機能の賦活作用を示す．
・NMDA受容体（グルタミン酸受容体の1つ，図2）の拮抗作用があり，高用量投与でジスキネジアの軽減作用が期待される．
・副作用に，幻覚やミオクローヌスがあり，腎代謝・排泄であることから高齢者の慢性腎臓病で過量投与になる場合があり，注意する．

2 セレギリン（表4-b）

・本邦で唯一投与できるMAO-B阻害薬で，従来L-ドパと併用投与であったが2011年より単剤投与が保険収載された．
・本邦の多施設共同の症例対象研究で，発症より5年以内の早期よりL-ドパにセレギリンを併用することで，進行期に併用するよりも機能予後が良好であることが示された[14]．

- 作用機序は，線条体DA神経終末から放出されたDAの80％がMAO-Bにより分解・代謝されるため，MAO-B阻害作用により中枢DA濃度を上げる結果，L-ドパ増量を抑制しwearing-off現象が改善される．
- 一方でpeak doseジスキネジア（L-ドパの脳内濃度がpeak時に出現する）の誘発や，症候性低血圧など末梢循環器系の副反応[15, 16]を生じる場合があり，留意する．
- セレギリンの代謝物であるL-アンフェタミン，L-メタンフェタミンは薬理効果を生じることはない．一方で高用量では基質特異性を失いMAO-A阻害を生じるためノルアドレナリン分解抑制による高血圧発作や鎮咳剤など併用時のセロトニン症候群の誘発などに留意する．
- セレギリンの中枢作用の半減期が14〜40日と長い点にも留意する．

3 ビペリデン（抗コリン薬）（表4-c）
- 線条体では直接路のM4受容体に作用し，DAと相反性にD1受容体を調整する（図2）．
- 振戦に優れた薬効を示すが，コリン作動性マイネルト基底核の機能を低下させて認知機能を悪化させたり，転倒を誘発することがあり，高齢者では投与対象を限定する必要がある．

4 エンタカポン（表4-d）
- 末梢カテコラミン分解酵素COMTの阻害作用により，内服したL-ドパの分解抑制による半減期の延長をもたらしL-ドパ増量を抑制する．wearing-off現象が改善される．
- セレギリンと異なり，エンタカポンは中枢移行性はなく消失半減期も短く，単剤での効果は期待できない．
- L-ドパ用量300 mg/日以上内服している症例が適応となる．汗や尿に赤黒色の着色を生じることを投与前に説明する必要がある．

5 ゾニサミド（表4-e）
- 本邦で合成された抗てんかん薬として長く使用されてきたが，PD治療薬としても本邦で2010年に保険収載された．
- 線条体間接路でδ受容体を介した抗パーキンソン病効果[17]，T型カルシウムチャネルを介した抗振戦作用，チロシン水酸化酵素の合成誘導作用や中枢MAO-B阻害作用によるL-ドパ賦活作用が知られている．
- PDの特異な運動合併症である体幹前屈症（camptocormia）に有効であったとの症例報告が注目される．われわれは，抗精神病薬による遅発性障害（D2受容体阻害）で長年に及ぶ体幹の捻転ジストニアをきたした症例でゾニサミドが有効であったことから，間接路のδ受容体を介した大脳基底核ネットワークの可塑性について報告した[18]．
- ゾニサミドは中枢作用の半減期が70時間と長い点にも留意する．

6 ドロキシドパ（表4-f）
- 本邦で開発されたノルアドレナリン前駆物質である．
- すくみ足や起立性低血圧に有効であるが，L-ドパ/DCI合剤と併用する場合，DCIによりドロキシドパからノルアドレナリンへの転換が阻害され，昇圧効果が減弱することに留意する．
- ^{123}I-MIBG心筋シンチグラフィーはパーキンソン病診断のバイオマーカーとして利用され，2012年に保険収載されたが，撮影当日はドロキシドパや鎮咳薬など多くの薬剤の休薬が24時間以上

表4　その他のPD治療薬

製品名	規格	維持用量（mg）	製薬会社	薬価（円）
a．アマンタジン				
シンメトレル®	50 mg, 100 mg, フィルムコート, 7×7×3 mm	50〜200	ノバルティスファーマ	36
トーファルミン*	50 mg, 100 mg	50〜200	共和薬品工業	6
b．セレギリン				
エフピー®OD	2.5 mg, 口腔内崩壊錠, 8×8×4 mm	2.5〜7.5	エフピー	367
セレギリン*	2.5 mg, 素錠	2.5〜7.5	共和薬品工業	257
c．ビペリデン				
アキネトン®	1 mg, 素錠, 7×7×2 mm	1〜6	大日本住友製薬	6
アキリデン®*	1 mg	1〜6	共和薬品工業	5
d．エンタカポン				
コムタン®	100 mg, フィルムコート, 13×6×5 mm	300〜1,600	ノバルティスファーマ	211
e．ゾニサミド				
トレリーフ®	25 mg, フィルムコート, 7×7×3 mm	25〜50	大日本住友製薬	1,084
f．ドロキシドパ				
ドプス®OD	100 mg, 200 mg, 口腔内崩壊錠, 8×8×4 mm	100〜600	大日本住友製薬	200 mg/173
ドロキシドパカプセル*	100 mg, 200 mg	100〜600	共和薬品工業	121
g．イストラデフィリン				
ノウリアスト®	20 mg, フィルムコート, 7×7×3 mm, 丸飲み	20〜40	協和発酵キリン	760

＊ 後発品は複数社より代表して掲載

必要になることに留意する[19, 20]．

7 イストラデフィリン（表4-g）

・本邦で開発された世界初のアデノシンA2A受容体拮抗薬（antagonist）である．カフェインがアデノシンA2A受容体antagonistとして作用し，PDの運動症状や非運動症状としての眠気に有効であることがランダム化比較試験などから示されてきた背景がある[21]．
・線条体間接路に発現したアデノシンA2A受容体はDA受容体と相反性に作用するため，PDの間接路の過剰興奮を抑制することによりPDの運動症状を改善する（図2）．
・血中濃度半減期が60〜75時間と長いことに留意する．

Advanced Lecture

　L-ドパの血中濃度測定は必須ではないが，投薬の組み立てに有用な場合があり，以下に症例を提示する．

症例

罹病20年目のPD例で，日常生活に支障度の高いジスキネジア（troublesome dyskinesia）を呈していた．

調整前（図3-a）はオン時間の状態が十分ではなくADL半介助のレベルで，オフ時間にもジスキネジアを認めた（diphasic dyskinesia）．L-ドパを頻回分割投与にしていたが，食間の内服はbioavailabilityが良好でL-ドパ血中濃度が高値となり，ジスキネジアの原因となった．

L-ドパを半割投与に調整し（図3-b），プラミペキソールでオフ時間の痛みを緩和した．ジスキネジアに対し，NMDA受容体拮抗作用をもつアマンタジンとメマンチンを併用した．その結果，最良のオン時間が生まれ，ジスキネジアが軽減した（図3-c）．メマンチンの効果で思考の緩慢さが著明に回復した．

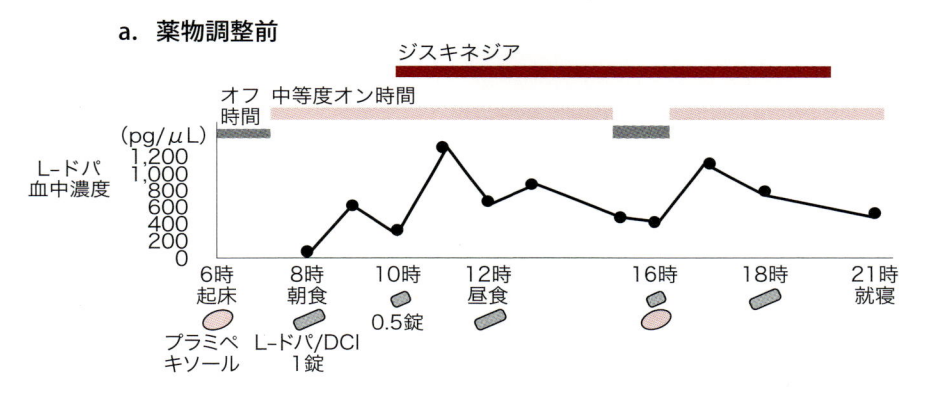

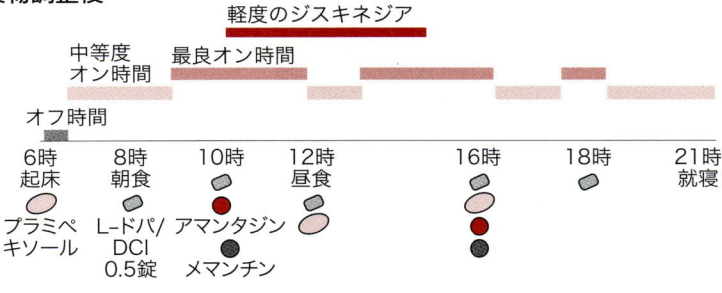

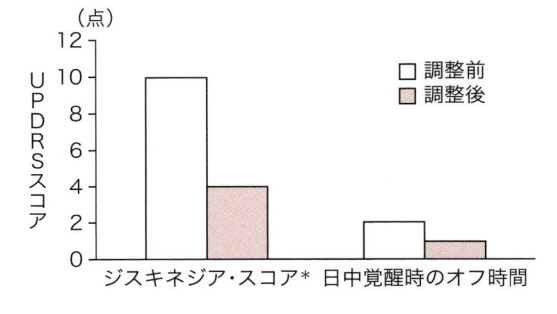

図3 Advanced lecture.
＊ジスキネジア・スコア：UPDRS part Ⅳ 32～34の合計

おわりに

患者が示す症状に最も適切な薬物と用量を選択するための薬の知識と，患者の心を掴む仁術でよりよい医療ができるよう，勉学を積み重ねていきたい．

文献・参考文献

1) 神里尚美：パーキンソン病治療の新しい展開．沖縄県医師会報，45：885-889, 2009
2)「パーキンソン病治療ガイドライン 2011」（日本神経学会/監，「パーキンソン病治療ガイドライン」作成委員会/編），医学書院，2011
3) Cenci, M. A. & Konradi, C.：Maladaptive striatal plasticity in L-DOPA-induced dyskinesia. Prog Brain Res, 183：209-233, 2010
4) Stowe, R. L., et al.：Dopamine agonist therapy in early Parkinson's disease. Cochrane Database Syst Rev, 16, 2008
5) Hobson, D. E., et al.：Excessive daytime sleepiness and sudden-onset sleep in Parkinson disease: a survey by the Canadian Movement Disorders Group. JAMA, 287：455-463, 2002
6) Gallagher, D. A., et al.：Pathological gambling in Parkinson's disease: risk factors and differences from dopamine dysregulation. An analysis of published case series. Mov Disord, 22：1757-1763, 2007
7) 神里尚美ら：パーキンソン病治療薬徐放製剤の嚥下困難感の検討．臨床神経学，2013, in press
8) Zanettini, R., et al.：Valvular heart disease and the use of dopamine agonists for Parkinson's disease. N Engl J Med, 356：39-46, 2007
9) Millan, M. J.：From the cell to the clinic: a comparative review of the partial D_2/D_3 receptor agonist and α 2-adrenoceptor antagonist, piribedil, in the treatment of Parkinson's disease. Pharmacol Ther, 128：229-273, 2010
10) Cawello, W., et al.：Transdermal administration of radiolabelled [14C] rotigotine by a patch formulation: a mass balance trial. Clin Pharmacokinet, 46：851-857, 2007
11) Trenkwalder, C., et al.：Rotigotine effects on early morning motor function and sleep in Parkinson's disease: a double-blind, randomized, placebo-controlled study (RECOVER). Mov Disord, 26：90-99, 2011
12) 協和発酵キリン株式会社：KW-6500．1.4 特許状況，1.6 外国における使用状況等に関する資料．「アポカイン皮下注 30 mg に関する資料」，2010
13) Wijdicks, E.FM.：Neuroleptic malignant syndrome. UpToDate, 2013
14) Nishi, A., et al.：Mechanisms for the modulation of dopamine D1 receptor signaling in striatal neurons. Front Neuroanat, 5：43, 2011
15) Mizuno, Y., et al.：Early addition of selegiline to L-Dopa treatment is beneficial for patients with Parkinson disease. Clin Neuropharmacol, 33：1-4, 2010
16) Pursiainen, V., et al.：Selegiline and blood pressure in patients with Parkinson's disease. Acta Neurol Scand, 115：104-108, 2007
17) Abassi, Z.A., et al.：Cardiovascular activity of rasagiline, a selective and potent inhibitor of mitochondrial monoamine oxidase B: comparison with selegiline. Br J Pharmacol, 143：371-378, 2004
18) Yamamura, S., et al.：Zonisamide enhances delta receptor-associated neurotransmitter release in striato-pallidal pathway. Neuropharmacology, 57：322-331, 2009
19) 神里尚美 ほか：L-Dopa 投与が著効した遅発性ジストニアの一例．脳，21, 379, 2013
20) Bombardieri, E., et al.：131I/123I-metaiodobenzylguanidine (mIBG) scintigraphy: procedure guidelines for tumour imaging. Eur J Nucl Med Mol Imaging, 37：2436-2446, 2010
21) Wu, Y. et al.：Preclinical biomarkers of Parkinson disease. Arch Neurol, 68：22-30, 2011
22) Postuma, R. B., et al.：Caffeine for treatment of Parkinson disease: a randomized controlled trial. Neurology, 79：651-658, 2012

プロフィール

神里尚美（Naomi Kanzato）
沖縄県立南部医療センター・こども医療センター神経内科，琉球大学医学部医学科非常勤講師
神経内科学の臨床の醍醐味，科学的な奥深さに魅せられています．ともに仕事をしていく仲間，後輩を大歓迎します．

第8章 薬を使うときの基本的な心構え

1. 新薬が出てきたら…
― 使う前に考えること ―

尾原晴雄

● Point ●

- 新薬は，必ずしもすぐれているとは限らない
- 新薬を処方する前に，STEPS〔S：safety（安全性），T：tolerability（忍容性），E：effectiveness（有効性），P：price（経済性），S：simplicity（簡潔性）〕をしっかりと吟味すること
- 医師と製薬会社との適切な関係を意識すること
- 新薬に関する情報収集や生涯学習には，自分で責任をもつこと

はじめに

　医師には，目の前の患者に対して最善の医療を提供するために，常に新しい治療法の可能性について情報収集し，患者に適応できるかどうか検討する姿勢が求められている．日進月歩の医学研究のなかでも，新薬の研究，開発，臨床試験は盛んに行われており，治療法の発展には重要である．一方で，製薬会社は市場に新薬を投入することで利益を得ようとするのも事実である．毎月のように新薬が承認され，発売になっている現在，このような新薬を日常診療でどのように使っていくか，臨床現場の医師の判断はきわめて重要と言える．
　本稿では，新薬の一般的な特徴に触れたうえで，新しく市場に登場した薬剤を処方する前に，具体的にどのような点に注意する必要があるのかを概説する．また，新薬に関する情報収集において，新薬の販売元である製薬会社からの情報提供や医薬情報提供者（MR）とのかかわり方についても考えてみる．

1. 新薬について，まず考える

　「新薬は，以前からある薬に比べてすぐれているか？」．自動車や電化製品が，モデルチェンジすると聞くと，直感的によりよい商品が登場するイメージがあるように，医療従事者や患者にとって，新薬は既存の薬剤よりもよいに違いないと思いがちであり，期待も高い．患者のためによりよい医療を提供しようとする医師のあるべき姿からも，少しでも健康で長生きしたいと考える患者の志向からも，両者が新薬など新たな治療法に関心をもつことは，ごく自然といえる．しかしながら，実際にすべての新薬はすぐれていると言えるだろうか？

確かに，新薬の一部にはこれまでの治療法を大きく上回る効果を期待できるものもあるが，なかには既存の治療薬との差がないもの，さらには製薬会社の市場確保のためとも取れる新薬も存在している[1]．つまり，新薬といってもいろいろである．例えば，剤形だけが新しいもの，つまり徐放剤や口腔内溶解剤なども新薬として発売されるが，実際の成分は既存の薬剤と同様であり，"me-too" drugs（効果は同じ）といえる場合がある．また，いわゆる合剤〔例：カデュエット®（アトルバスタチンとアムロジピンの合剤）〕が販売されるようになったが，これも新薬の1つといえる．ほかにも，既存の薬剤の代謝物や前駆物質が新薬として発売されたり，既存の薬剤を新しい適応疾患に対して，別の商品名をつけて販売する例も新薬として発売される．

　これらのさまざまなタイプの新薬に囲まれ，われわれ医師は新薬の使用についての適切な判断が求められる．そこで，新薬を処方する前に検討したい項目として，STEPS〔S：safety（安全性），T：tolerability（忍容性），E：effectiveness（有効性），P：price（経済性），S：simplicity（簡潔性）〕の枠組みを紹介する[2]．

2. 新薬の処方に際して

　新薬についての情報に加えて，目の前の患者さん一人一人の状況，情報をもとに，STEPS〔S：safety（安全性），T：tolerability（忍容性），E：effectiveness（有効性），P：price（経済性），S：simplicity（簡潔性）〕の視点から，新薬が既存の薬剤と比較してよい効果をもたらすかどうか，確認していく．一見当たり前のような項目であるが，実際にじっくりと検討されることなく処方されている事例もあると思われる．ここでは，それぞれの項目のポイントをあげる．

1 safety（安全性）

　"くすりはリスク" というフレーズにも表現されるように，薬による有害事象は日常的によく遭遇する臨床的問題であり，新薬によるものも例外ではない．特に，承認前の臨床試験は，限られた数の対象者に実施され，比較的短い期間の追跡期間に基づくものであり，市販後に重大な有害事象が発生するケースも少なくない[3]．また，高齢者や小児，慢性疾患を抱える患者を対象にした安全性に関するデータも少ないため，市販前の十分な検証は難しい．したがって，新薬を開始する場合には，予期しない副作用が生じうることを十分念頭におく必要がある．**つまり，年余にわたり従来から処方され，安全性が確立している古典的な薬剤の方が，その他の面で同等であるならば，当然新薬よりも安心して使えるといえる**[2]．

2 tolerability（忍容性）

　忍容性とは，薬物によって生じることが明白な有害事象（副作用）が，患者にとってどれだけ耐え得るかの程度を示したものである．症状を呈するほどの副作用までではなくとも，剤形や味，臭いなどの飲みやすさが患者にとって内服するうえで問題となるかどうかも含めて忍容性と考えると，アドヒアランス向上のためには，忍容性の高い薬剤が望ましい．

3 effectiveness（有効性）

　ある新薬が登場した際に，その有効性をしっかりと検証することはきわめて重要である．そのためには，EBM（evidence-based medicine）のステップに沿って，まずPICO〔P：patient（患

者），I：intervention（介入），C：comparison（対照），O：outcome（アウトカム）〕に基づく疑問（問題）の定式化（例：慢性心不全の患者において，新薬aを服用するのは，新薬aを服用しないのと比べて，死亡率が減少するか？）を行い，そのうえで情報収集を行った後，情報の批判的吟味を行ったうえで，最後に目の前の患者へ適応可能かどうか，患者の病状と周囲を取り巻く環境，患者の好みと行動，医療者の臨床経験の4つを含めて考慮する必要がある[4]．

EBMの上記ステップについての詳細は，参考文献4のホームページ等に譲りたいが，有効性の評価では特に得られた情報が示すアウトカムに着目しておきたい．原則として，血圧や血糖値といった臨床的なマーカーの改善など，疾患自体に関連するアウトカムよりも判断に有用なアウトカムは，患者の生命予後や生活の質に関するアウトカムである[1, 2]．吸収の速さ，血中濃度の持続時間や薬の飲みやすさなどの付加価値的なアウトカムについても同様で，実際にその新薬が予後を改善しうるか，生活の質を高めてくれるかどうかが重要である．

4 price（経済性）

一般的に，新薬は既存の薬剤に比較して，薬価が高いことが多い．既存の薬剤の一部には，ジェネリック医薬品（医薬品の有効成分そのものに対する特許である物質特許が切れた医薬品を，ほかの製薬会社が製造あるいは供給する医薬品．後発医薬品とも呼ばれる）の選択肢もあり，より安価で購入できるものもある．新薬の処方にあたっては，費用対効果を十分に評価する必要があるが，その評価は治療対象となる疾患に大きく依存するといえる．患者には，新薬の効果のみでなく，費用面についても十分説明しながら，ともに意思決定をしていく必要がある．

5 simplicity（簡潔性）

毎日，決められた通りに薬を内服することは，難しいことである．慢性疾患管理のために処方されている薬剤の1/3から1/2は，処方箋通りに内服されていないという英国でのデータがそれを物語っている[5]．処方内容をなるべくシンプルにすることで，アドヒアランスの改善が期待されるが，インタビュー調査による先行研究からは，合剤の導入や用法の簡素化よりも，患者個人の生活リズムのなかに，薬の服用をいかに組み込んでいくかが重要とされている[5]．アドヒアランスが悪い患者に対して，一方的に処方内容を変更する前に，前述の忍容性の問題も含めて，なぜ内服できていないのかを明らかにし，患者の視点に合わせてともに解決方法を考える姿勢が望まれる．

3. 新薬を処方した後

前述の通り，すべての新薬の安全性は完全には担保されていると言えない[1]．**表1**に，1990年から2004年に安全上の理由でグローバル市場から撤退した34種（うち日本で発売されたのは11種で，うち6種類が販売中止）の薬剤リストを示す[6]．ここからも，臨床試験では明らかにならなかった副作用により，市場撤退となる薬剤が存在していることがわかる．新薬による治療が始まった後も，医師，患者の両方が，そのことを十分理解しておく必要がある．治療効果の判定はもちろんのこと，副作用のモニタリングには万全の注意を払う．同時に，薬剤の添付文書改訂や緊急安全性情報などの情報についても，院内の薬局のDI（drug information）担当者に問い合わせるといった姿勢が求められる．また，万が一，自らの処方で副作用と思われる症状等が発生し

表1 安全上の理由でグローバル市場から撤退した34種の医薬品（1990〜2004）

医薬品名	撤退年（日本での撤退年）	撤退理由	医薬品名	撤退年（日本での撤退年）	撤退理由
ジレバロル（dilevalol）*	1990	肝毒性	フェンフルラミン（fenfluramine）*	1998	心臓弁膜症と肺高血圧症
トリアゾラム（triazolam）#	1991	神経精神反応（neuropsychiatric reactions）	テルフェナジン（terfenadine）	1998（2000）	薬物相互作用，QT間隔の延長，TdP
テロジリン（terodiline）*	1991	QT間隔の延長とTdP	ブロムフェナク（bromfenac）#	1998	継続的投与後の肝毒性
エンカイニド（encainide）*	1991	不整脈（proarrhythmias）	エブロチジン（ebrotidine）*	1998	肝毒性
フィペキシド（fipexide）	1991	肝毒性	セルチンドール（sertindole）*	1998	QT間隔の延長とTdPの可能性
テマフロキサシン（temafloxacin）*	1992	低血糖症，溶血性貧血，腎不全	ミベフラジル（mibefradil）*	1998	薬物相互作用後のスタチン誘起型横紋筋変性，さらにTdPのリスクを含む，その他の薬物相互作用の危険性に関する懸念
ベンザロン（benzarone）*	1992	肝毒性	トルカポン（tolcapone）*	1998	肝毒性
レモキシプリド（remoxipride）*	1993	再生不良性貧血	アステミゾール（astemizole）	1999（1999）	薬物相互作用，QT間隔の延長，TdP
アルピデム（alpidem）*	1993	肝毒性	トロバフロキサシン（trovafloxacin）*	1999	肝毒性
フロセキナン（flosequinan）*	1993	不整脈が原因と考えられる超過死亡	グレパフロキサシン（grepafloxacin）*	1999	QT間隔の延長とTdP
ベンダザック（bendazac）*	1993	肝毒性	トログリタゾン（troglitazone）	2000（2000）	肝毒性
ソリブジン（solvidine）	1993（1993）	薬物相互作用後の骨髄毒	アロセトロン（alosetron）*	2000	虚血性結腸炎
クロルメザノン（chlormezanone）*	1996	肝毒性および深刻な皮膚反応	シサプリド（cisapride）	2000（2000）	薬物相互作用，QT間隔の延長，TdP
トルレスタット（tolrestat）*	1996	肝毒性	ドロペリドール（droperidol）#	2001	QT間隔の延長，TdP
ミナプリン（minaprine）*	1996	痙攣	レバセチルメタドール（levacetylmethadol）	2001	薬物相互作用，QT間隔の延長，TdP
ペモリン（pemoline）#	1997	肝毒性	セリバスタチン（cerivastatin）	2001（2000）	薬物相互作用後の横紋筋変性
デクスフェンフルラミン（dexfenfluramine）*	1998	心臓弁膜症と肺高血圧症	ロフェコキシブ（rofecoxib）*	2001	心筋梗塞および脳卒中

＊ 日本で発売されなかったもの，# 日本で販売継続のもの（ブロムフェナクは点眼剤のみ継続）
文献6より引用

た場合は，直ちに厚生労働省に届け出なければならない．現在は，インターネットを通じての申請も可能であり，さらなる健康被害の発生や拡大を防ぐためにも，広く医療従事者に意識づけが求められる[7]．

4. 新薬に関する情報収集 ─医師と製薬会社の関係を中心に─

ここまでは，患者に新薬を処方する際に考慮すべき事柄について検討してきた．最後に，新薬に関する情報収集の観点から，医師と製薬会社の関係についての具体的事例や，文献的考察を通じて，その常識・非常識を考えてみる．

■ 製薬会社からの情報提供，ギフトは常識？ 非常識？

以下の2つのケースについて，皆さんはどのように考えますか？ 似たような経験はありますか？

> **ケース1**
> 初期研修医のA先生は，研修医向けのメールボックスのなかに，新薬紹介のリーフレットとともに3色ボールペンが入っているのを発見し，早速ボールペンを白衣のポケットに入れて病棟へ向かった．

> **ケース2**
> 初期研修医のC先生は，指導医に誘われて，病院近くのホテルで開催された製薬会社主催の「勉強会」に参加した．新しく発売された薬剤の説明がなされた後に，専門分野の第一人者の先生による講演があり，非常に勉強になった．終了後，会場の隣の部屋で，意見交換会として食事，飲み物が提供され，お腹いっぱい食べた後に病棟の業務へ戻った．

いずれの事例も，程度の違いこそあるものの，医師への製薬会社からの薬に関する情報提供と利益供与の組み合わせの具体例である．実際に，製薬会社の名前や薬品名が入った文具や，近隣ホテルでの製薬会社主催の勉強会の案内などを日常的に目にすることは多い．日本人医師を対象にしたアンケート調査でも，ほとんどの医師がMRと会話したり，文具の提供を受けており，数字上からはこのような利益提供は"常識"と考えている医師が多いようだ[8,9]．

しかし，当たり前と考えられているこれらの情報提供や利益提供について，どのような行動が"常識"なのか，議論したり学んだりする場は多くないのが現状である．前述のアンケート調査でも，医師と製薬会社の関係について学ぶ機会があったと答えたのは，全体の26％に留まっていた[9]．

製薬会社からの情報提供については，多くの医師が生涯教育上有用と考えており，情報も正確であると考えているようである[9]．また，製薬会社からの利益提供が，自分の診療上の臨床判断に影響を与えることはないと考えている医師が多いようだが，自分よりもほかの医師が影響を受けやすいと考えていることも示されている[9,10]．このように，「自分は大丈夫」という，自分に都合がよいように考えてしまう傾向（self-serving bias）がわれわれ医師にはあるといわれてい

表2　新ミレニアムにおける医のプロフェッショナリズム

基本的原則	・患者の福利優先の原則 ・患者の自律性に関する原則 ・社会主義の原則
プロフェッショナルとしての一連の責務	・プロフェッショナルとしての能力に関する責務 ・患者に対して正直である責務 ・患者情報を守秘する義務 ・患者との適切な関係を維持する責務 ・医療の質を向上させる責務 ・医療へのアクセスを向上させる責務 ・有限の医療資源の適正配置に関する責務 ・科学的根拠に基づいた医療を行う責務 ・利益衝突に適切に対処して信頼を維持する責務 ・プロフェッショナルの責任を果たす責務

文献12より引用

るが，少額のギフトでも医師の臨床判断に影響を及ぼすことが以前の研究からくり返し示されている[11]．「常識」と思っている製薬会社からの利益提供が，本当に適切なのかをよく考える必要がある．

　医師と製薬会社との関係は，医療におけるプロフェッショナリズムの問題として，非常に関心を集めている．2002年に，欧米の内科学会が合同で作成した医師憲章では，「新ミレニアムにおける医のプロフェッショナリズム」と題して，3つの基本的原則と，その原則に基づく職業的責務が位置づけられた[12]（表2）．そのなかに，「利益相反に適切に対処して信頼を維持する責務」が示されており，医師は業務上生じる利益の衝突について認識し，社会にきちんと説明できる行動をとることが求められている．

　医師と製薬会社の関係が適切かどうかの判断をするうえで，理解しておかねばならないのが，この利益相反の存在である．科学的根拠に基づいて最善の医療を提供することによる"患者利益"と，製薬会社の販売戦略上の医師への私的な利益提供と，その結果として製薬会社の売り上げが伸びるという"企業利益"の間に生じるものも，利益相反の1つといえる．

　利益相反の問題を避けるためにも，薬に関する情報収集や生涯学習は，自らの責任で行うことが望ましい．受動的な情報収集でなく，医学的知識や新しい薬の情報について，自ら能動的にアクセスし，それらの情報を解釈して，患者に適用できるかどうか吟味できる姿勢・能力を身につけたい．

おわりに

　「この新薬が，本当に目の前の患者にとってよい結果をもたらすかどうか？」．この質問を常に意識することで，よりよい患者ケアにつながる診療を実践できるものと思われる．

　また，医師と製薬会社との適切な関係について，これが適切な関係だ（常識だ）と言える絶対的なものはないが，本稿が読者である皆さんが立ち止まって考えるきっかけになればと考える．

文献・参考文献

1) Anderson, G. M., et al.:Newly approved does not always mean new and improved. JAMA, 299:1598-1600, 2008
2) Pegler, S. & Underhill, J.:Evaluating the safety and effectiveness of new drugs. Am Fam Physician, 82:53-57, 2010
3) Lasser, K. E., et al.:Timing of new black box warnings and withdrawals for prescription medications. JAMA, 287:2215-2220, 2002
4) The SPELLホームページ:http://spell.umin.jp/
5) National Collaborating Centre for Primary Care:Medicines Adherence:involving patients in decisions about prescribed medicines and supporting adherence. National institute for health and clinical excellence, 2009
6) 津谷喜一郎:市場撤退薬の諸相.臨床薬理, 40:7-16, 2009
7) 医薬品医療機器情報提供ホームページ:http://www.info.pmda.go.jp/info/houkoku.html
8) 宮田靖志:医師と製薬会社との関係に関するインターネット調査.医学教育, 40:95-104, 2009
9) Saito, S., et al.:Japanese practicing physicians' relationships with pharmaceutical representatives: a national survey. PLOS ONE, 5:e12193, 2010
10) Steinman, M. A., et al.:Of principles and pens: attitudes and practices of medicine housestaff toward pharmaceutical industry promotions. Am J Med, 110:551-557, 2001
11) Zipkin, D. A. & Steinman, M. A.:Interactions between pharmaceutical representatives and doctors in training. A thematic review. J Gen Intern Med, 20:777-786, 2005
12) 認定内科専門医会会長諮問委員会:米欧合同医師憲章と医のプロフェッショナリズム—日本版内科専門医憲章策定をめざすプロジェクトの成果—.内科専門医会誌, 18:45-57, 2006
13) 「白衣のポケットの中—医師のプロフェッショナリズムを考える」(宮崎 仁 ほか/著), 医学書院, 2009

プロフィール

尾原晴雄(Haruo Obara)
沖縄県立中部病院総合内科
現在,岐阜大学大学院医学系研究科博士課程(医学教育学)に,社会人大学院生として在籍中です.医学教育に関する研究や勉強を通じて,指導医,研修プログラム担当者としての仕事に引き出しが増えていると感じています.

第8章 薬を使うときの基本的な心構え

2. polypharmacy（特に高齢者医療）

仲里信彦

Point

- 高齢者診療において老年症候群や多くの併診科により，polypharmacyになる傾向がある
- 薬剤への有害反応に対し，その症状を抑えるためにさらに新規薬剤を投与することでもpolypharmacyが引き起こされる
- polypharmacyには患者側の誘因として，薬剤の効果に対する過度な期待もある
- polypharmacyは患者に対して医原性の合併症をきたすことがある．それを避けるために医療者は，患者が服用している薬剤を把握することだけでなく，処方された薬の効果や内容を検討することが大切である

はじめに

polypharmacyに関して，①単に薬の数が多いだけではなく，②不適切処方，③必要な処方がない，④重複処方が重要視されている[1]．特に高齢者医療において，polypharmacyの弊害がよく言われるが，成人や小児においてもその問題は注目されている[2]．外来診療や入院診療のいずれにおいても，薬を処方する際に注意しなければならない問題の1つとしてpolypharmacyがある．

入院後にpolypharmacyとなった症例

患　者：85歳，女性．
主　訴：食欲不振にて院内コンサルト
既往歴：高血圧
現病歴：転倒による左大腿骨頸部骨折にて入院し，大腿骨頭置換術が施行．術後翌日から呼吸苦，微熱および意識レベルの低下が出現．病歴，身体所見および画像所見から骨折に伴う脂肪塞栓と診断され保存的に加療された．そのときに発作性心房細動がみられ，主治医によりIa群の抗不整脈薬および抗凝固薬が処方された．その後に尿閉が出現したためα遮断薬とコリン作動薬が追加処方された．悪心・嘔吐および食欲不振が出現し，制吐薬内服やPPI（プロトンポンプ阻害薬）投与を行ったが改善せず，内科へコンサルトとなった．
その後の経過：身体所見や画像所見・血液検査からは，食欲低下などの原因として消化器疾患や他の器質的疾患，感染症は否定的であった．悪心や食欲低下などの消化器症状

はコリン作動薬の副作用を疑って同薬剤を中止した．また，もともと発作性心房細動に対して処方されていた抗不整脈薬による抗コリン作用を原因とした尿閉があったと考えられたため，同薬剤も減量中止とした．その後に消化器症状は消失し，食欲も回復し，リハビリテーションも順調にこなし退院となった．

症例へのコメント：入院後に生じた薬剤有害反応に対して，薬物による対症療法を行うという処方のカスケードにより，患者の状態が悪化していったと考えられた．最初に処方された薬剤に固執することのないように，不必要な薬剤や副作用の強く現れた薬剤は中止することも必要である．

1. polypharmacyの原因

　成人患者における処方薬の種類は加齢とともに増加し，65歳以上では7種類以上の薬剤を処方されている患者が約15％あり，75歳以上に至っては約25％にも上る[3]．高齢者は，複数の疾患を有することが多く，必然的にpolypharmacyになりやすい傾向にある．しかし，果たしてそれだけの理由であろうか．以下にわれわれ一般診療医も注意せねばならない点を示す（**表1**）．

　①老年症候群（関節痛，不眠，抑うつなど）に対する処方が多くなる，②患者からの処方要求に安易に答える，③必ずしも高齢者医療を想定していない**治療方針**を参考にして薬剤を多数処方してしまう，④他科併診が増えて互いの処方内容に気がつかない，⑤薬剤有害反応を新たな疾患の症状と誤診し，新たな薬剤が追加処方される．このような**処方のカスケード**によりpolypharmacyが引き起こされる[1]．

　一方，患者側の要因として，①薬剤への効果に対する**過度な期待**，②メディアからの影響などがある．また，製薬会社側の要因として，薬剤開発および販売の競争などがあげられる[4]．

　困ったことに，このpolypharmacyに気がついたとしても，薬剤変更の機会である入院診療のときですら，患者を数多く担当する医師は，処方内容の評価や介入のための時間的余裕がないことが多い．特に，後発品を多数使用している患者の処方内容を医師個人で確認する作業は時間もかかる．

表1　高齢者のpolypharmacyの要因

治療者側の要因
・疾患治療をパラメーターとするゴール設定
・ガイドライン中心にしすぎた治療方針
・過度な薬剤情報からの影響
・投薬治療行為に対する自己満足感
・薬剤有害事象に対する誤った追加処方
・医療者側の多忙により，他人の処方した薬剤への介入が困難？
患者側の要因
・薬剤の有効性の過度な希望
・複数の慢性疾患の合併や複数科への受診
・メディアからの影響
製薬会社側の要因
・新薬開発（第一選択薬の増加など）
・消費者への直接の宣伝効果

文献4を参考に作成

2. polypharmacyによる有害事象（特に高齢者）

　高齢者は，複数の診療科・医療機関へ併診することが多く，ときに適応の乏しい薬剤の処方，重複処方，誤処方などからpolypharmacyとなりやすい．その結果，①**尿失禁・転倒・不眠などの老年症候群が逆に引き起こされ**，さらには②**高齢者の罹患率/死亡率も増加する**[1, 5]．③投薬の後に発生した新規の身体症状の出現の原因として，薬剤起因性疾患の可能性を考慮しないために，さらに新たな薬剤を処方されることで**薬剤間の相互作用による薬物有害事象**も引き起こされる[1, 6〜8]．特に，④個体差を伴う**加齢による生理的機能の低下や個体差による薬剤の副作用の出現**もあり，polypharmacyと相まって注目すべき問題点である．また，⑤当然ながらpolypharmacyにより**薬剤内服のアドヒアランスも低下**し，その患者にとって必要な薬剤も服用せず，**原疾患の病状悪化が起こる**ことも考えられる[1]．したがって，⑥当然のことながらpolypharmacyにより**医療費の増大**につながる．

3. polypharmacyを回避するために

■1 外来処方の検討

　外来患者のpolypharmacyに対して，主治医は常に患者とその通院の原因となっている疾患と処方を思い浮かべるようにすべきだろう．①処方薬の内容と診断を適合させる．②他の施設からの処方も含めお薬手帳などを利用して，治療薬の重複を確認する．③処方薬の服用に関するアドヒアランスを聞き出す（**筆者はときどき，患者本人やその家族の協力を得て残薬確認も行っている**）．④処方薬の有効性や有害反応に関して臨床症状や検査結果から検討する．医師は自らが処方する薬剤により，患者が有害事象を被る可能性を忘れてはいけない．そのためには上述のような検討を心がけ，**薬物投与計画を見直すことを惜しまない**ことである．

■2 入院時に患者の処方に介入する

　ときに入院治療が行われる機会のある高齢者で特に複数診療科・医療機関へ受診している場合では，**入院時に処方内容の見直しを行うことはpolypharmacyを減らす非常によい機会である**．処方されている内服薬を徹底的に検討し，必要薬剤を選別し，処方や適応の理由を各専科の主治医と連携して確認する．そこで意義に乏しいにもかかわらず継続されている薬剤や重複薬剤を減量または中止する[1]．筆者は，**入院患者の処方に関して内容確認が必要な場合や疑義がある場合に，外来主治医やかかりつけ医への情報提供依頼を欠かさないようにしている**（情報提供側も大変ですが，入院患者をみる方も本当に大変です）．

■3 薬剤師との協力

　薬剤師と医師の協力で処方改善を目的とした処方内容の検討により，入院患者の服用薬剤数を減らすことが可能である[1, 9〜11]．患者教育だけではなく，家族などの同居人へも内服内容などの指導を薬剤師とともに協力して行う．単なる"お薬屋さん"ではない薬剤師の腕の見せ所である．

■4 投薬以外の治療

　患者の訴えに対して医師は患者への介入を行うが，多忙な日常診療の場において，その煩わし

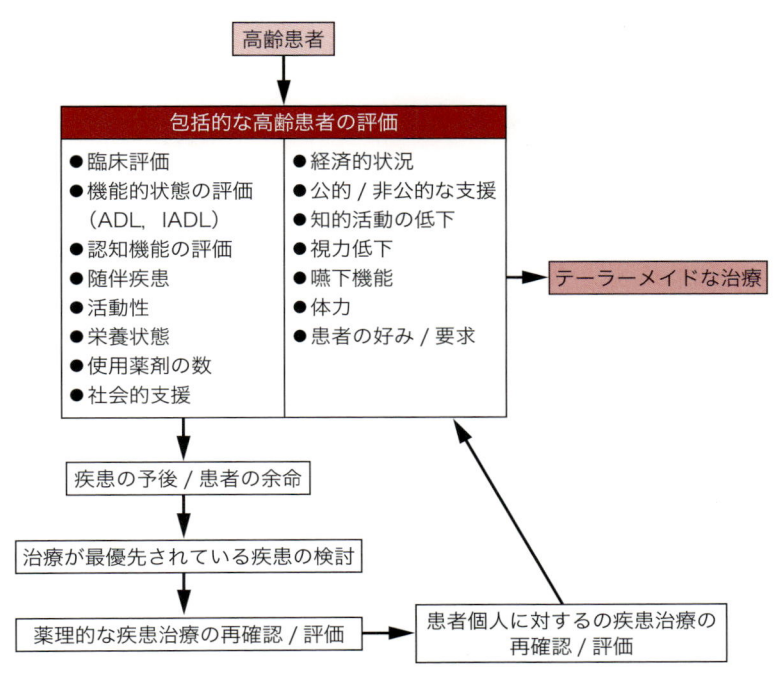

```
                    ┌──────────┐
                    │  高齢患者  │
                    └────┬─────┘
                         ▼
        ┌────────────────────────────────┐
        │      包括的な高齢患者の評価        │
        ├────────────────┬───────────────┤
        │ ●臨床評価       │ ●経済的状況     │
        │ ●機能的状態の評価│ ●公的/非公的な支援│
        │  (ADL, IADL)   │ ●知的活動の低下  │       ┌──────────────┐
        │ ●認知機能の評価 │ ●視力低下       │──────▶│ テーラーメイドな治療 │
        │ ●随伴疾患       │ ●嚥下機能       │       └──────────────┘
        │ ●活動性         │ ●体力           │               ▲
        │ ●栄養状態       │ ●患者の好み/要求 │              │
        │ ●使用薬剤の数   │                 │              │
        │ ●社会的支援     │                 │              │
        └────────┬───────┴─────────────────┘              │
                 │                                         │
                 ▼                                         │
          疾患の予後/患者の余命                              │
                 │                                         │
                 ▼                                         │
        治療が最優先されている疾患の検討                      │
                 │                                         │
                 ▼                                         │
     ┌──────────────────────┐      ┌──────────────────────┐
     │ 薬理的な疾患治療の再確認/評価 │──▶│ 患者個人に対するの疾患治療の │
     │                       │      │       再確認/評価        │
     └──────────────────────┘      └──────────────────────┘
```

図1　適切な投薬のための包括的な高齢患者の評価
文献2，12を参考に作成

さから患者からの要求に対して反射的に処方してしまう場合もある．例として①いわゆるウイルス性上気道炎に対して抗菌薬処方，②不眠の原因を考えずにすぐに睡眠薬を処方，③それぞれ原因の異なる浮腫に対して，反射的に利尿薬の処方などがある．やはり，基本に忠実に医療面接，身体診察，評価・治療計画を立て，患者に説明を行い実行するという過程をたどり，必要な治療を行うべきである．患者の訴えのなかには，経過観察や生活習慣・環境の調整・リハビリテーションで改善する身体・精神問題も多く，処方の数は減らすことができる．患者教育も大切である．

5 ガイドライン的処方 vs テーラーメイド的処方

　ある種のガイドラインに準ずることに重きを置きすぎて，高齢患者の包括的評価による予後判定よりも目の前の疾患のみの治療を優先してしまうことがある．薬物治療でマニュアル的に治療しようとする行為が高齢患者の予後を変えるような結果が本当に得られるのかを考え，『治療の最終目標が何であるのか』を常に検討し，処方の見直しを継続的に行うべきである．高齢患者の投薬にはpolypharmacyにならないように患者の包括的評価に合わせた治療，ときにはテーラーメイド的な方法も考慮される（**図1**）[2, 12]．**患者に対し真に優先順位の高い処方内容から優先的に処方していくべきである．**

おわりに

　polypharmacyの問題では，治療を提供する医師側以外にも治療を享受する側の患者自身やそ

の介護者の治療内容の理解不足・興味のなさ,『お薬手帳』の形骸化なども検討課題としてあげられる.

少なくともわれわれがpolypharmacyを避けることにより,その薬物有害作用を最小にすることができるだろう.

文献・参考文献

1) Hajjar, E. R., et al.：Polypharmacy in elderly patients. Am J Geriatr Pharmacother, 5：345-351, 2007
2) 仲里信彦：高齢者のポリファーマシー. 高齢患者における適切な薬物療法を行うための家庭医と総合内科医の役割.「提言—日本のポリファーマシー（家庭医・病院総合医教育コンソーシアム vol.2）」（徳田安春/編）,尾島医学教育研究所, 2012
3) 厚生労働省：平成21年社会医療診療行為別調査結果の概況. 2010
4) Ballentine, N. H.：Polypharmacy in the elderly: maximizing benefit, minimizing harm. Crit Care Nurs Q, 31：40-45, 2008
5)「高齢者の安全な薬物療法ガイドライン2005」（日本老年医学会/編）, メジカルビュー社, 2005
6) Fick, D. M., et al.：Updating the Beers criteria for potentially inappropriate medication use in older adults: results of a US consensus panel of experts. Arch Intern Med, 163：2716-2724, 2003
7) Fialová, D., et al.：Potentially inappropriate medication use among elderly home care patients in Europe. JAMA, 293：1348-1358, 2005
8) Rothschild, J. M., et al.：Preventable medical injuries in older patients. Arch Intern Med, 160：2717-2728, 2000
9) 前田健次：多剤服用高齢者における,薬物療法の適正化による服用薬剤数の減少効果に関する系統的文献レビュー. 薬学雑誌, 129：631-645, 2009
10) George, J., et al.：A systematic review of interventions to improve medication taking in elderly patients prescribed multiple medications. Drugs Aging, 25：307-324, 2008
11) Schnipper, J. L., et al.：Role of pharmacist counseling in preventing adverse drug events after hospitalization. Arch Intern Med, 166：565-571, 2006
12) Sergi, G., et al.：Polypharmacy in the elderly: can comprehensive geriatric assessment reduce inappropriate medication use? Drugs Aging, 28：509-518, 2011

プロフィール

仲里信彦（Nobuhiko Nakazato）
沖縄県立南部医療センター・こども医療センター総合内科
こども医療センターという名前がついた病院ですが,成人部門の診療も充実しています. ガッツのある,内科・外科・産婦人科系の初期・後期研修医を募集しています. 総合内科ホームページはhttp://nanbugim.p2.bindsite.jp です.

第8章 薬を使うときの基本的な心構え

3. P-Drug（パーソナルドラッグ）

小西竜太

> **Point**
> ・先輩や指導医からの耳学問やエライ人のコピペでない，自分の薬品リストをつくる
> ・EBM的手法による医薬品情報の収集と選択を行う
> ・有効性，安全性，適合性，コストに従って，P-Drugを選択する
> ・P-Drugリストから，目の前の患者に合った薬品を選択する

はじめに

　レジデントノートの読者である研修医の皆さんは，患者さんに薬を処方するときには，どのように選択していますか？
① 指導医や先輩医師に言われたまま，薬剤をオーダーする．
②「今日の○○薬」「レジデントノート○○特集」「○○内科レジデントマニュアル」の記事に書かれている薬剤をオーダーする．
③ 病院の薬局で作成された「当院の薬剤収載リスト」や研修医秘伝の「○○病院処方マニュアル」に沿って，薬剤をオーダーする．
　恐らく，皆さんの大多数は，上記の3つのいずれかの方法で処方されていることでしょう．今回は，Personal Drug（パーソナルドラッグ：通称P-Drug）という考え方を知ってもらって，よりよい薬物処方をしていただきたいと思います．

> **症例1**
> 　　朝のカンファレンスで，研修医Aがチーム内でプレゼンテーション．
> 研修医A：脳梗塞で入院中の78歳女性．リハビリ中で麻痺は改善してきましたが，昨日より気管支喘息の発作が生じました．入院前から，半年に1回のペースで発作があり，診療所で吸入治療を受けていました．
> 指導医B：発作があるのか．とりあえず，発作止めの治療をしときなさい．
> 研修医A：（不安そうな顔して）はい．（どんな薬がいいのだろう）
> 先輩研修医C：アミノフィリンがいいんじゃないか？
> 研修医A：はい！　わかりました．処方しておきます．
> 　（1時間後）

> 研修医Aは，ナースステーションにある「今日の○○薬」を片手に，オーダーリングシステムに向き合っていた．喘息薬の項には，さまざまな薬剤が掲載されているが，彼の視線にはアミノフィリンしか見えていなかった．

1. P-Drugの考え方

現在，日本には販売承認されている医薬品が約15,000品目あり，年間約100種類の薬剤が新規登録されている．しかし，実際の日常診療のなかで，一般医師が患者に対して処方する薬品数は40〜60種類と言われており，自信をもって処方できる薬剤は限られているはずである．それでは，研修医である皆さんは，どこまで知っておくべきだろうか？

各診療科をローテーションするなかで出会う診療科特有の頻用薬と，どの診療科にも共通するような薬剤（便秘薬，睡眠薬，鎮痛薬，降圧薬など）は理解しておく必要がある．特に後者については，すぐに処方できるように，普段から心がけて自分なりの処方リストを作成しておくと便利である．

その処方リスト作成に際しては，先輩や指導医からの耳学問や，どこかのエライ先生が書いた「私の処方」ではなく，自分なりにEBMや薬品集を吟味して薬剤を選択する．その選択した薬剤こそがP-Drugであり，それらをリスト化しておくことで，臨床現場で"使える""頼れる"自家製薬品リストが完成する．

1 なぜP-Drugをつくるのか？

忙しい日常診療のなかでは，ガイドラインや文献に示された投薬方法を丸写ししてしまうことや，症候ごとの病態生理を考えずにルーチン化した薬剤を処方してしまうことがある．本来ならば，個々の病態に対して，ベストな薬剤や用量・用法を選択して処方するのが，最も適切な方法であり，薬理学，生理学，病理学的な観点をベースに，疾病の治療目標に対して，有効なエビデンスがある薬剤を選択するという思考回路をもつことが，皆さんの診療の質を高めるはずである．P-Drugによって，良質で，安全で，個々の患者に合わせた処方を行うことができる．

2 P-Drugをつくる際に準備するもの

P-Drugは，皆さんが勤務している病院や診療所で使う薬剤でなければならない．教科書やガイドラインをまとめたリストではなく，ローカルな採用薬品に基づいた実践的なリストである．勤務している病院の「処方薬品リスト」，疾病や治療目標に応じてEBMに基づいた「ガイドライン」や「文献」，一般的な「薬品集」があるとよい．一般的に，日本と諸外国では，保険収載されている薬剤，用量・用法が異なることが多いので，ガイドラインや文献を参考にする際には，その点についても注意しなくてはならない．

● ここがピットフォール！

多くの臨床医は，過去の処方経験，同僚の処方，MRの説明や製薬企業の広告，普段目にする医学情報誌やインターネットサイト，専門診療分野などによって，無意識のうちに薬剤の処方にバイアスや偏りが生じてしまう．

2. P-Drugの選択 (表)[1, 2]

■ Step1　診断を定義する

　P-Drug選択のStep1は，診断を定義することである．その際，特定の患者や過去の臨床経験ではなく，一般的な疾患や症候を想定して，第一選択薬を検討することになる．

　個々の患者への適応を考える前のステップとして，皆さんは一般的な適応を理解しなくてはならない．例えば，不眠症であれば，「入眠困難」「中途覚醒」などに分けると効果的なP-Drugを選択できる．心不全であれば，「右心不全」「左心不全」に分けて，病態生理に基づいたP-Drugの選択を行う．

■ Step2　治療目標を特定する

　Step1で定義した診断に対する治療目標を特定することによって，日常診療に適応可能なP-Drugの選択に近づいていく．目標の大項目としては，予防，原因治療，対症療法，鎮痛や緩和などがあり，そのなかで具体的な設定を行うことで，薬剤選択をより適切にすることができる．病態生理や薬物の作用機序なども考慮していくと，さらに薬剤を絞り込める．例えば，「胃十二指腸潰瘍」であれば，胃酸分泌抑制や胃粘膜保護などが目標となり，「脳梗塞」であれば，血栓溶解や血圧降下，塞栓予防になる．

■ Step3　有効な薬物群のリストをつくる

　Step2で検討した治療目標を達成できる薬物群のリストを作成する．最優先される基準として，有効性を評価することであり，確立したエビデンスや使用実績を検討して選択する．例えば，気管支喘息の急性期治療については，ガイドラインなどで有効な薬物群が指定されていて，β_2刺激薬やステロイド，テオフィリンなどの薬物群があげられている．もちろん，その作用機序が異なるので，気管支拡張，抗炎症効果，平滑筋弛緩，気道過敏性などの有効性についても，薬物群ごとで比較することができる．疾病の病態生理に応じて，どの薬物群が有効であるかを検討することで，正確なリスト作成につながる．

■ Step4　クライテリアに従って，有効な薬物群を選択する

　以下の4つのクライテリアに従って，薬物群を比較する．

1）有効性（efficacy）

　薬理学，薬力学や薬物動態学（吸収，分布，代謝，排泄）などのデータ，臨床研究の結果などに従って，各薬物群を比較する．薬によっては，剤形や投与方法で吸収や有効性が変わる場合もあるので，その点も考慮する．また，Step2であげた治療目標に対して，有効なエビデンスを検索して，最新の情報にアップデートしていくことが望ましい．

2）安全性（safety）

　薬剤に関連する安全性については，十分に考慮するべきである．すべての薬剤には副作用のリスクがあり，特に頻度の高い副作用，頻度は低いけれども重症度の高い副作用についても比較する．ジギタリスや抗けいれん薬のように有効域と中毒域の範囲や，薬剤相互作用についても注意しなくてはならない．

3）適合性（suitability）

　有効性や安全性だけでなく，個々の患者の状況を想定して，薬物の適合性を考慮するのも重要

表　P-Drugの選択（気管支喘息の場合）

Step1：気管支喘息
Step2：急性増悪時の治療
Step3：有効な薬物群

	気管支拡張作用	抗炎症作用
①β₂刺激薬	＋＋＋	－
②ステロイド薬	＋	＋＋＋
③テオフィリン薬	＋	＋

Step4：薬物群の比較

	有効性	安全性	適合性	コスト
①β₂刺激薬	・気管支平滑筋弛緩による気管支拡張効果 ・即効性が高く，発作時の第一選択薬	循環器症状（頻脈，不整脈），神経症状（振戦），低カリウム血症	・即効性の高い吸入薬と注射薬あり ・重症度により，投与間隔と用法が異なる ・重症ではエピネフリン注射の適用あり	安価
②ステロイド薬	・抗炎症作用 ・喘息長期管理に適しており，中等症以上の発作時は①に併用する	ステロイド薬剤の長期使用の際には，多様な副作用があるが，発作時の使用では副作用は少ない	・発作時には，注射薬・経口薬．長期管理には，吸入薬を使用 ・吸入薬には粒子サイズの異なる品目があり，注射薬・経口薬には力価や基剤の異なる品目がある	安〜中価
③テオフィリン薬	・気管支平滑筋弛緩と抗炎症作用 ・発作時の治療としては，①②に劣る ・血中濃度に個人差が大きい	血中濃度の安全域が狭く，循環器症状や消化器症状の中毒症状が多い	・薬物相互作用が多く，併用薬に注意 ・経口薬か静脈薬	安価

Step5：気管支喘息治療薬の選択

		有効性	安全性	適合性	コスト
β₂刺激薬	ベネトリン®　0.3〜0.5 mL/回 サルタノール®　0.1 mg/回 ホクナリン®テープ　2 mg/日 セレベント®　100μg/日 アドレナリン（ボスミン®）　0.1〜0.3 mg/回	即効型 即効型 緩徐 長時間型 即効型	特に製剤での違いはないが，アドレナリンの薬効／副作用は強力であるので，投与量と投与後のモニタリングに注意	吸入 吸入 貼付 吸入 注射	8〜15円/回 5円/回 90円/日 130円/日 10〜30円/回
ステロイド薬	フルタイド®　200〜800μg/日 パルミコート®　200〜1,600μg/日 キュバール™　200〜800μg/日 ソル・メドロール®　40 mg×4回/日 プレドニン®　30 mg/日	長時間型 長時間型 長時間型 短〜中時間型 短〜中時間型	特に製剤での違いはない	吸入 吸入 吸入 注射 錠剤	50〜200円/日 20〜160円/日 70〜260円/日 1,800円/日 60円/日
テオフィリン薬	ネオフィリン®　250 mg/回 テオドール®　400 mg/日	即効型 中時間型	特に製剤での違いはないが，注射薬では血中濃度が急激に上昇するので注意	注射 錠剤	90円/回 40円/日

である．患者背景として，小児，高齢者，妊婦や授乳の有無，基礎疾患として肝障害や腎不全等，さらに患者の理解レベルやADLレベル等も考慮に入れて，薬剤選択を行う必要がある．そのためにも，剤形（錠剤，散剤，液剤，貼付剤など）や用量，禁忌についてバリエーションをもたせて検討しておくべきである．

4）コスト（cost）

薬剤処方の際にコスト意識をもつことが，近年，急速に広まっている．P-Drugを推奨した「Guide to Good Prescribing」（WHO，1999年）では，4つのクライテリアにコストの考えを入れている．途上国や医療資源の乏しい国では，薬剤選択の際に，有効性や安全性より薬価を優先することもある．わが国では，後発品への転換も医療政策の1つとして推進されており，同じ有効性や安全性があれば，患者の経済的状況に応じて，薬価の低い薬剤を処方することに問題はなく，薬剤選択の際のコスト意識が求められている．

●**ここがポイント！**
上記のなかでも，特に有効性と安全性については，EBMの手法を用いて，価値のある情報を集めることが重要である．日頃から，論文やガイドラインの読み方，医学情報の検索方法については，学習しておくこと．

●**ここがピットフォール！**
コストを考慮するときには，1錠ごとの単価ではなく，1日分の単価や，一定処方期間（60日分など）の単価で計算してみると，実際の患者負担を想定することができる．

■ Step5　P-Drugの選択

各薬物群には，多数の薬剤が含まれている．それぞれの薬剤には，有効性，安全性，適合性，コストに違いがあるので，それらを比較して，対象患者に最も適する薬剤を選択する．

1）薬剤の活性物質と剤形を選択する

通常，同じ薬物群であれば，薬剤の有効性や安全性に大きな違いはない．検討すべき点としては，薬剤の吸収・代謝などの薬物動態，剤形とコストである．

患者の状態や理解レベルに応じて，使用しやすい剤形がある．嚥下に問題がある場合には，第一選択薬が錠剤であっても，口腔内崩壊錠（通称，OD錠）や貼付薬を代替薬として選択する．また，狭心症発作時のニトロ製剤を処方するときの舌下錠とスプレーの選択，気管支喘息に対するステロイド吸入薬を処方するときのフルタイド®，パルミコート®，キュバール™など粒子形態に応じた選択などもあげられる．

2）標準的な用量を選択する

ガイドラインや臨床研究では，標準的な用量と使用間隔が示されている．これらを参考にして，個々の患者の年齢，体重や腎機能などに応じて用量を，症状や臨床経過に応じて使用間隔を決定する．カテコラミンや鎮静薬などの投与量はγ（μg/kg/分）で表記される．また，薬剤によっては，初回投与量と維持量に違いがあったり，急速飽和法などの使用法もある．

3）標準的な治療期間を選択する

薬剤を使用する際の治療目標に応じて，標準的な治療期間（処方日数）があり，患者の状況や重症度に応じて，適切な期間を選択する．治療への反応が予測できないような病態の場合には，適当な使用期間の設定が難しいが，最初に治療効果を判定するまでの期間が1つの目安となる．

また，同じ薬剤であっても，急性期と慢性期の治療フェーズによって，処方期間も変わってくる．薬剤の性状や剤形によっては，有効期間や保存期間が決まっており，その点も考慮する．

症例1の続き

研修医Aがアミノフィリンを処方する直前に，向かいに座っていた病棟薬剤師が大学ノートを見ながら考え込んでいた．

研修医A：それ何ですか？
薬剤師：私のP-Drugリストで，この患者さんの抗菌薬について考えていました．
研修医A：えっ．気管支喘息薬についてありますか？
薬剤師：私のリストにはないので，先生，つくってみませんか？
　（作成後）
研修医A：第一選択はβ2刺激薬で，発作時にはサルタノール®を使用します．テオフィリンは薬剤相互作用が多いので，この患者さんには使いにくいですね．長期間の管理についてはステロイド吸入だと思いますが，製剤については，改めて呼吸器科に相談することにします（表Step5）[3]．

おわりに

　P-Drugの考え方は理解できただろうか？研修医時代，恩師に，Evidence Based Medicine（EBM）ではなくEBM for Individual Patient（EBM-IP）が大事であり，PCに向かってEBMを検索するのではなく，ベッドサイドで患者のエビデンスを探しなさい，と口酸っぱく言われた．P-Drugをもつことは，患者に適用するための準備プロセスであり，常に実践を意識しなければならない．こうしたリストを日々，アップデートしていくことで，最新のEBMと患者にやさしい処方の融合を図ることができるだろう．

文献・参考文献

1) World Health Organization, Action Programme on Essential Drugs：Guide to Good Prescribing．A practical manual．1994
2) World Health Organization, Department of Essential Drugs and Medicines Policy：Teacher's Guide to Good Prescribing．2001
3) Global Initiative for Asthma：Global Strategy for Asthma Management and Prevention．2012

プロフィール

小西竜太（Ryota Konishi）
独立行政法人労働者健康福祉機構東労災病院救急総合診療科
2002年北海道大学卒．沖縄県立中部病院・南部医療センター総合内科を経て，現職．病院管理部門でのマネジメント業務の傍ら，総合内科をしています．横断的な臨床知識と診断推論で用いる思考回路が，医療マネジメントにも役立つことを実感しています．

索引 Index

数字

2型糖尿病 …………………… 70

欧文

A〜C

α₁受容体遮断薬 ………………… 137
ADCC …………………………… 103
αGI薬 ……………………………… 77
antibody-dependent cell-mediated cytotoxicity ……………………… 103
antiretroviral therapy …………… 166
ARB ………………………… 21, 23, 24
ART ……………………………… 166
A型肝炎 ………………………… 161
α-グルコシダーゼ阻害薬 ……… 77
β₃受容体活性薬 ………………… 139
basal supported oral therapy …… 85
BG薬 ……………………………… 73
bortezomib ……………………… 108
BOT ……………………………… 85
B型肝炎 ………………………… 162
B型慢性肝炎 …………………… 50
β遮断薬 ………………………… 64
cardio-renal syndrome ………… 12
CCB ………………………… 21, 24
CDC ……………………………… 104
CKD ……………………………… 123
CKD-MBD ……………………… 128
complement-dependent cytotoxicity ……………………… 104
continuous subcutaneous insulin infusion ………………………… 80

COPD …………………………… 44
core 70 …………………………… 57
CSII ……………………………… 80
C型慢性肝炎 …………………… 54

D〜H

DA ……………………………… 173
DAPT …………………………… 31
dasatinib ………………………… 108
DA作動薬 ……………………… 173
dense LDL ……………………… 89
dopamine ……………………… 173
DPP-4阻害薬 …………………… 75
effectiveness …………………… 184
EPA製剤 ………………………… 95
ESA ……………………………… 125
ESA抵抗性貧血 ………………… 126
ETV ……………………………… 53
Friedewald式 …………………… 88
gemtuzumab ozogamicin ……… 105
GLP-1製剤 ……………………… 86
HAART ………………………… 166
HBV genotype ………………… 50
HDAC …………………………… 109
highly active antiretroviral therapy ……………………………… 166
HIV関連神経認知障害 ………… 170

I〜P

ibritumomab tiuxetan ………… 105
ICS/LABA配合剤 …………… 37, 45
IL28B …………………………… 57
IL-6阻害薬 ……………………… 114
imatinib ………………………… 108
infusion reaction ……………… 103
L-ドパ …………………………… 173
mogamulizumab ……………… 107
nilotinib ………………………… 108
NSAIDs ………………………… 143
Parkinson's disease …………… 173
PD ……………………………… 173
P-Drug ………………………… 195
Peg-IFN ………………………… 52

Peg-IFN少量長期投与 ………… 58
PICO …………………………… 184
polypharmacy …………… 190, 191
post diuretic sodium retention … 13
price …………………………… 185

R〜V

rituximab ……………………… 104
safety …………………………… 184
self-serving bias ……………… 187
simplicity ……………………… 185
small …………………………… 89
SMART療法 …………………… 39
SNMC …………………………… 59
STEPS ………………………… 184
sustained virological response … 55
SU薬 …………………………… 74
SVR ……………………………… 55
TKI ……………………………… 108
TNF阻害薬 ……………………… 113
tolerability ……………………… 184
TZD薬 …………………………… 76
T細胞選択的共刺激調節剤 …… 115
UDCA …………………………… 59
vorinostat ……………………… 109

和文

あ行

アクチベーションシンドローム
……………………………… 156
アスピリン ……………………… 26
アスピリンジレンマ …………… 28
アスピリンの副作用 …………… 27
アセトアミノフェン …………… 143
アダリムマブ …………………… 112
アトバコン・プログアニル合剤 … 160
アドヒアランス …………… 169, 185
アバタセプト …………………… 112
安全性 …………………………… 184
一過性脳虚血発作 ……………… 31
溢流性尿失禁 …………………… 136

インスリン抵抗型 …………… 70	グリニド薬 ………………… 77	小分子薬 ………………… 103
インスリン頻回注射 ………… 80	グリベック® ……………… 108	静脈瘤出血予防 …………… 63
インスリン分泌不足型 ……… 70	クロピドグレル …………… 28	シロスタゾール …………… 29
インテグラーゼ阻害薬 …… 167	クロピドグレル抵抗性 …… 28	神経因性膀胱 …………… 136
インフリキシマブ ………… 112	経口糖尿病薬 ……………… 69	腎性貧血 ……………… 123, 124
インフルエンザ …………… 162	経済性 …………………… 185	新薬 …………………… 183, 184
うつ・不安・不眠に対する療養指導	抗CCR4抗体 …………… 107	水分制限 …………………… 16
…………………………… 151	抗CD20抗体 …………… 104	スタチン系 ………………… 90
ウルソデオキシコール酸 … 59	抗CD33抗体 …………… 105	スプリセル® ……………… 108
エタネルセプト …………… 112	抗HIV薬 ………………… 166	スライディングスケール …… 83
エチゾラム ……………… 151	抗HIV薬の副作用 ……… 169	スルホニル尿素薬 ………… 74
エンテカビル ……………… 53	抗HIV療法 ……………… 166	生物学的製剤 …………… 111
塩分制限 …………………… 16	降圧療法 …………………… 21	生理的なインスリン分泌 …… 79
黄熱 ……………………… 161	抗アルドステロン薬 ……… 15	ゼヴァリン® ……………… 105
オピオイド ……………… 144	高カリウム血症 ………… 127	責任インスリン …………… 82
	抗血小板薬2剤併用療法 … 30	切迫性尿失禁 …………… 136
か行	抗血小板薬の使い分け …… 26	セディール® …………… 155
核酸アナログの中止基準 … 54	抗血栓薬服用者に対する消化器内視鏡診療ガイドライン ………… 29	セルトラリン …………… 156
核酸系逆転写酵素阻害薬 … 167	抗コリン薬 …………… 44, 139	セルトリズマブペゴル … 112
家族性高コレステロール血症 … 92	合成二糖類 ………………… 66	セロクエル® …………… 154
カリウム保持性利尿薬 …… 15	抗生物質 …………………… 47	全身ステロイド …………… 47
簡潔性 …………………… 185	抗体依存細胞介在性細胞障害作用 103	喘息治療ステップ ………… 35
肝硬変合併症 …………… 61, 62	抗体薬 …………………… 103	前立腺肥大 ……………… 135
肝性脳症 …………………… 65	抗男性ホルモン薬 ……… 138	前立腺肥大症 …………… 137
関節リウマチ …………… 111	高尿酸血症治療薬 ………… 96	相互作用 ………………… 169
肝庇護療法 ………………… 58	抗リン脂質抗体症候群の抗血栓療法	相対泳動度 ………………… 89
キードラッグ ………… 167, 168	…………………………… 32	速効型インスリン分泌促進薬 …… 77
気管支拡張薬 ……………… 47	高齢者 …………………… 192	ゾリンザ® ………………… 109
気管支喘息 ………………… 34	高齢者の喘息治療 ………… 40	
基礎インスリン …………… 79	国際保健規則 …………… 161	**た行**
逆行性射精 ……………… 137	ゴリムマブ ……………… 112	代謝性アシドーシス …… 128
急性冠症候群 ……………… 30	コントロール状態 ………… 35	タシグナ® ……………… 108
吸入ステロイド …………… 44		短時間作用性β₂刺激薬 …… 34
吸入ステロイド薬 ………… 34	**さ行**	タンドスピロン ………… 155
強化インスリン療法 ……… 80	サイアザイド系利尿薬 …… 13	チアゾリジン薬 …………… 76
狂犬病 …………………… 163	サハラ以南アフリカ …… 158	チエノピリジン誘導体 …… 28
狂犬病曝露後発症予防 …… 164	ジェイゾロフト® ………… 156	蓄尿障害 ………………… 135
狂犬病曝露前予防接種 …… 163	ジェネリック医薬品 …… 185	チクロピジン ……………… 28
強力ミノファーゲンシー … 59	ジスキネジア …………… 174	長期合併症 ……………… 170
虚血性心疾患の二次予防 … 30	持続静脈内インスリン注入療法 … 83	長時間作用性β₂刺激薬 …… 34
去痰薬 …………………… 47	持続皮下インスリン注入療法 … 80	チロシンキナーゼ阻害薬 … 108
クエチアピン …………… 154	瀉血療法 …………………… 59	鎮痛補助薬 ……………… 145
クリニカルシナリオ ……… 11		追加インスリン …………… 79

デジレル® ………………… 154	反射性尿失禁 ……………… 136	無症候性キャリア …………… 51
デパス® …………………… 151	非エイズ関連腫瘍 ………… 170	メタボリックシンドローム … 89
テラプレビル ……………… 56	非核酸系逆転写酵素阻害薬 … 167	メフロキン ………………… 159
電撃性肺水腫 ……………… 11	非活動性キャリア ………… 51	モノクローナル抗体 ……… 103
疼痛 ………………………… 142	ビグアナイド薬 …………… 73	門脈圧亢進症 ……………… 63
糖尿病 ……………………… 89	ヒストン脱アセチル化酵素阻害薬 109	
動物咬傷 …………………… 163	貧血 ………………………… 123	**や行**
動脈血栓症の一次予防 …… 29	フィブラート系 …………… 91	薬剤耐性 …………………… 169
特発性細菌性腹膜炎 ……… 66	風疹 ………………………… 164	薬剤輸注後反応 …………… 103
トシリズマブ ……………… 112	副交感神経作動薬 ………… 138	薬物有害事象 ……………… 192
ドパミン ……………… 14, 173	腹水 ………………………… 62	有効性 ……………………… 184
トラゾドン ………………… 154	プラスグレル ……………… 28	予防接種 …………………… 160
ドラッグ・ラグ …………… 165	フロセミド ………………… 10	
トリアゾラム ……………… 151	プロテアーゼ阻害薬 ……… 167	**ら行**
トルバプタン ……………… 16	プロテアソーム阻害薬 …… 108	ラメルテオン ……………… 154
	プロフェッショナリズム … 188	利益相反 …………………… 188
な行	分岐鎖アミノ酸製剤 ……… 66	リツキサン® ……………… 104
日本脳炎 …………………… 162	分子標的の薬 ……………… 103	利尿薬 …………… 21, 23, 62
尿酸生成抑制薬 …………… 96	閉塞性動脈硬化症 ………… 31	リバビリン ………………… 56
尿酸排泄促進薬 …………… 96	ペグインターフェロン …… 52	臨床試験 …………………… 184
尿毒症 ……………………… 132	ベルケイド® ……………… 108	ループ利尿薬 ……………… 12
忍容性 ……………………… 184	放射性同位元素標識抗CD20抗体 105	ループ利尿薬耐性 ………… 12
脳梗塞急性期 ……………… 31	補体依存性細胞障害作用 … 103	レスリン® ………………… 154
脳梗塞慢性期 ……………… 31	ポテリジオ® ……………… 107	レムナントリポ蛋白 ……… 89
	ポリオ ……………………… 163	ローディング ……………… 30
は行		ロゼレム® ………………… 154
パーキンソン病 …………… 173	**ま行**	ロラゼパム ………………… 155
配合剤 ……………………… 21	マイロターグ® …………… 105	
排出障害 …………………… 135	マクロライド系抗菌薬 …… 47	**わ行**
破傷風 ……………………… 163	麻疹 ………………………… 164	ワイパックス® …………… 155
バソプレシン ……………… 65	マラリア …………………… 158	ワルファリンと抗血小板薬の併用
バックボーン ………… 167, 168	マラリア予防内服 ………… 158	……………………………… 32
ハルシオン® ……………… 151	ミダゾラム ………………… 153	

執筆者一覧

■編集
仲里信彦	沖縄県立南部医療センター・こども医療センター総合内科

■執筆（掲載順）

澤村匡史	東京ベイ浦安市川医療センター集中治療科
北川　泉	湘南鎌倉総合病院総合内科
梶波康二	金沢医科大学循環器内科学
仲井　盛	東京都保健医療公社大久保病院内科
知花なおみ	那覇市立病院内科
喜舎場朝雄	沖縄県立中部病院呼吸器内科
山崎　大	手稲渓仁会病院消化器病センター
加藤　新	沖縄県立中部病院消化器内科
星　哲哉	手稲渓仁会病院総合内科・家庭医療科
有村愛子	鹿児島大学病院糖尿病・内分泌内科
出口尚寿	鹿児島大学病院糖尿病・内分泌内科
平良　剛	那覇市立病院内科
篠原直哉	沖縄県立南部医療センター・こども医療センター総合内科
中野伸亮	今村病院分院血液内科
尾崎貴士	大分大学医学部　内分泌代謝・膠原病・腎臓内科学講座
山下裕之	独立行政法人　国立国際医療研究センター膠原病科
宮良　忠	那覇市立病院内科
西垂水和隆	今村病院分院救急・総合内科
仲谷　憲	市立貝塚病院麻酔科
井上幸代	沖縄県立南部医療センター・こども医療センター精神科
加藤康幸	独立行政法人国立国際医療研究センター国際感染症センター国際感染症対策室
今村顕史	がん・感染症センター都立駒込病院感染症科
神里尚美	沖縄県立南部医療センター・こども医療センター神経内科， 琉球大学医学部医学科
尾原晴雄	沖縄県立中部病院総合内科
仲里信彦	沖縄県立南部医療センター・こども医療センター総合内科
小西竜太	独立行政法人労働者健康福祉機構関東労災病院救急総合診療科

編者プロフィール

仲里信彦（Nobuhiko Nakazato）
沖縄県立南部医療センター・こども医療センター
内科副部長

1992年香川医科大学卒業（国費沖縄学生制度最後の年に入学しました），1992年沖縄県立中部病院にて初期研修．1994年沖縄県立那覇病院附属南大東診療所勤務（医師1人，看護師1人，事務1人でした）．1996年から5年間，都立駒込病院と都立広尾病院で勤務しました．2000年から沖縄県立中部病院総合内科に勤務．2006年から現在の勤務地に赴任しています．

［学会資格］日本内科学会総合内科専門医，日本救急医学会専門医，日本プライマリケア学会認定医

内科希望者の少ない病院で勤務していますが，どうにかgeneral mindをもった離島中核病院での内科診療にもがんばれる医師を育成したいと考えています．現在は，相棒の先生に大分助けられています．ウォーキングが趣味で子供たちと小さな道を探索しながら楽しんでいます．

当院はこども医療センターという名前が付属していますが，外来患者数・入院患者数でも成人部門が2倍以上です．沖縄県の県庁所在地に近い当院で，成人部門の研修（内科，外科，産婦人科）をどっぷりと希望する医学生・初期研修医の皆様の見学を募集しています．

レジデントノート　Vol.15　No.14（増刊）

意外と知らない!? 日常治療薬の基本と新常識

編集／仲里信彦（なかざとのぶひこ）

レジデントノート

2013年12月10日発行〔第15巻　第14号（増刊）〕

Vol.15　No.14（増刊）　2013〔通巻180号〕
ISBN978-4-7581-0559-0
定価（本体4,500円＋税）（送料実費別途）

発行人　一戸裕子
発行所　株式会社 羊 土 社
〒101-0052
東京都千代田区神田小川町2-5-1
TEL　03（5282）1211
FAX　03（5282）1212
E-mail　eigyo@yodosha.co.jp
URL　http://www.yodosha.co.jp/

装幀　野崎一人
印刷所　広研印刷株式会社
広告申込　羊土社営業部までお問い合わせ下さい．

© YODOSHA CO., LTD. 2013
Printed in Japan
郵便振替　00130-3-38674

本誌に掲載する著作物の複製権・上映権・譲渡権・公衆送信権（送信可能化権を含む）は（株）羊土社が保有します．
本誌を無断で複製する行為（コピー，スキャン，デジタルデータ化など）は，著作権法上での限られた例外（「私的使用のための複製」など）を除き禁じられています．研究活動，診療を含み業務上使用する目的で上記の行為を行うことは大学，病院，企業などにおける内部的な利用であっても，私的使用には該当せず，違法です．また私的使用のためであっても，代行業者等の第三者に依頼して上記の行為を行うことは違法となります．

JCOPY ＜（社）出版者著作権管理機構　委託出版物＞
本誌の無断複写は著作権法上での例外を除き禁じられています．複写される場合は，そのつど事前に，（社）出版者著作権管理機構（TEL 03-3513-6969，FAX 03-3513-6979，e-mail : info@jcopy.or.jp）の許諾を得てください．

羊土社のおすすめ書籍

本当にわかる 精神科の薬 はじめの一歩

疾患ごとの具体的な処方例で、薬物療法の考え方とコツ、治療経過に応じた対応が身につく！

稲田 健／編

プライマリケア医のために，向精神薬の使い方を必要なポイントに絞ってやさしく解説！薬の特徴や使い分けはもちろん，疾患別の処方例で，薬のさじ加減や副作用への対処など，状況に応じた実践的な対応が身につく！

- □ 定価（本体 3,200円＋税）
- □ A5判　□ 223頁
- □ ISBN 978-4-7581-1742-5

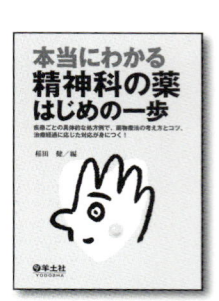

診断に自信がつく 検査値の読み方 教えます！

異常値に惑わされない病態生理と検査特性の理解

野口善令／編

異常値は何を意味しているのか，どう解釈するのか，代表的な検査を病態生理から解説し，診断に結びつける考え方を伝授！豊富なイラストやフローチャートでイメージしやすく，診断までの流れを示した症例も充実！

- □ 定価（本体 3,600円＋税）
- □ A5判　□ 318頁
- □ ISBN 978-4-7581-1743-2

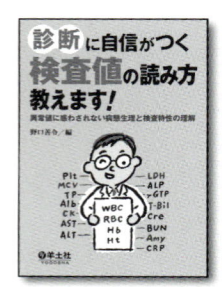

Dr.浅岡の 本当にわかる 漢方薬

日常診療にどう活かすか？
漢方薬の特徴，理解の仕方から実践まで解説．さまざまな疑問の答えがみつかる！

浅岡俊之／著

「風邪には葛根湯，インフルエンザには麻黄湯」と暗記しても漢方は使いこなせない！漢方の講演で大人気の著者が，日常診療での漢方の正しい活用法を明快に伝授します．驚くほど良くわかる切れ味抜群の解説は必読！

- □ 定価（本体 3,700円＋税）
- □ A5判　□ 197頁
- □ ISBN 978-4-7581-1732-6

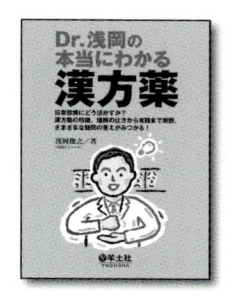

人工呼吸に活かす！ 呼吸生理が わかる、好きになる

臨床現場でのモヤモヤも解決！

田中竜馬／著

「呼吸生理はイマイチわからない」「臨床で必要なの？」という方，必携！症状・病態と結びつけながら，呼吸管理に必須の考え方をやさしく解説．症状や人工呼吸器設定の本当の意味がわかる！Case Studyで実践力もアップ

- □ 定価（本体 3,300円＋税）
- □ A5判　□ 287頁
- □ ISBN 978-4-7581-1734-0

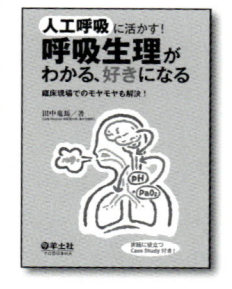

発行　羊土社 YODOSHA
〒101-0052　東京都千代田区神田小川町2-5-1　TEL 03(5282)1211　FAX 03(5282)1212
E-mail：eigyo@yodosha.co.jp
URL：http://www.yodosha.co.jp/

ご注文は最寄りの書店，または小社営業部まで

羊土社のおすすめ書籍

Surviving ICU シリーズ
ARDSの治療戦略
「知りたい」に答える、現場の知恵とエビデンス

志馬伸朗／編

目の前の患者を救うために「どう治療すべきか」まず身につけておくべきことをエキスパートの経験とエビデンスをふまえて、とことん丁寧に解説．議論が分かれることもpro-conを挙げて解説．ICUで闘い抜くための力がつく！

- □ 定価（本体 4,600円＋税）
- □ B5判　□ 238頁
- □ ISBN 978-4-7581-1200-0

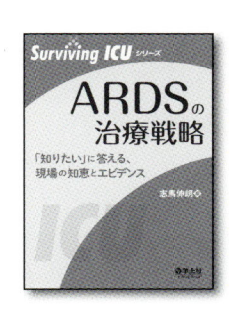

ERでの非典型症状にだまされない！救急疾患の目利き術

寺沢秀一／監，安藤裕貴／編

救急専門医ですら時に診断が難しい非典型症状の患者さん．本書では同一疾患のさまざまな非典型例をとりあげ，重篤な疾患を見逃さないための"目利き"のポイントを解説します．救急に携わるすべての医師必携！

- □ 定価（本体 4,200円＋税）
- □ B5判　□ 215頁
- □ ISBN 978-4-7581-1746-3

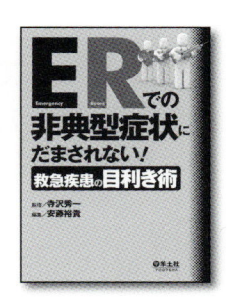

M&Mで改善する！ICUの重症患者管理
何が起きたか？なぜ起きたか？今後どうすべきか？同じエラーをくり返さないために

讃井將満／編

重大事例検討会"M&Mカンファレンス"を誌上に再現！ICUで出会う重大なトラブルを網羅し，原因の究明と再発防止，適切な治療・管理のポイントが身につきます．また，M&Mの概要，進め方，導入法も学べます．

- □ 定価（本体 4,300円＋税）
- □ B5判　□ 181頁
- □ ISBN 978-4-7581-1744-9

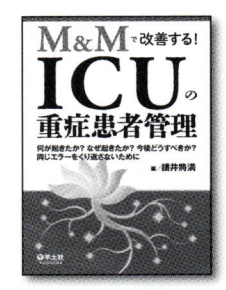

内科医のための不眠診療はじめの一歩
誰も教えてくれなかった対応と処方のコツ

小川朝生，谷口充孝／編

非薬物療法の進め方から睡眠薬の使い分け・用量用法まで，考え方だけでなく実際の対処法や処方例も紹介した，現場で本当に役立つ入門書！章末問題で知識の定着が確認でき，巻末では枕や夢など眠りの豆知識が面白い！

- □ 定価（本体 3,500円＋税）
- □ A5判　□ 221頁
- □ ISBN 978-4-7581-1730-2

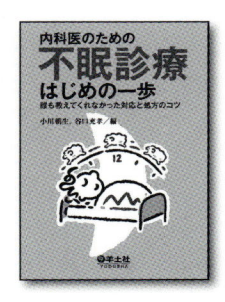

発行　羊土社　YODOSHA
〒101-0052　東京都千代田区神田小川町2-5-1　TEL 03(5282)1211　FAX 03(5282)1212
E-mail：eigyo@yodosha.co.jp
URL：http://www.yodosha.co.jp/

ご注文は最寄りの書店，または小社営業部まで

プライマリケアと救急を中心とした総合誌
レジデントノート

年間定期購読料（送料サービス）
- 月刊のみ　12冊
  定価（本体24,000円＋税）
- 月刊＋増刊
  増刊を含む定期購読は羊土社営業部までお問い合わせ
  いただくか、ホームページをご覧ください。
  URL：http://www.yodosha.co.jp/rnote/

月刊
毎月1日発行　B5判　定価（本体2,000円＋税）

初期研修医から指導医まで
日常診療を徹底サポート！

現場に出てすぐに使える日常診療の基本から
一歩進んだ最近のエビデンス，進路情報まで
かゆいところに手が届く！

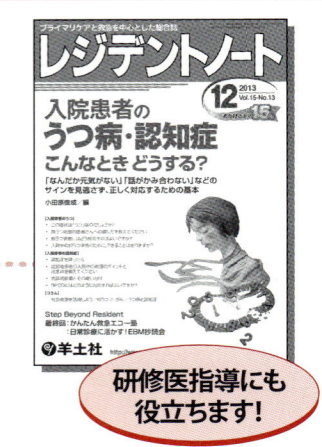

研修医指導にも役立ちます！

増刊 レジデントノート
1つのテーマをより広くより深く
☐ 年6冊発行　　☐ B5判

レジデントノート Vol.15 No.11 増刊（2013年9月発行）

担当医が絶対知っておきたい がん診療のキホン
がん患者の診かた・支え方，化学療法の副作用対策や緩和医療，
緊急事態への対応がわかる！

編集／勝俣範之　　定価（本体4,500円＋税）　● 実践的な対応，考え方が身に付く！

レジデントノート Vol.15 No.8 増刊（2013年7月発行）

消化器診療の疑問、これで納得！
外来・病棟・当直での初期対応や鑑別診断から検査・画像・薬物治療まで，
よくある悩みに答えます

編集／花田敬士　　定価（本体4,500円＋税）　● 必ず抱く疑問や悩み事を解決！

レジデントノート Vol.15 No.5 増刊（2013年5月発行）

あらゆる科で役立つ！ 麻酔科で学びたい技術
手にとるようにわかる，麻酔の基本概念と手技・周術期管理のポイント，知っておくべき病態の知識

編集／萩平 哲　　定価（本体4,500円＋税）　● 臨床現場ですぐ使える！

発行　**羊土社 YODOSHA**
〒101-0052　東京都千代田区神田小川町2-5-1　TEL 03(5282)1211　FAX 03(5282)1212
E-mail：eigyo@yodosha.co.jp
URL：http://www.yodosha.co.jp/

ご注文は最寄りの書店，または小社営業部まで

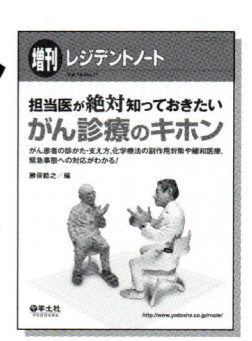